中原历代中医药名家文库

主编 许敬生

中医名家珍稀典籍校注丛书

太平圣惠方校注 7

〔宋〕王怀隐 等编
田文敬 王学超 买建修
邓松波 赵会茹 校注

河南科学技术出版社
·郑州·

图书在版编目(CIP)数据

《太平圣惠方》校注. 7 /（宋）王怀隐等编；田文敬等校注.
—郑州：河南科学技术出版社，2015.10
ISBN 978-7-5349-7691-9

Ⅰ.①太… Ⅱ.①王… ②田… Ⅲ.①食物疗法-验方
②《太平圣惠方》-注释 Ⅳ.①R247.1

中国版本图书馆 CIP 数据核字(2015)第 062799 号

出版发行：河南科学技术出版社
地址：郑州市经五路 66 号　邮编：450002
电话：（0371）65788613　65788629
网址：www.hnstp.cn
策划编辑：李喜婷　马艳茹
责任编辑：邓　为　高　杨　赵振华
责任校对：柯　姣
封面设计：张　伟
版式设计：若　溪
责任印制：朱　飞
印　　刷：河南省瑞光印务股份有限公司
经　　销：全国新华书店
幅面尺寸：185 mm×260 mm　印张：24.25　字数：300 千字
版　　次：2015 年 10 月第 1 版　2015 年 10 月第 1 次印刷
定　　价：138.00 元

目　录

卷第六十一

痈疽论

经[①]云：黄帝问于岐伯曰，夫痈疽何以别之。岐伯答曰，荣卫稽留于经脉之中，则血海[②]不行，血涩不行，则卫气壅遏而不通，故生大热。热盛则肉腐为脓，然不能陷肌肤于骨髓，骨髓不为焦枯，五脏不为伤损，故命曰痈。黄帝曰，何谓疽。岐伯答曰，热毒炽盛，下陷肌肤，骨髓皆焦枯，内连五脏，血气涸竭，当其病[③]下，筋骨良肉无余，故命曰疽。殖[④]者，其上皮夭，已坚如牛领[⑤]；痈者，其上皮薄以泽，此其候也。黄帝曰，善，然五脏不调则致痈，久患消渴之流，亦多发痈疽之疾。岐伯曰，喜怒不测，饮食不节，阴气不足，阳气有余，荣卫不行，气血不通，而热相搏，乃发为痈疽。凡服乳石之人，常须小劳，怡悦神思，夫乳石之气，随开而行，随闭而止，止则血脉凝涩，疮疣生焉，或不遂志，欲加之以怫郁，忧愤稸[⑥]结，贪恣骄佷[⑦]，饥饱劳逸，负恃之变，遂致血气夭，结固而为其病焉。论云：夫阴阳蕴结，脏腑为之积聚，气血凝涩，荣卫为之壅滞，阳滞于阴则生痈，阴滞于阳则生疽，痈疽之生，有内有外，内则生胸腹腑脏之中，外则生肤肉筋骨之表，凡此二毒，发无定处，而有常名。夫壅滞之本者，始于血老不作汗，内[⑧]陈不脱垢，蒸气不能外达，留积遂成内热所为也。夫痈疽生脓水之成，非天降，非地出，盖积微之所成也。夫[⑨]保命全生者，谒医于无伤，防萌于未形，理之于未成，是谓朝觉而夕理。使身被痈疽之疾，致令脓血之聚者，不亦去道远乎。脓水已成，则死者十有八九矣，岂不慎欤。然而发有多端，感动不一，为疮为疖为痈为疽，初觉小异，须怀大怖，时人轻之，误死者众。 岐伯答曰：夫痈疽初生，其状至微，人多不以为急，此实奇患，唯宜速疗，不速疗之，病成难救，以此致祸者不一，凡疗此疾，如救火拯溺，追奔逐贼之不若也，犹惧不及，况视如常疾，若素无方论，而望其愈者难矣。 此疾[10]甚，与夫溺水饮鸩，身被极刑，头悬虎口同也。 或遇期[11]疾，唯[12]，若不速医，必为大祸。 刘涓子[13]云：凡人年若千岁，人神在某[14]处，不可针刺，见血者死，窃以愚见，亦恐此理未精，夫身者神之室也，有病且须及时针烙救疗，不得推筭[15]年命，避忌人神，况人神与神同体，体既有苦，神何以安。 凡痈疽疖肿才萌发之时，并须以汤水注射之，欲治此疾，先须辨识，定其浅深，究其根源，疗之必愈，热发于皮肤之间，是以浮肿根小，至大过二三寸者为疖也。 六腑积热，腾出于外肉之间，其发暴盛，肿皮先软，侵展广大为痈也。 五脏风毒，积热攻慽于肌骨，风毒猛暴，初出一头如痦瘟，形白焦枯，触之应心者疽也。 痈起于六腑，浮达易理，若燎源之火，外溃肤肉。疽生于五脏，沉涩难疗，若陶室之燧，内消骨髓，痈则易疗，唯难将息而迟差，疽则难疗，易得痊复，疖与痈初生，并宜炙之，为其气本浮，达以火导其热，令速畅也，疽则宜烙不宜炙，为其气深沉，须达其源也，及已盛是脓，慎勿可炙，则须针烙方能差也。 凡疮疖生于外，皆由内热所致，当要服药以下之，终须外疗以求差，服药所以助疗法也，去[16]疗痈疽，须以汤液疏其内，针蚀疏其外，然则痈疽有虚有实，虚则补之，实则泻之，有实热者易疗，虚寒邪热多者难愈。 肿起坚硬脓稠者为实，肿下软慢脓稀者为虚，盖病者多为方法，而无次叙[17]，临时苍黄，何能辨于此疾浅深，是以毙也，疗痈疽者，同夫暴蹶之疾，有足伤心，为患则然，而发有缓急，发于喉舌头面脑项间，肩背上胸腹里，四肢大节，女子妬乳，此发为险，余发为缓。 若生险处，朝觉而夕理，或可获痊，忽不遇良医，自复不明此喻，纵使常医疗之，得痊者幸矣。 然痈疽所发有三[18]等，肿高而软者，发于血脉，肿下而坚者，发于筋骨，肉皮色不变者，发于骨髓。 浅疮者欲在厚处，深疮者欲在薄处。 痈疽肿，大按便痛者脓深，小按乃痛者脓浅，者[19]按之处不复者无脓，必是水也，按之即复者有脓也，发肿都软者血瘤也，非痈也，发肿日渐增长而不大热，时时[20]痛者气瘤也，谓气结为肿，久久而不消，后亦成痈。 此是寒气所为也，留积经久，极阴生阳，寒化为热，所以溃也，此溃必多生瘘，宜早服内塞散，以排之，诸瘿瘤疣赘等，至年衰，皆自内溃为痈，理之宜及年盛，可无后忧也。凡疗痈疽，已决洩[21]出去其脓，而烦疼尚未全退者，诊其脉洪滑粗散者难疗，微涩迟缓者易痊，诸紧数之脉，应当发热而又恶寒者，痈疽也。论曰，簪贵发肿，危困者多，市俗有之，所殆者少，何则。人受气同禀阴阳，共食醋咸，病有殊异。答曰：夫勲赫英杰，嗜欲非常，久[22]不履于冻寒，夏不伤于炎暑，击钟鼎食，兼饵乳石之流，积阴滞阳，遂致涩凝之弊，郁气伤于血脉，痈疽随积而生，重者旬日而终，轻者逾月而殒，是故市俗则不然矣。何者，蔬食不给于口，寒暑屡中于形，营[23]卫纵有沉痾[24]，力役毒随汗泄，寝御理异，病故殊途，将逸性类于劳生，岂可同日而语哉！是以晋尚书褚澄，疗寡妇尼僧，异于妻妾，谓寡妇尼僧，虽无房室之劳，而有忧思之苦，此乃深达其性者也。审其沉浮，施之针艾，若灸烙合度，实不足忧，或任庸愚，危毙立致，遇良医者必保十全。或因循侮慢，或询于凡流，或自以委命，或祈以自差，或犯以诸类，盖疑谋之丧生也。古人患痈，已成大脓者，十不存一二。有疽生于指上，疗者于后节截去之。传曰：卢[25]淳有截指之效，静而思之，非良法也，何者，夫疗痈疽，未精辨识，一概施之以针艾，用之铍割，为毒则剧，保效诚难。刘涓[26]卢扁[27]之流，虽擅名于前，审详理趣，亦未得全通也。是以古人见痈有大脓而弃之，有疽在指，断之而不疑，弃脓则舍重而非工，截手则伤本而为拙，未尽于妙，良可惜哉。今之所疗，则不然矣，何者，调脏腑致其疏通，和营卫使无壅滞，审痈疽泄[28]深之本，辨气血聚散之源，内则补虚而泻实，调浮而和沉，外则以汤水淋注以消毒，溥贴药以熁肿，深者使筋骨保安，浅者令肤肉不坏，至于将摄条例，并有铨次，然而病有变证，疾有盛衰，明之于心，非愚能盖[29]，医者意也，随时之义，略陈梗概，以定大纲云尔。

辨痈疽证候好恶法

夫痈疽外发，理体已备于前，至于内痈内疽，其疾隐而不见，目既不接，所谓至难，然五脏六腑，有俞募，虽结固于中，而自形于外，外察其部，则内审其源，定药投方[30]，若按[31]芒刺，然则痈疽之发，有五善七恶之证，不可不察也。烦躁时嗽，腹痛喝甚，或泄痢无度，或小便如淋，一恶也。脓血大泄，肿焮尤盛，脓色败臭，痛不可近，二恶也。喘粗气短，恍惚嗜肿[32]，三恶也。目视不正，黑睛紧小，白睛青赤，瞳子上看者，四恶也。肩项不便，四肢沉重，五恶也。不能下食，服药而呕，食不知味，六恶也。声嘶色脱，唇鼻青赤，面目四肢浮肿，七恶也。动息自宁，食饮知味，一善也。便利调匀，二善也。脓溃脓消，色鲜不臭，三善也。神采精明，语声清朗，四善也。体气和平，五善也。若五善见三则差，七恶见四必危。然则，病有源同七恶，皮急紧而如善，病有源同五善，皮缓虚而如恶，夫如是者，岂凡医之所知哉！若五善并至，则善无以加也，若七恶并臻，则恶之剧矣。今载证候，并诸俞募，以伸明之。凡五脏六腑，募中府，隐隐而痛者，肺疽也，上肉微起者，肺痈也（中府在云门下一寸六分乳肋间，动脉应手陷中是）。巨阙[33]隐隐而痛者，心疽，心上肉微起者，心痈也（巨阙一穴在鸠尾下一寸是）。期门隐隐而痛者，肝疽也，上肉微起者，肝痈也（期门一穴在第二肋旁一寸半直上两乳）。章门隐隐而痛者，脾疽也，上肉微起者，脾痈也（章门二穴在季肋下端，一名长平，一名胁尸[34]）。京门隐隐而痛者，肾疽也，上肉微起者，肾痈也（京门二穴在期门下五分是）。中管隐隐而痛者，胃疽也，上肉微起者，胃痈也（中管二穴一名太仓，在上管下一寸）。天枢隐隐而痛者，大肠疽也，上肉微起者，大肠痈也（天枢二穴在膀[35]两膀[36]各二寸陷中是）。丹田隐隐而痛者，三焦疽也，上肉微起者，三焦痈也（丹田一名石门、一名精室、一名命门，一穴在脐下二寸）。关元隐隐痛者，小肠疽也，上肉微起者，小肠痈也（关元一名腋门，在脐下三寸）。右验其人所慕，依撮此候审定痈疽浅深，病从何腑脏发，先曾食何乳石，又验其气虚实，参详而疗之。

痈疽叙疗诸法

凡痈疽疖初生，皆只如粟黍粒许大，微似有痛痒，或触破之即焮展，初觉有之，即须速服犀角汤圆及诸冷等药，取通利、疏畅腑脏，兼以汤水淋射之，涤其壅滞，疮头涂石药，四畔贴熁药，折其毒势，如此将理，觉不退，是热毒较坚，即停用汤水淋射，精意辨之，定是痈疖，便当上炙之。若是疽，则审按候其浅深，烧针烙之，于纴上涂，止痛引脓，膏纴之兼以膏涂帛贴之，常令开润，勿令燥也，四畔贴熁药，夫血脉喜温而恶寒，若著冷气过理[37]迫之，即血滞难差，若已成大脓者，兼疮中有恶肉，即须用猪蹄汤洗之，敷蔺茹散等，蚀其恶肉，候烂肉欲尽，即贴生肌膏药，及饮食慎忌，寝御居处，触事抑情，克意将理，若用心有误，犹草从风，既辨识匪差，如汤沃雪也。

辨痈疽宜灸不宜灸法

凡痈疽发背，初生如黍粟粒许大，或痒或痛，觉似有，即用汤水淋射，兼贴药熁之，经一两日不退，须当上灸之一二百壮，如绿豆许大。凡灸后，却似焮痛，经一宿乃定，即火气下微肿，内热气被火导之，随火而出，所以然也，若能于疮头四边，相去各一寸已来，更花炙，奇妙无以加也。其疮若只痒，即宜隔豉饼子炙之，其豉饼子须以椒姜盐葱相和，烂捣，相[38]作饼子，厚薄如三钱已来，当疮头豉饼子上炙之，若觉大热，即微抬起又安，只炙七壮而已，豉饼子若干，更换新者尤佳也。其疮苦痛，即须苦炙，仍壮数唯多为妙。若是疽，即不宜炙。夫疽初生，形如痦瘟，头白焦枯，气本深沉，疗者既不精辨，亦便灸之，以至数壮，或痈疖成脓之后，亦令灸之，深须将理，莫谩轻生，初炙三壮，不觉痛者为上。肉已夭，其下脓深，及至数壮之后，焮痛必倍，为热气益盛，脓伏肉[39]攻之。火灼其外，转增毒甚，物理推之，事则可验，诸所不宜灸穴，及大妨处，具载之于后。

头维（在额角发际本神旁一寸）　承光（在头上五处穴后二寸是）　神庭（在发除[40]直鼻上）　承泣（在目下五分直童子陷中是）　丝竹（在目后陷中）　应窗（在胸下一寸六分两乳中）　脑户（在枝[41]骨上强间后一寸半）　风府（在脑后发际一寸去[42]肋旁宛宛中）　瘖门（在项后发际宛宛中）　脊中（在第十一椎节中间）　三阳络（在臂上大脉沟上一寸）　下

关（在耳前动脉是也） 耳中耳门（禁灸） 人迎（在颈大脉应手侠结喉旁通五脏气） 石门（在脐下二寸女子某不[43]灸） 伏兔（二穴在脉[44]上六寸） 地五会（在足小趾次本节后间去侠维一寸五分）

右件穴，据明堂经，并禁不可灸，或于上出疮疖，亦不得便灸，且以诸方法，及汤水注射，并用诸药熁之，若已成脓，即须烙出之，为其内已有脓，纵针烙出之，即并无妨，其经久瘘，即用硫黄炙之。

灸法。

右用硫黄一块子，随疮口大小安之，别取少许硫黄，于火上烧之，以银钗脚挑之取焰，点硫黄上，令著三两遍，取脓水，以疮干差为度。

辨痈疽宜针烙不宜针烙法

夫痈疽者，头少肿处多出脓，不快者宜针烙。脓未盛以前，不可不以诸药贴熁救疗，以安病者之心，脓成，即当弃药从针烙也。既至脓成，即当决生死际，不可疑惧痛，顷刻之间，以至内溃，古今同毙斯疾，十有八九矣。通贤名识，固当不扰于死生之源，即断共去就焉，夫患痈疽已成，结肿须有出处，疗之无不针，针无差，未有不针不利而差者，未有针利及时而不差者，呜呼，痛之极也，众热聚攻，铡其膏膜，为之腐烂，肌肉为之败溃，内通贯脏腑，若不针烙决溃，热毒无从而解，脓瘀无从而泄，或过时不针，即反攻于内，内即消败，欲望其生，岂可得乎？嗟夫！此疾针烙取差，实为从容，疑而受毙，亦岂容易，此为必死之患，或隐讳此疾，或惧痛不针，此神夺其识，死期将至，诸可知也。痈则皮薄宜针，疽则皮厚宜烙，古法无烙，唯有针刺，烙即火也，亦谓之燔。针劫刺以其有劫病之功也，今用烙法多差殊稳，妙于铍针法，本用铍针，烙法当用火针，如似火筋，磨头令小大如枣核团[45]滑，用灯焰烧，须臾火作，炬数揾油烧令赤，皆须近下面烙之，一烙不透，即再烙之，令透。若其攻焮稍广，即须散烙数处，并令透，则气疏达，脓水易出，不假按抑，实者撚发为纴，虚者以纸为纴，涂引脓膏药纴之，兼以膏药贴之。常令开润，勿令急燥。若其人羸瘠勿令顿出脓，徐徐令出，若痈疽广大，脓溃肌骨者，惧一时之痛，不肯四畔多下针烙，唯开三两处而已，欲望其早愈，不亦难乎，常见有开肿者，不原审其深浅，所针烙，或当时无脓，经宿方溃，或下针不出，别处生头，或抑捺焮动，加益烦疼，遂使痛中加痛，真气转伤，详其所由，是不遇良能也。经云：夫病浅若针深，则气血伏沉，若病深针浅，则毒气不泄，反为大痈，此之谓也，务求速差，肿内余脓，及脓根未尽，便令疮合，后必有再发之理，孰能言之，诸发肿都软而不痛者，即并宜针烙，若发于背者，即须用水角乃得全矣。

辨痈疽宜水角不宜水角法

凡疗痈疽发背，肿高坚硬，脓稠焮盛色赤者，宜水角。陷下肉色不变，软慢稀者，不用水角。角法，于宽静室中不当风处，平实地，掘一小坑，口稍阔于疮肿，深一尺以下，去此坑二尺外，又为一坑斗，口阔三四寸，旁穿两坑令相通，灌水，并令去坑面二寸，于地上腰背下，先铺油单三两重，辟地气，即以席荐，东西铺坑口两畔，令患者以疮合坑上，无令偏侧，腰间布毡褥，务令安稳，则得久角，角口两畔，以缯帛遮拥，兼盖覆，水坑口勿令通热，被水引下渗地中，卧一炊久为度，瘀滞脓血并泄角中。热盛者日夜三四遍，肿气不侵，每日或两度亦得，候其毒解热退，水角方止。中间以药熻之，热毒及痈，讬命在医，岂宜庸流，乖瘀理疗，在意忖恻，心机百变，如护已身，始可济人，大危续人性命，凡看疾之人，尤需惠智，或有言中旁触，随使患者惊疑，至于庸医昧于深理，就施针艾，尤不能精，用水角则太早，用火攻则稍迟，何者？疽之萌生，而用水角，则内热毒畏冷，逼之则入腠理，皮肉坚厚，毒气内坚，肉变为脓，以致内溃，深可哀也。疽之已盛，而乃火攻，则火毒相击，令人烦闷，加其虚惫，可不慎乎！或富贵之人，遭遇此疾，多贮水银以为水角，尤妙。用水银角法。

右拣稳实地，穿一坑，口稍阔于疮肿处，深可四五寸，先于坑中布纸五六重，衬水银，诸余铺设，一依前方，其水银多至一升已来，如无，只三五合亦得。

治痈诸方

夫痈者，由六腑不和所生也。六腑主表，气行经络而浮，若喜怒不测，饮食不节，阴阳不调，则六腑不和，荣卫虚者，腠理则开，寒客于经络之间，经络为寒所折，则荣卫稽留于脉，荣者血也，卫者气也，荣血得寒则涩而不行，卫气从之，与寒相搏，亦壅遏不通。气者阳也，阳气蕴积，则生于热，寒热久不散，故积聚成痈。腑者阳气，浮行主表，故痈浮浅，皮薄以泽，久则热盛于寒，热气蕴结，伤肉而败肌，故血肉坏化而为脓，其患在表，浮浅则骨髓不焦枯，腑脏不伤败，故可治而愈也。

治初见皮肤有疮，恐成痈，腑脏壅涩，或寒热噤痒，口干心烦，犀角散方。

犀角屑（一两）　知母（一两）　木通（二两，锉）　赤芍药（一两半）　川升麻　荠苨　葳蕤　黄芩　甘草（生，锉，各一两半）　麦门冬（去心）　马牙消（各二两）

右件药，捣粗罗为散。每服四钱，以水一中盏，煎至六分，去滓，入竹沥一合，更煎一沸，不计时候温服。

治痈肿乳痈，脏腑壅滞，口干，寒热头痛，呕哕不能饮食，葛根散方。

葛根（锉）　麦门冬（去心）　红雪（各一两）　犀角屑（半两）　葳蕤（二分）　荠苨　赤芍药　甘草（生，锉，各三分）　石膏（二两）

右件药，捣粗罗为散。每服四钱，以水一中盏，煎至六分，去滓，入竹沥一合，更煎一沸，不计时候温服。

治痈疮始觉，便宜服解毒散方。

犀角屑　木通（锉）　川升麻　赤芍药　川朴硝（五味各一两）　石膏（二两）　甘草（生锉）　玄参　麦门冬（各半两，去心）

右件药，捣粗罗为散。每服四钱，以水一中盏，煎至六分，去滓，不计时候温服。

治痈肿始发，热毒气盛，寒热心烦，四肢疼痛，玄参散方。

玄参（半两）　甘草（半两，生，锉）　麦门冬（三分，去心）　前胡（去芦头）　枳实（麸炒微黄）　人参（去芦头）　赤芍药　生干地黄

黄芪　芎䓖　赤茯苓　黄芩（九味各一两）　石膏（二两）

右件药，捣筛为散。每服四钱，以水一中盏，入竹叶二七片、小麦一百粒，煎至六分，去滓，不计时候温服。

治痈肿，热气大盛，寒热进退，黄芪散方。

黄芪（锉）　川升麻　川大黄（锉碎，微炒）　黄芩　远志（去心）　赤茯苓　赤芍药（七味各一两）　生干地黄（二两）　当归（半两）　麦门冬（一两半，去心）　人参（半两，去芦头）　甘草（半两，生，锉）

右件药，捣筛为散。每服四钱，以水一中盏，煎至六分，去滓，不计时候温服。

治发痈肿，热毒疼痛，心神烦闷，生地黄散方。

生干地黄（二两）　玄参（一两）　甘草（一两，生，锉）　赤芍药（一两）　黄芪（一两，锉）　木通（一两，锉）　黄芩（一两）　当归（一两，锉，微炒）　地骨皮（一两）　赤茯苓（一两半）　川升麻（一两）　川大黄（一两，锉碎，微炒）

右件药，捣筛为散。每服四钱，以水一中盏，入竹叶二十片，煎至六分，去滓，不计时候温服。

治痈肿，结硬疼痛，宜服内消散方。

赤小豆（一合，熬令熟）　人参（一两，去芦头）　甘草（一两，生，锉）　蘧麦（一两）　白蔹（一两）　当归（一两，锉，微炒）　黄芩（一两）　防风（一两，去芦头）　黄芪（一两，锉）　沉香（一两）　川升麻（一两）

右件药，捣细罗为散。不计时候，以温水调下二钱。

治痈肿不能溃，野葛散方。

野葛皮（一分）　龙骨（二两）　干姜（半两，炮裂，锉）　桂心（一两）　栝楼（二两，干者）　王不留行（一两）

右件药，捣细罗为散。不计时候，以温酒调下二钱。

治痈肿及发背，乳痈，一切毒肿，悉能内消，脓化为水，犀角圆方。

犀角屑（一两）　川升麻（一两）　黄芪（一两半，锉）　防风（一两，去芦头）　黄芩（一两）　当归（一两，锉碎，微炒）　栀子仁（一两）　吴蓝（一两）　甘草（一两半，锉）　川大黄（一两，锉碎，微

炒）　巴豆（半两，去皮心研，纸裹压去油）

右件药，捣罗为末，炼蜜和捣三五百杵，圆如梧桐子大。每服，空腹，以粥饮下三圆，当快利为度，即吃冷白粥止之，未利，加至五圆。

治痈肿贴熁诸方

凡疗暴热欲成痈肿者，所贴熁药，初时热猛盛，炎炽难当，肿处若似有头，即当上贴温热膏药，引出其热毒，此乃火就燥之义也。四畔赤焮处，捣生寒药贴熁之，折伏其热势，亦如驱逐邪恶，扑火之义。夫生药势气力精全，性味雄曷，古来疗者，不本物理，皆通周通[46]草膏已经油练[47]，气力殊微，欲使厎疗者敌其勇夫，不亦难矣，况痈者壅也，要在疏通，若初时便令以黏膏贴熁，岂得尽于郁结不成脓乎。其中若热气不甚，或热势已衰，即任贴膏药求差。凡贴熁肿药，皮厚者，以药涂故软布，着肉贴之，肿皮薄者，即隔疏纱縠涂药熁之，熁勿令药在内着肉，或虑药干，即皮随药起，其所挨[48]药，肿皮厚者宜干换，肿皮薄者宜湿换，列诸熁方于后。

治痈疽[49]，热毒疼痛，攻焮[50]肌肉，赤色虚肿，手不可近，欲成脓，及已有脓者，四畔赤肿，宜用寒水石散方。

寒水石（二两）　羊桃根（一两，锉）　硝石（一两）　木香（半两）　白蔹（半两）　丁香（半两）　榆皮（半两，锉）　赤小豆（一合）　汉防己（半两）　川大黄（一两，生用）

右件药，捣细罗为散。用头醋旋调和，稀稠得所，涂故软布上，贴疮头四畔赤焮处，候干即易之，其疮头别研波[51]斯青黛，以少许水和，时时以乌头[52]敷之，勿令干燥。

治痈肿，一切风毒热肿，发者[53]乳痈等疾，宜用此重台散熁之方。

重台（一两）　黄芪（一两，锉）　川大黄（一两，生用）　羊桃根（三分，锉）　滑[54]石（三分）　半夏（三分）　白蔹（一分）　莽草（三分）　丁香（半两）　木香（半两）　没药（半两）　白芷（半两）　赤芍药（半两）

右件药，捣罗为散，有患处，以醋旋调，稀稠得所，涂故布或疏绢上，日三贴之，以肿退为度。

治痈肿及发背有赤肿，热痛不可忍，紫葛散方。

紫葛（三两，锉）　川大黄（三两，生用）　白蔹（二[55]两）　玄参（二两）　黄芩（二两）　川升麻（二[55]两）　榆白皮（二两，锉）　木香（二两）　赤小豆（三分）　黄连（三两）

右件药，捣细罗为散。以新汲水调如面脂，涂于肿上，干即更涂。

治发痈，肿皮剥烂，汁流出如火烧，热甚不可耐，贴此令消，大黄散方。

川大黄（一两，生用）　赤小豆（一两）　牡蛎（一两）　黄连（一两）　白蔹（一两）　土瓜根（一两）　当归（一两，锉，微炒）

右件药，捣细罗为散。每以鸡子白调涂故布上，贴肿处，燥即易之。

熁痈肿，毒热疼痛，玄参散方。

玄参（半两）　紫葛（半两，锉）　川大黄（半两，生用）　木香（半两）　卷柏（半两）　川芒硝（半两）　黄药（半两）　紫檀香（半两，锉）

右件药，捣细罗为散，以鸡子白调和，稀稠得所，薄涂所患处，有疮肿已破者，去芒硝。

治痈肿，毒热赤焮疼痛方。

川大黄（三分，生用）　杏仁（三分，去皮，生研如膏）　盐花（三分）

右件药，捣细罗为散，入杏仁膏，都研令匀，以新汲水和，令稀稠得所，旋取涂肿上，干即易之。

治痈肿发背，宜涂大黄散方。

川大黄（一两，生用）　黄芩（一两）　白芷（三分）　寒水石（一两）　白蔹（一两）　黄柏（三分，锉）　石膏（一两）　赤石脂（一两）　黄连（一两，去须）

右件药，捣细罗为散，以浆水调为膏，厚涂于疮上，干即易之。

治痈疽疮肿，热焮疼痛，宜贴柳木耳饼方。

柳木耳（一两）　龙葵根（一两，锉）　黄连（三分，去须）　川芒硝（一两）　麦饭石（三分，烧醋，淬三遍）　雄雀粪（一分）　乳香

（一两）　杏仁（一两，其疮有头作孔者，汤浸去皮尖，无孔者和皮捣用之）

治痈疽发背，未结脓血，散肿气，宜涂此方。

蛇蜕皮（二尺，烧灰）　鸡子白（三枚）　芸苔子（二两半[56]）　赤小豆（三合，末）　米醋（三合）　蔓青子（三合半）　生马齿苋（一握）　灶中黄土末（二两）

右件药，都研令烂熟，用涂肿上，干即易之。

治痈肿，疼痛不止，宜贴野葛散方。

野葛皮（半两，锉）　川大黄（半两，生，锉）　半夏（半两）　莽草（半两）　川芒硝（半两）　白蔹（半两）

右件药，捣细罗为散，以猪胆和如膏，摊于布上，敷肿处，干即换之。

又方。

甜葶苈（半两）　木通（半两，锉）　川大黄（半两，生，锉）　莽草（半两）

右件药，捣细罗为散，以水和如稀膏，涂肿上，干即更涂，以差为度。

治痈未有头，赤肿疼痛，宜涂此方。

繁柳草（四两，烧灰）　白蔹（一两）　白芷（一两）　赤小豆（二合）　川大黄（一两，生，锉）

右件药，捣细罗为散，以新汲水调如膏，涂肿上，干即易之。

治痈初结，肿振焮，散毒清凉膏方。

糯米（半升，炒令焦黑，于地上出火毒）　生甘草（二两，锉）

右捣细罗为散，看患大小，取雪水调涂肿上，干即易之。

治痈疽及一切毒肿，坚硬疼痛，攻冲四畔肿，抽热毒，散肿气，清水膏方。

羊桃根（一两，锉）　川大黄（一两，生，锉）　黄芩（一两）　赤小豆（一分[57]）　黄柏（一两，锉）　绿豆粉（一两）

右件药，捣细罗为散，用芸苔菜，捣取自然汁，以蜜少许相和，调药令稀稠得所，看四畔肿赤处大小，剪生绢上匀摊，可厚一钱，贴之。干即易。

治痈疮不消，欲结成瘘，宜贴大黄散方。

川大黄（一两，生用）　黄芩（一两）　龙骨（一两）　甘草（一两）　黄连（一两，去须）　当归（一两，锉，微炒）　牡蛎（一两）　白蔹（一两）　白术[58]（一两）　赤芍药（一两）　赤石脂（一两）

右件药，捣细罗为散，每用猪胆汁调涂于细布上，如肿穴小贴之，燥即易之。

治痈初结，赤肿热焮急痛，熁毒散肿方。

川硝石（三分）　雄黄（三分，细研）　白芷（三分）　白矾（三分）　玄参（三分）

右件药，捣细罗为散，用生油和蜜调痛处，干即易之，以肿消为度。

治痈肿方。

益母草（不限多少）

右捣取汁，服一二[59]合，留滓封痈上，暖即易之。

又方。

天灵盖（一枚，唯陈者佳，炙令微黑）

右捣细罗为散，用蜜调如面脂，以涂肿上，亦得内消。

治已觉有脓，未作头者方。

右用木香，以醋磨涂之，干即更涂，不经数遍，当便作头。

治痈初发热，毒肿痛方。

右用芥子并根叶，捣敷之，得山芥更良。

又方。

蔓菁子（一升）

右捣细罗为散，以醋和如膏，封贴肿上，干即易之。

治痈肿发背，贴熁方。

菖蒲（不限多少湿者）

右烂捣，捏作饼子，可疮大小贴，干即易之，此法神异。如冬月或无湿者，即以干者杵末，用驴乳和捣为饼子用之，如不在[60]疮上，以帛抹之。

又方。

槐子（一合）　慎火草（一握）

右合捣令烂，以水和涂之。

又方。

伏龙肝（一两，末）

右以好醋和作膏，涂布上贴之，干即易之。

又方。

右用地松捣敷之，凡用皆数易之，勿令其燥，燥更生热。

又方。

右捣苎麻根敷之，

又方。

右捣百合根敷之。

治痈脓不出方。

右用柳根细切封之，以布掩，燥复易之。

治痈初结肿，及发背方。

马齿菜（一斤，捣令烂）

右置于铜挐[61]锣中，安于新汲水上，候马齿冷即罨肿上，热即易之，当时其肿即便消。

治痈已结聚，令不更长方。

右用小豆末以鸡子清和涂之。

又方。

右用芫花末胶汁，和贴于上，燥复易之，肿毒当化为水。

治痈未溃[62]方。

莽草末

右以鸡子白和涂纸，令厚贴上，燥复易之，有痛自差。

又方。

栝蒌根　赤小豆（各等分）

右件药，捣细罗为散，用醋调涂之。

又方。

白蔹（三分）　藜芦（一分，去芦头）

右件药，捣细罗为散，用醋和如膏，贴肿上，日三良。

治痈肿未有头，必穴方。

茅针（一枚）

右全者以水二[63]合，煎五七沸，服之立溃。

又方。

右以醋磨黄药涂之。

又方。

右用地龙粪水和涂之。

又方。

右用井底泥薄涂之。

又方。

右捣牛蒡根菜[64]敷之。

又方。

右捣水芹敷之。

又方。

右捣水荭草敷之。

又方。

右捣龙葵菜敷之。

又方。

右捣芭蕉根敷之。

又方。

右捣车前叶敷之。

又方。

右捣鸡肠草敷之。

又方。

右捣夏枯草敷之。

又方。

右捣积雪草敷之。

又方。

右捣酸浆叶敷之。

又方。

右捣芸苔叶敷之。

又方。

右捣苍耳敷之。

又方。

右捣蓼蓝敷之。

又方。

右捣景天草，一名护火草敷之。

治石痈诸方

夫石痈者，亦是寒气客于肌肉，折于气血结聚所成。其肿结确实至牢，有根核，皮内[65]不甚热，微痛，热时自歇，此寒多热少，坚硬如石，故谓之石痈也，久久热气乘之，乃有脓也。

治石痈，肿毒结硬疼痛，口干烦热，四肢拘急，不得卧，沉香散方。

沉香（三分） 地骨皮（一两） 麦门冬（一两，去心） 当归（一两） 川大黄（二[66]两，锉碎，微炒） 川升麻（一两） 木香（三分） 玄参（一两） 枳壳（一两，麸炒微黄，去瓤） 羚羊角屑（一两） 独活（一两） 甘草（一两，生，锉） 赤芍药（一两） 防风（三分[67]，去芦头）

右件药，捣筛为散。每服四钱，以水一中盏，煎至六分，去滓，不计时候温服。

治石痈，热毒气盛，肿硬疼痛，口干烦闷，犀角散方。

犀角屑（三分） 连翘（一两） 射干（一两） 栀子仁（一两）[68] 川升麻（一两） 当归（一两） 川大黄（二两，锉碎，微炒） 木香（三分） 枳壳（一两，麸炒微黄，去瓤） 赤芍药（一两） 甘草（一两，生，锉） 玄参（一两）

右件药，捣筛为散。每服四钱，以水一中盏，煎至六分，去滓，不计时候温服。

治石痈，肿硬疼痛，心腹烦闷，不得宣畅，大黄散方。

川大黄（一两，锉碎，微炒） 当归（一分） 川芒硝（半两） 黑

豆皮（半两）　枳壳（半两，麸炒微黄，去瓤）　牛蒡子（一分，微炒）　芎䓖（一分）　甘草（半两，生，锉）

右件药，捣筛分为三服，每服，以水一大盏，煎至五分，去滓，不计时候温服，以利为度。

治石痈结坚，若已坏，若未坏，或已成痈者，宜服占斯散方。

占斯（一两）　厚朴（一两，去粗皮）　生干地黄（一两）　栝楼（一两，干者）　败酱（一两）　防风（一两，去芦头）　桔梗（一两，去芦头）　人参（一两，去芦头）　细辛（一两）　桂心（半两）

右件药，捣细罗为散。每于食前，以温酒调下二钱。

又方。

鹿角（八两，烧灰）　白蔹（三两）　粗理黄石（一斤）　醋（一升）

右件药，捣罗为末，以醋和如膏涂之，干则又涂，五七度即消。

治石痈，结硬发热紫赤色，毒气攻冲未定，日夜疼痛，宜用消肿化毒止痛，黄连散方。

黄连（一两）　川大黄（一两，生用）　白蔹（一两）　马牙消（一两）　黄柏（一两，锉）　青盐（半两）　麒麟竭（半两）　赤小豆（半合，炒熟）　杏仁（四十九枚，汤浸去皮尖，研）

右件药，捣细罗为散，用蜜水调涂痈上，干即易之。

治石痈，风毒初结，焮核坚硬，宜涂雄黄散方。

雄黄（半两，细锉）　川大黄（半两，生用）　磁石（半两，捣碎，细研）　白矾（半两，烧令汁尽）　细辛（半两）

右件药，捣细罗为散，用鸡子白和生蜜，调涂之，干即易之。

又方。

白蔹（半两）　藜芦（一分，去芦头）

右件药，捣细罗为散，日三上，以醋和贴。

治石痈，发肿至坚而有根者方。

右用桑根白皮捣末，以酒和敷之。

又方。

右用莨菪子捣为末，以醋调敷之，经宿根出。

又方。

右用蛇皮贴之，经宿自消。

又方。

右用梁上尘、葵茎灰等分，醋和涂之。

治石痈坚如石，不作脓者方。

右用商陆根捣烂敷上，燥则易之。

又方。

右用芫花捣为末，水和如膏涂之。

治肺痈诸方

夫肺痈者，由寒伤于肺，其气结聚所成也。肺主气，候之皮毛，若劳伤血气，则腠理开而受风寒，其气虚者伤肺，寒搏于血，蕴结成痈，寒极生热，痈积不散，血败不脓，肺处胸间，肺伤于寒，则微咳，故肺痈之状，其人咳而胸内满，隐隐痛，则两脚肿满，又寸口脉数而实，咽干口燥而渴，时出浊唾腥臭，久久吐脓如粳米粥者，难治也。又肺痈有脓而呕者，不可治，其呕脓而止者，自愈。又寸口脉微而数，微为风，数为热，微则汗出，数则恶寒。风中于卫，呼气不入，热过于荣，吸而不出，风伤皮毛，热伤血脉，风舍于肺，其人则咳，口干喘满咽干而渴，多此[69]浊沫，四肢时颤，寒热之所过，血为凝滞，蓄血成痈，始萌可救，脓成即死。又欲知有脓者，其脉微紧而数，脓为未成，其脉紧甚，但数，脓为已成。又肺病当有咳嗽短气，唾出脓血，其脉当短涩而反浮大者死，其色当白而反赤者，此是火之克金，为逆不可治也。

治肺痈，心胸气壅，咳嗽脓血，肩背烦闷，小便赤黄，大便多涩，宜服黄芪散方。

黄芪（一两，锉）　白蒺藜（三分）　枳壳（三分，麸炒微黄，去瓤）　紫苏茎叶（一两）　杏仁（三分，汤浸去皮尖双仁，麸炒微黄）　赤茯苓（一两）　桑根白皮（一两，锉）　川大黄（一两，锉，微炒）　天门冬（一两，去心）　生干地黄（一两）　当归（半两）　甘草（半

两）

右件药，捣筛为散。每服四钱，以水一中盏，入生姜半分，煎至六分，去滓，不计时候温服。

治肺痈，喘急咳嗽脓血，心神烦闷，明[70]干多渴，汉防己散方。

汉防己（三分） 麦门冬（三分，去心） 桑根白皮（一两，锉） 赤茯苓（一两） 枳壳（三分，麸赤微黄，去瓤） 地骨皮（三分） 前胡（一两，去芦头） 黄芪（一两，锉） 甘草（半两，炙微赤，锉）

右件药，捣筛为散。每服四钱，以水一中盏，入生姜半分，煎至六分，去滓，不计时候温服。

治肺痈烦闷，咳嗽脓血，竹茹散方。

苦竹茹（一两） 生干地黄（一两） 茜根（半两） 百合（半两） 杏仁（半两，汤浸去皮尖双仁，麸炒微黄） 黄芪（一两，锉） 甘草（半两，炙微赤，锉）

右件药，捣粗罗为散。每服五钱，以水一大盏，入生姜半分，煎至五分，去滓，不计时候温服。

治肺痈，吐脓血方。

薏苡仁（三合）

右捣碎，以水二大盏，煮取一大盏，去滓，分温二服，当下脓血便愈。

又方。

桔梗（二[71]两，去芦头） 甘草（一两，锉，生用）

右件药，捣筛为散。每服四钱，以水一中盏，煎至六分，去滓，温服，如人行八九里再服。

治肺痈，得吐后，宜服补肺排脓散方。

黄芪（二两，锉）

右捣筛为散。每服四钱，以水一中盏，煎至六分，去滓温服，日三四服。

治肺痈，喘咳气急，眠卧不得方。

甜葶苈（二两半，隔纸炒令紫色）

右捣筛为散。每服三[72]钱，以水一中盏，煎至六分，去滓，不计时候温服。

治肺痈，咳其声破嗄，体有微热，烦满，胸前皮甲错者，肺肿也，宜服此方。

夜合白皮（一两）

右锉，以水一大盏，煎至七分，去滓，不计时候，分温二服。

又方。

青苇（二茎，锉）　薏苡仁（二合）　甜瓜子（二合）　桃仁（五十枚，汤浸去皮尖）

右件药，捣碎，先以水三大盏，煎苇至一大盏，去滓，入薏苡仁等三味，同煎至七分，不计时候，分温二服。

治肺痈，胸中满，振寒，脉数咽干，不渴，时出浊唾腥臭，久久吐脓如粳米粥者，桔梗圆方。

桔梗（三分，去芦头）　贝母（半两）　巴豆（一分，去皮心，纸裹压去油）

右件药，捣罗为末，炼蜜和圆，如梧桐子大。强人粥饮下五圆，羸人三圆，若病在膈上者吐出也，若在膈下者利出也，若下多不止者，食冷饭三两匙即止。

治肠痈诸方

夫肠痈者，由寒温不适，喜怒无常，使邪气与荣卫相干在于肠内，遇热加之，血气蕴积，结聚成痈，热积不散，血肉腐坏，化而为脓。其病之状，腹重而微强，抑之即痛，小便数似淋，时时汗复恶寒，其身皮皆甲错，腹[73]皮急如肿状，诊其脉洪数者，必已有脓也，其脉迟紧者，未有脓也。甚者腹胀大，转侧闻水声，或绕脐生疮，而穿脓出，或自脐中脓出，或大便去脓血，唯宜急治之。又云：大便脓血，似赤白下者，是肠痈也。卒得肠痈，而不晓治之，错者不少。寸口脉滑而数，滑则为实，数则为热，滑则为荣，数则为卫，卫下降，荣上升，遇热则荣卫相干，血为浊[74]惫，小腹痞满，小便或难，汗出或复恶寒，脓为已成。设脉迟紧，聚为瘀血，血下则愈，脓成引日，又诸浮数脉，当发热而反洗淅恶寒，若有痛处者当积有脓，脉滑涩相搏，肠痈唾脓者也。

治肠内生痈肿，令人心膈间气滞，急痛，肚热，呕逆，小便黄赤燉，表发肿，肿中夜间如汤沸声，速需救疗，宜服当归煎方。

当归（一两） 没药（三分） 麝香（半两，细研） 乳香（半两） 桂心（半两） 朱砂（半两，细研） 黄芪（三分） 漏芦（半两） 自然铜（半两） 丁香（半两） 木香（三分） 芎䓖（半两） 麒麟竭[75] 槟榔（半两） 云母粉（半两） 沉香（半两） 甘草（半两） 白蔹（半两） 白芷（半两） 密陀僧（半两） 赤芍药（三分） 野驼脂（三两） 黄犬脂（三两） 生地黄（半斤，绞取汁）

右件药，除脂，并捣罗为末。银锅内，先用好酒五升，以慢火煎去二升，即下地黄汁，更煎渐浓，次入野驼脂，不住手以柳木篦搅如膏，即下药末，更搅令匀，以瓷盒盛。每日空心午时晚间，以甘草酒调下一弹圆大服，外取涂贴患处，亦良。

治肠痈，占斯散方。

占斯（一两） 甘草（一两，炙微赤，锉） 细辛（一两） 栝蒌根（一两） 厚朴（一两，去粗皮，涂生姜汁，炙令香熟） 防风（一两，去芦头） 川大黄（一两，生用） 人参（一两，去芦头） 桔梗（一两，去芦头） 败酱（一两）

右件药，捣细罗为散。每于食前，以温粥饮调下二钱。

治肠痈未成脓，腹中痛不可忍，牡丹散方[76]。

刀刺痛及背胛疼，肠中已成肿，或大便有脓，宜服此方。

甜瓜子（一合[77]） 蛇蜕皮（一尺） 当归（一两，锉，微炒）

右件药，捣筛。以水一大盏，煎至七分，去滓，食前分温二服，以利下恶物为效。

治肠痈，腹胀皮急，微汗，小腹重，强按之即痛，小便数似淋，未有脓方。

牛蒡根汁（五合） 川芒硝（一两）

右件药相和。煎一二[78]沸，分为二[79]服，空心及晚食前温服。

治痈有脓诸方

夫痈有脓者，由寒气搏于肌肉，折血气结聚，乃成痈也。凡痈不差，不复可消者，若按之都牢强者，未有脓也。按之半强半软者，有脓也。又手掩上不热者为无脓，若热甚者有脓也。凡觉有脓，宜急破之，不尔侵蚀筋骨也。

治痈疽一切疮肿，托里排脓散方。

木香（一分） 黄芪（二[80]分，锉） 白蔹（一分） 占斯（一分） 芎䓖（一分） 当归（一分，锉，微炒） 细辛（一分） 桔梗（一两，去芦头） 赤芍药（一分） 槟榔（一分） 败酱（一分） 甘草（一分，炙微赤，锉） 桂心（一分） 羌活（二分） 白芷（一分）

右件药，捣细罗为散。每于食前，甘草酒下三钱。

治痈肿，消脓占斯散方。

占斯（半两） 桂心（半两） 人参（半两，去芦头） 细辛（半两） 败酱（半两） 干姜（半两，炮裂，锉） 甘草（半两，炙微赤，锉） 防风（半两，去芦头） 桔梗（半两，去芦头） 厚朴（一两，去粗皮，涂生姜汁，炙令香）

右件药，捣细罗为散。每于食前，以温酒调下二钱。

治诸痈肿，疮中疼痛，脓血不绝，蘧麦散方。

蘧麦（一两） 白芷（一两） 黄芪（二两，锉） 当归（一两，锉，微炒） 细辛（一两） 赤芍药（一两） 芎䓖（一两） 赤小豆（一两，捣末，以酒浸铜器中熬令干） 薏苡仁（一两）

右件药，捣细罗为散。不计时候，以温酒调下二钱，渐生肌肉。

治痈疽赤肿疼痛，未得脓溃，贴成脓雄黄散方。

雄黄（三分，细研） 麝香（一两，细研） 木香（半两） 川大黄（三分） 黄连（一两） 白芷（三分） 桂心（半两） 当归（三分，锉，微炒） 黄柏（三分，锉） 槟榔（三分） 芎䓖（半两） 麒麟竭（三分）

右件药，捣细罗为散，用腊月猪脂调令匀，涂于绢上，贴肿处，候脓溃后，即用膏药搜脓生肌。

治痈疽赤肿，未得脓溃，化脓止痛龙骨散方。

龙骨（一两） 川大黄（半两，生用） 白蔹（半两） 黄芪（半两，锉） 黄芩（半两） 白及（半两） 牡蛎（半两，烧为粉） 雌黄

（半两，细研）　甘草（半两）　芎䓖（半两）

右件药，捣细罗为散。用猪胆调令如膏，摊于帛上涂贴，取穴为度。

治痈肿疽疮等，热毒炽盛不散，已成脓溃，疼痛不可忍，止痛搜脓当归散方。

当归（一两）　羊桃根（一两，锉）　桂心（半两）　白蔹（一两）　木香（半两）　丁香（半两）　榆白皮（一两，锉）　汉防己（一两）

右件药，捣细罗为散，用醋浆水调如膏，贴于肿上，干即易之。

治痈肿已作脓，宜贴大黄散方。

川大黄（一两）　当归（一两）　细辛（半两）　木通（一两，锉）　芎䓖（一两）　黄连（一两）　赤芍药（一两）　黄芪（一两，锉）　白及（一两）

右件药，捣细罗为散。每用鸡子白和，涂于故细布上，以贴肿处，燥复易之。

治痈肿恶疮，排脓黄芪散方。

黄芪（一两半，锉）　白蔹（一两）　赤芍药（一两）　芎䓖（一两）　赤小豆（一两）　附子（半两）　羊桃根（半两，锉）　茼茹（半两）　牡蒙（半两）

右件药，捣细罗为散，用鸡子白调贴之，干即易之。

治痈肿恶疮，生肌后，用力劳动，努伤，出血不止，麒麟竭散方。

麒麟竭（半两）　黄连（三分）　槟榔（半两）　黄柏（半两，锉）　白及（半两）　诃黎勒皮（一分）

右件药，捣细罗为散，用鸡子白调涂疮口上，以白薄纸贴定，药干落即换，勿用力，忌着水。

治痈肿恶疮中脓水，及新疮口未干，宜用此散令干方。

黄丹（二两）　定粉（二两）　白矾（二两）

右件药，研入瓷瓶子内，纳盐泥固济，慢火熁令干，后即月大火断通赤，候冷将出，细研敷疮。

治痈肿穴后及恶疮脓水虽减，肌肉不生，宜用此方。

密陀僧（一两半）　黄连（一两，去须）　槟榔（三分）

右件药，捣细罗为散，日三贴之。

治痈肿恶疮，内脓不止方。

右用蝟皮烧灰细研，内疮孔中。

治痈烦渴诸方

夫痈者，由寒搏于血，血涩不通，而热归之，壅结所成，热气不得宣泄，内熏五脏，故烦躁而渴也，凡痈肿热渴者，则引饮，冷气入于肠胃，即变下利，亦变呕哕。所以然者，本由虚热气逆，故呕哕而气逆，逆冷乘之，气不通故哕也。

治痈肿成脓水，不能下食，心热口干，烦渴饮水多，四肢羸瘦，玄参散方。

玄参（一两）　川升麻（三分）　白鲜皮（一两）　黄连（一两，去须）　土瓜根（一两）　麦门冬（一两，去心）　赤芍药（一两）　川大黄（一两半，锉碎，微炒）　大麻仁（一两半）　川朴硝（一两半）

右件药，捣筛为散。每服三钱，以水一中盏，入生地黄一分，细切，煎至六分，去滓，不计时候温服。

治痈肿，热盛口干，烦渴，或时干呕，葛根散方。

葛根（一两，锉）　甘草（半两，生，锉）　黄芪（一两，锉）　川升麻（一两）　栝蒌根（一两）　麦门冬（一两，去心）　赤芍药（一两）　黄芩（三分）　栀子仁（一两）　生干地黄（一两）

右件药，捣粗罗为散。每服四钱，以水一中盏，煎至六分，去滓，不计时候温服。

治痈肿焮痛，口干烦渴，不欲饮食，连翘散方。

连翘（一两半）　葛根（一两，锉）　川升麻（一两）　枳壳（一两，麸炒微黄，去瓤）　黄芩（一两）　蓝叶（一两）　赤芍药（一两）　玄参（一两）　白蔹（一两）　羚羊角屑（一两）　木通（一两，锉）　黄芪（一两，锉）　川大黄（一两，锉碎，微炒）　甘草（一两，锉）

右件药，捣粗罗为散。每服四钱，以水一中盏，煎至六分，去滓，不计时候温服。

治痈肿初发，热盛，口干烦渴，四肢拘急，骨节疼痛，犀角散方。

犀角屑（半两） 知母（半两） 木通（三分，锉） 赤芍药（半两） 川升麻（半两） 川大黄（一两，锉碎，微炒） 葳蕤（半两） 黄芩（半两） 麦门冬（三分，去心） 甘草（半两，生，锉） 马牙消（一两半）

右件药，捣粗罗为散。每服四钱，以水一中盏，煎至六分，去滓，不计时候温服，以利三两行为度。

治痈肿，体热烦渴，肢节拘急，肩背疼痛，黄芪散方。

黄芪（一两半，锉） 生干地黄（一两） 赤芍药（半两） 川大黄（一两半，锉碎，微炒） 赤茯苓（一两） 知母（一两） 柴胡（一两，去苗） 川升麻（一两） 当归（半两） 木通（一两，锉） 甘草（半两，锉） 羚羊角屑（一两）

右件药，捣粗罗为散。每服四钱，以水一中盏，入小麦一百粒，煎至六分，去滓，不计时候温服。

治痈肿及发背，痈疽乳[81]痈，脏腑壅滞，口干烦渴，头痛，吃食不下，葛根散方。

葛根（一两，锉） 麦门冬（一两，去心） 犀角屑（半两） 葳蕤（三分） 荠苨（二分） 赤芍药（三分） 石膏（二两） 黄芩（一两） 甘草（半两，生，锉）

右件药，捣筛为散。每服四钱，以水一中盏，煎至六分，去滓，入竹沥半合更煎一两沸，不计时候温服。

治痈虚热诸方

夫发痈虚热者，由寒客于经络，使血气否涩，乃结肿成痈，热气壅结，则血化为脓，脓溃痈差之后，余热未尽，而血气已虚，其人翕翕苦热，惙惙虚之[82]，故谓之虚热也。

治痈发后，脓溃不止，肌体虚热，口干食少，熟地黄散方。

熟干地黄（一两） 黄芪（一两，锉） 麦门冬（一两，去心） 黄

芩（半两）　人参（一两，去芦头）　石膏（二[8]两）　芎䓖（半两）　当归（半两）　白茯苓（一两）　甘草（半两，生用）

右件药，捣筛为散。每服四钱，以水一中盏，煎至六分，去滓，不计时候温服。

治痈脓溃，数日不止，致体虚烦热，头目昏闷，黄芪散方。

黄芪（一两，锉）　防风（一两，去芦头）　川升麻（一两）　羚羊角屑（一两）　芎䓖（三分）　甘草（半两，生，锉）　人参（一两，去芦头）　地骨皮（半两）　白茯苓（一两）　石膏（一两）

右件药，捣筛为散。每服四钱，以水一中盏，煎至六分，去滓，不计时候温服。

治痈穴后，脓水过多，致内虚体热，人参散方。

人参（一两，去芦头）　白术（三分）　麦门冬（一两，去心）　地骨皮（半两）　熟干地黄（一两）　黄芪（一两，锉）　白茯苓（一两）　甘草（半两，生，锉）

右件药，捣筛为散。每服四钱，以水一中盏，煎至六分，去滓，不计时候温服。

治痈脓溃已绝，肌肉内虚，尚有余热，沉香散方。

沉香（一两，锉）　黄芩（半两）　甘草（半两，生，锉）　熟干地黄（二两）　柴胡（一两，去苗）　栝蒌根（半两）　白术（三分）　麦门冬（一两，去心）　黄芪（一两，锉）

右件药，捣粗罗为散。每服四钱，以水一中盏，入竹叶二七片、小麦五十粒，煎至六分，去滓，不计时候温服。

治久痈诸方

夫久痈者，由寒气客于经络，血则凝涩不通，壅结成痈。发痈之后，热毒未尽，重有风冷乘之，冷搏于肿，蕴结不消，故经久不差，久不差者，则变成瘘也。

治久痈不差，风毒气留积，筋骨疼痛，脓水久出，疮不生肌，宜服五香连翘

散方。

木香（三分） 鸡舌香（半两） 沉香（三分） 薰陆香（半两） 麝香（半分，细研） 连翘（三分） 射干（三[84]分） 川升麻（三分） 黄芪（三分，锉） 木通（三分，锉） 独活（三分） 桑寄生（三分） 甘草（半两，生，锉） 川大黄（半两，锉碎，微炒）

右件药，捣罗为散。每服四钱，以水一中盏，煎至六分，去滓，温服，日三四服。

治久痈，出脓水过多，四肢虚羸，黄芪散方。

黄芪（一两，锉） 败酱（三分） 络石（一两） 防风（三分，去芦头） 漏芦（一两） 白蔹（三分） 白薇（一两） 玄参（三分） 白茯苓（三分） 白芍药（一两） 沉香（三分） 藿香（三分） 熟干地黄（二[85]两） 甘草（半两，炙微赤，锉）

右件药，捣粗罗为散。每服四钱，以水一中盏，煎至六分，去滓，温服，日三四服。

治久痈，脓水出不尽，心中烦闷不已，麦门冬散方。

麦门冬（一两，去心） 紫葛（三分，锉） 木通（一两，锉） 黄芪（一两，锉） 川升麻（三分） 犀角屑（三分） 甘草（半两，炙微赤，锉）

右件药，捣粗罗为散。每服四钱，以水一中盏，煎至六分，去滓，不计时候温服。

治久痈，及风毒气留积，穿穴久出脓水，疼痛不止，生肌内补，占斯散方。

占斯（半两） 黄芪（半两，锉） 细辛（一分） 木香（一分） 连翘（一分） 桔梗（一分，去芦头） 芎䓖（一分） 甘草（一分，炙微赤，锉） 白芍药（一分） 续断（一分） 人参（一分，去芦头） 独活（一分） 熟干地黄（半两）

右件药，捣细罗为散。每于食前，以粥饮调下二钱。

治痈疽发背久不差，宜敷此杀虫散方。

白芜荑（一两） 藜芦（一两，去芦头） 雌黄（一两，细研） 麝香（一分，细研） 青矾（半两） 雄黄（半两，细研） 苦参（一两，锉） 附子（半两，炮裂，去皮）

右件药，捣细罗为散，与麝香相和研匀，每用时，先以吴蓝、甘草煎汤洗疮口，去痂拭干日二敷之。

治痈疽疮久不差方。

松脂（三两）　薰陆香（三两）

右件药，合捣，内少许盐为饼，贴疮上，得汁出尽即差。

治痈内虚诸方

夫痈内虚者，由体虚受寒，寒客于经络，血脉否涩，热气蕴积结聚，或痈结热不散，热气内迫于心，故心虚热，则惊不定也。

治痈内虚不足，脓水不绝，四肢乏弱，不能饮食，久不差，必为内漏，宜服黄芪散方。

黄芪（一两，锉）　山茱萸（半两）　五味子（半两）　白茯苓（三分）　当归（半两，锉碎，微炒）　附子（一两，炮裂，去皮脐）　石斛（半[86]分，去根[87]）　地脉（半两）　远志（一两，去心）　巴戟（一两）　肉苁蓉（一两，酒浸一宿[88]，去皴皮，炙令干）　人参（三分，去芦头）　菟丝子（半两，酒浸三日，曝干，别捣为末）　麦门冬（一两，去心）　石韦[89]（半两，去毛）　白芍药（三分）　芎䓖（半两）　熟干地黄（一两）　甘草（三分，炙微赤，锉）

右件药，捣细罗为散。每服，以荆芥汤调下二钱，日三四服。

治痈疽内虚不足，人参散方。

人参（一两，去芦头）　黄芪（二两，锉）　甘草（半两，炙微赤，锉）　当归（半两，锉碎，微炒）　白芍药（半两）　熟干地黄（二两）　白茯苓（一两）　桂心（半两）　枸杞子（一两）　白术（一两）

右件药，捣筛为散。每服四钱，以水一中盏，入生姜半分、枣三枚，煎至六分，去滓，不计时候温服。

治痈疽发背发乳，大去脓血后，内处[90]少气，熟地黄散方。

熟干地黄（一两）　黄芪（一两，锉）　人参（一两，去芦头）　当归（半两，锉碎，微炒）　芎䓖（二两）　白芍药（半两）　白茯苓（一

两）　甘草（半两，炙微赤，锉）　桂心（半两）　麦门冬（一两，去心）　续断（一两）

右件药，捣筛为散。每服四钱，以水一中盏，入生姜半分、枣三枚，煎至六分，去滓，温服，日三四服。

治痈疽溃散，脓出太多，内虚少力，不食，宜服内补散方。

黄芪（一两，锉）　麦门冬（一两，去心）　芎䓖（一两）　白茯苓（一两）　桂心（半两）　远志（半两，去心）　当归（一两，锉，微炒）　人参（一两，去芦头）　甘草（半两，炙微赤，锉）　五味子（一两）

右件药，捣粗罗为散。每服四钱，以水一中盏，入生姜半分、枣三枚，煎至六分，去滓，不计时候温服。

治大疮热已退，脓血不止，疮中肉虚疼痛，防风散方。

防风（一两，去芦头）　白茯苓（一两）　白芷（一两）　桔梗（一两，去芦头）　远志（半两，去心）　甘草（半两，炙微赤，锉）　人参（一两，去芦头）　芎䓖（一两）　当归（一两，锉，微炒）　黄芪（一两，锉）　附子（半两，炮裂，去皮脐）　桂心（一两）　赤小豆（一合，炒熟）　厚朴（二两，去粗皮，涂生姜汁，炙令香熟）

右件药，捣细罗为散。每服，以黄芪汤调下二钱，日三四服。

治痈发背，脓血不止，内虚，宜服排脓生肌散方。

当归（半两，锉，微炒）　黄芪（半两，锉）　人参（一两，去芦头）　芎䓖（半两）　厚朴（一两，去粗皮，涂生姜汁，炙令香熟）　防风（半两，去芦头）　白芷（半两）　桔梗（半两，去芦头）　甘草（半两，炙微赤，锉）

右件药，捣细罗为散。每服，以木香汤调下二钱，日三四服。

治痈，脓血至甚，不生肌肉，内补五香圆方。

沉香（一两）　薰陆香（一两）　木香（一两）　藿香（一两）　丁香（一两）　续断（一两）　熟干地黄（二两）　白芍药（一两）　侧子（一两，炮裂，去皮脐）　石长生（一两）　厚朴（一两半，去粗皮，涂生姜汁，炙令香熟）　败酱（一两）　人参（一两，去芦头）　白茯苓（一两）　鹿角屑（二两）　虎胫骨（二两，涂酥，炙令黄）

右件药，捣罗为末，炼蜜和捣三二百杵，圆如梧桐子大。每于食前，以黄芪汤下三十圆。

治痈经年不差，脓血出过多不止，宜服补虚肉苁蓉散方。

肉苁蓉（二[91]两，酒浸一宿，刮去皴皮，炙令干）　干姜（半两，炮裂，锉）　地脉（三分）　菟丝子（三分，酒浸三日，曝干，别捣为末）　巴戟（一两）　远志（一两，去心）　人参（一两，去芦头）　甘草（一两，炙微赤，锉）　麦门冬（一两，去心）　石韦（一两，去心）　白芍药（一两）　桂心（一两）　芎䓖（一两）　熟干地黄（二两）　山茱萸（一两）　五味子（一两）　当归（一两，锉，微炒）　附子（半两，炮裂，去皮脐）　白茯苓（一两半）

右件药，捣细罗为散。每于食前，以荆芥汤调下二钱。

治痈溃后诸方

夫痈者，由寒气客于肌肉，血气结聚，乃成痈也。痈溃之后，有逆顺，其眼白睛青黑，而眼小者一逆也；服药而呕者，二逆也；伤痛渴甚者，三逆也；肩髆中不便者，四逆也；音嘶色脱者，五逆也。除此之五者，并为顺也。凡发痈疽，则热流于内，五脏焦燥者，渴而引饮，兼多取冷，则肠胃受冷而变下利，利则肠胃俱虚，而冷慱于胃气，则变呕逆，气若不通，逆[92]冷折之，则变哕也。

治痈溃后，补虚去客热，黄芪散方。

黄芪（二两，锉）　知母（一两）　石膏（二两）　白芍药（一两）　麦门冬（一两，去心）　甘草（半两，炙微赤，锉）　白茯苓（一两）　桂心（一两）　川升麻（一两）　熟干地黄（一两）　人参（一两，去芦头）

右件药，捣粗罗为散。每服四钱，以水一中盏，煎至六分，去滓，温服，日三四服。

治痈肿已溃后，结强，宜拓白蔹汤方。

白蔹（一两）　黄芩（一两）　赤芍药（一两）　丹参（一两）

右件药，细锉，以水三升，煮至一升半，以帛浸搶肿上，频频换之。

治痈已溃后，散肿气，栀子散方。

栀子仁（一两）　川大黄（一两）　黄连（一两，去须）　白及（一两）　牡蛎（一两）　白蔹（一两）　木通（一两，锉）　川升麻（一两）　黄芩（一两）

右件药，捣细罗为散。每用，以鸡子白调，涂故帛上贴肿处，燥复易之。

治痈已溃，黄连散方。

黄连（一两，去须）　黄柏（一两，锉）　地榆（一两，锉）　白芷（一两）

右件药，捣细罗为散。每用，以鸡子白调，涂故细布上贴之。

治痈疮已溃，白芷散方。

白芷（一两）　黄连（一两，去须）　地榆（一两，锉）

右件药，捣细罗为散。每用，以鸡子白调，涂布上贴疮，日三四度换之。

治诸痈溃后，生楸叶贴方。

右取生楸叶十重贴之，以布缓裹，勿令急也，日三易，止痛消肿，蚀脓血良。

治痈肿溃后，脓不断及诸物刺伤，疮不差方。

硫黄（半两，细研）

右以筋一只，锤令头碎，温之，点硫黄刺疮孔中，日三用之，以疮差乃止。

治痈疮，溃后烂方。

右取陈久酱汁和面，搶疮上，日三易之。

治痈肿溃后，脓流不尽或更移结肿，松脂封方。

右以松脂蜡等分，同溶成汁，蜜封之良。

治热毒疖诸方

夫疖者，由风湿冷气搏于血，结聚所生也。人运役劳动，则阳气发泄，因而汗出，遇冷湿气搏于经络，血得冷折，则结涩不通，而生疖，肿结如梅李也。又云：肿一寸二寸[93]为疖也，其不消而溃者，即宜热捻去脓，至清血出，若脓汁未尽，其疮合者，则更发也，其著耳颔颈腋下，若脓汁不尽，多变成瘘也。

治热毒生疖，五脏壅滞，大黄散方。

川大黄（一两，锉碎，微炒）　栀子仁（半两）　黄芩（一两）　川升麻（一两）　甘草（半两，炙微赤，锉）

右件药，捣筛为散。每服四钱，以水一中盏，煎取六分，去滓，不计时候温服，得快利为度。

治热毒痈疖，漏芦散方。

漏芦（一两）　木通（三分，锉）　川升麻（一两半）　赤芍药（一两）　桑根白皮（三分，锉）　黄芩（一两半）　枳壳（一两，麸炒微黄，去瓤）　甘草（三分，炙微赤，锉）

右件药，捣筛为散。每服四钱，以水一中盏，煎至六分，去滓，温服，日三四服。

治热毒疮疖肿硬，生干地黄圆方。

生干地黄（二两）　川大黄（三两，锉碎，微炒）　赤芍药　赤茯苓　甘草（生锉）　王不留行子　远志（去心）　桂心　川升麻　黄芩　麦门冬（去心，焙）　人参（去芦头，以上各一两）

右件药，捣罗为末，炼蜜和捣三二百杵，圆如梧桐子大。不计时候，以温水下三十圆。

治疮疖初生，热毒始结，疼痛妨闷，消石散方。

川硝石（三分）　紫檀香（半两）　甜葶苈（一分）　莽草（一分）　白药（一分）　川大黄（半两，生用）　白蔹（半两）

右件药，捣细罗为散，以浆水旋调，稀稠得所，涂于肿上，干则易之。以热退肿消为度。

治痈疖，结肿赤热者方。

右水磨半夏涂之，燥复更涂。

治痈疖无头者方。

右取鼠粘叶贴上，又用水和雀粪敷之。

又方。

右以狗头骨灰、芸苔子末各等分，醋和封之。

治软疖，乳香膏方。

乳香（半两，细研） 腻粉（一分） 油（一两） 黄蜡（半两） 松脂（一分） 密陀僧（一分，细研）

右件药，先取油煎蜡、松脂、乳香，洋后，下粉、密陀僧调和成膏，看患大小，用帛上摊贴，日二换之。

治热毒恶疖，及诸疮肿，胡粉散方。

胡粉（一两） 黄连（一两，去须） 水银（一两，与胡粉同研令星尽） 糯米（二十粒） 赤小豆（十四粒）

右件药，捣罗为末，以麻油和诸药，并水银调令匀，薄薄涂之。

治软疖，赤肿疼痛不可忍方。

天灵盖（一枚，涂酥，炙令微黄） 麻鞋底（一只多年故者，烧灰）

右件药，捣细罗为散，以油和涂之。

治软疖虽出脓水，热痛不止方。

赤小豆（四十九粒） 乳香（半分） 腻粉（半两）

右件药，捣细罗为散。先去脓水，后贴药末，三两上效。

治软疖，热毒不散，疼痛不止方。

食草猪粪 冬瓜皮（等分烧灰）

右件药，都研为末，先用盐浆水洗了，以生油调涂，以差为度。

又方。

右以麻油四两，熬乱发如鸡子大，成膏，入乌[94]猫儿粪末一分，调令匀，涂于绯帛上，贴之。

又方。

鲫鱼

右取蒿柴火烧令焦，捣罗为末，入生油调贴于疖上。

治痈大小便不通诸方

夫痈者，此由寒客于经络。寒搏于血，血涩则不通，壅结成痈。藏热不泄，热入大小肠，故大小便不通也。

治痈疽，脏腑气壅，大小便不通，木通散方。

木通（一两，锉） 黄芩（一两） 栀子仁（三分） 漏芦（一两） 木瓜根（一两，锉） 川大黄（一两，锉碎，微炒） 甘草（一两，炙微赤，锉） 川朴硝（二两）

右件药，捣粗罗为散。每服三[95]钱，以水一中盏，煎至六分，去滓，不计时候温服，以通利为度。

治痈疽，脏腑壅热太过，心神烦闷，大小便不通，宜服大黄散方。

川大黄（半两，锉碎，微焙[96]） 川升麻（半两） 栀子仁（半两） 川朴硝（半两） 葵子（半两）

右件药，锉碎。以水二大盏，煮取一盏三分，去滓，分温三服，以快利为度。

治诸痈，排脓止痛，利大小便，蘧麦散方。

蘧麦（一两） 赤芍药（一两） 黄芪（二两，锉） 当归（二两，锉，微炒） 桂心（一两） 赤小豆（一两，微炒） 川大黄（二两，锉碎，微炒） 滑石（二两） 川朴硝（一两） 芎䓖（一两） 白蔹（一两） 麦门冬（一两，去心）

右件药，捣细罗为散。每于食前，以温水调下三钱，以利为度。

治痈肿发背，一切恶疮及乳痈，结聚肿硬，热痛，大小便秘涩，槟榔圆方。

槟榔（一两） 芎䓖（半两） 羌活（半两） 川大黄（二两，锉碎，微炒） 羚羊角屑（三分） 人参（半两，去芦头） 枳壳（三分，麸炒微黄，去瓤） 牵牛子（二两，一半生一半微炒） 陈橘皮（半两，汤浸去白瓤，焙） 木香（半两）

右件药，捣罗为末，炼蜜和捣三二百杵，圆如梧桐子大。每于食前，以粥饮调下三十圆，以利为度。

治发背及一切痈肿，大小便涩滞，大麻仁圆方。

大麻仁（三两） 木香（一两） 枳壳（一两，麸炒微黄，去瓤） 牛蒡子（二两） 甘草（一两，炙微赤，锉） 川大黄（三两，锉碎，微炒）

右件药，捣罗为末，炼蜜和圆，如梧桐子大。每于食前，以暖水下三十圆，以利为度。

治痈疽淋洗诸方

夫痈疽者，由阴阳不和，气血否涩，积蓄热毒，在于脏腑，不得宣通，攻于肌肉皮肤，而成痈肿也。或毒气初结，或已脓溃，并可用药煮汤淋射，以散热毒之气，免其侵坏良肉，夫水有荡涤之功，故用汤淋洗也。

治痈疽发背，初觉似有，即速服药取通利，兼用木通汤淋射方。

木通（一斤） 白杨皮（一斤） 川升麻（半斤） 露蜂房（四两） 赤芍药（半斤） 甘草（半斤）

右件药，都锉。以水三斗，煮取一斗，滤去滓，适大热，用注嘴瓶两三枚，更于[97]盛汤，高抬手注射肿处，忽令间断，可一食久，次用暖水注射一食久，即解散热气。

治痈疽发背，先穿破，出脓水不住，伤外风，毒焮肿疼痛，淋洗，当归汤方。

当归（一两） 甘草（一两） 赤芍药（一两） 葛根（一两） 细辛（一两） 黄柏（一两） 麻黄（一两，去根节） 苦参（一两） 白芷（一两） 肉桂（一两） 汉椒（一两） 防风（一两，去芦头）

右件药，用水洗，细锉焙干，分为四度，每度，以水五升，煎取三升，温暖洗疮，汤冷即住，以热衣[98]拭，宜用别膏贴之。

治痈肿及一切疮，或烦疼浸淫，宜用猪蹄汤浇淋方。

猪蹄（一对，去毛净洗） 芎䓖（一两） 赤芍药（一两） 川升麻（一两） 甘草（一两） 蛇床子（一两） 川大黄（一两） 蒴藋（一两） 槐白皮（一两）

右件药，都锉。先以水二斗，煮猪蹄取一斗，漉去猪蹄，下诸药，煎取六升，去滓，适寒温，浇淋疮，以汤冷为度，拭干，别用敷药。

治发背痈疽，穿穴时久，坏烂，恶气不可近，出骨露筋，余毒未解，攻刺疼痛不可忍，淋洗黄连汤方。

黄连（一两） 地骨皮（一两） 羌活（一两） 防风（一两，去芦头） 木通（一两） 甘草（一两） 白芷（一两） 川大黄（一两）

狼牙（一两）　川升麻（一两）　莽草（一两）　藁本（一两）　黄芪（一两，锉）　赤芍药（一两）　细辛（一两）　桑根白皮（一两）　黄芩（一两）　白矾（一两）　葱白（一两）　麻黄（一两，去根节）

右件药，细锉，分为七贴。每贴，用水三升，煎取二升，去滓，温暖淋洗疮上，后以熟衣拭干，以生肌膏贴之。

治痈疮烂坏，淋洗苦参汤方。

苦参（二两）　防风（二两）　露蜂窝（二两）　甘草（二两）

右件药，细锉。用水一[99]斗，煎至六升，去滓，热洗，汤冷即住。

治一切败烂疮，猪蹄汤洗方。

猪蹄（一对）　败酱（一两）　槐、柳枝（各一握）　黄芪（二两，锉）

右件药，细锉。先以水一斗，下猪蹄煮令烂，去猪蹄，下诸药，更煎取四升，以布绞去滓，洗疮，汤冷为度，以绵拭干，便以生肌膏贴之。

治诸疮口不合诸方

夫诸疮肿，皆是风邪热毒所为，若重触风寒，则冷气入于疮，令血涩不行，其疮则常有脓水，不知痛痒，经久，则疮口不合也。

治诸痈肿，破成疮口，脓带清薄，宜用合疮口、长肌肉，麒麟竭散方。

麒麟竭（一两，炒令紫色）　生人骨（一两，烧灰，牙人[100]是也）　古铜末（三分）　鸽粪（一合，干为末）

右件药，都细研如粉，贴之。如疮口深，作纸纴子，引散入疮口裹面，候肉生，即合疮口。

治诸疮肿，成疮口不合，并痔病穿破，冷漏，疮口脓水常出，经年不干者，宜服此方。

鸽粪（一升）　麝香（三分）

右将鸽粪于净地上，周回以火围，断令烟尽，别于地上出入[101]毒了，入麝香细研为散。每于食前，以粥饮调下二钱。

治诸痈肿疮及冷瘘不干，宜用长肉合疮口，神验散方。

雄黄（三分，研为末）　榼子（三枚，和核切，阴干为末）

右先将雄黄末，于铫子内，以瓷盏子盖四面，以湿纸封缝，于慢火上烧，以湿[102]润物盖盏底，莫令水入，其黄作霜，在盏子上，候冷取出，别取长肉膏药，不限多少，取其霜并榼子末，一时拌和，旋旋摊贴绢上，如疮口深，作纴子引药入疮内，肉从里长出到疮口合之。

治恶疮封闭疮口，降真香散方。

降真香　木香　麒麟竭　白芷　白蔹　黄连（去须）　黄柏（以上各等分）

右件药，生捣，细罗为散。不计时候，用敷疮口即差。

治痈疮中冷，疮口不合，宜用封疮鼠皮散方。

右以鼠皮一枚，烧为灰，细研，封疮口上，以差为度。

又方。

右烧破蒲席，和腊弓[103]猪脂，内孔中即差。

又方。

右涂湿牛粪，干即易之。

又方。

右熟煮大豆汁涂之。

又方。

右炒乌麻令黑，熟捣封之。

治诸疮生恶肉诸方

夫诸疮及痈疽，皆是风湿搏于血气，血气蕴结生热，发肌肉成疮。久不差者，多生恶肉，四[104]边皮起，而好肉不生，此由毒热未尽，经络尚壅，血气不到故也。

治痈疽蚀恶肉，藜芦散方。

藜芦（半两）　真珠末（半两）　硫黄（三分，细研）　马齿矾（三分烧令汁尽）　雄黄（三分，细研）　麝香（一分，细研）　茼茹（一

两）

右件药，捣细罗为散。每日二三上，用少许敷疮。

又方。

雄黄（一两） 矾石（一两，烧令汁尽） 茼茹（一两）

右件药，捣细罗为散。每日二三上，可疮敷之。

治诸疮差后，疮瘢努肉未消，瘰疬风结等疾，宜贴此柳膏方。

柳白皮（五分[105]） 楸皮（五斤） 木通（一斤） 枳壳（半斤） 皂荚（一斤） 木香末（三两）

右件药，细锉。以水八斗，煮取汁一[106]斗，去滓，移于小锅子中，下木香，煎至七升，差[107]滓，又移于小锅中，以慢火煎，搅勿住手，炼如饧，撚得成圆，即住，以油帛裹收之，每日涂于帛上贴之，取平复为度。

治疮中新肉努出方。

右捣乌梅肉，更以蜜和捣，捏作饼子如钱许厚，贴疮，以差为度。

治诸疮努肉，如蛇出数寸方。

硫黄（一两，细研）

右于肉上，薄涂之，须臾便缩，平复。

【校注】

① 经：指《黄帝内经》。

② 海：日本抄本作“涩”字，义长可从。

③ 病：日本抄本作“痛”字。

④ 殖：日本抄本作“疽”字，义长可从。

⑤ 领：日本抄本作“颔”字。

⑥ 稸：古同“蓄”。

⑦ 很：古同“很”。违背，不顺从。

⑧ 内：日本抄本作“肉”字。

⑨ 夫：日本抄本作“大”字。

⑩ 疾：其下日本抄本有“绝险之”三字，此处脱文。

⑪ 期：日本抄本作“斯”字，义长可从。

⑫ 唯：其下日本抄本有“在速疗”三字，此处脱文。

⑬ 刘涓子：此处脱文，据日本抄本补。刘涓子，370—450年，南北朝时江苏京口（今镇江京口区）人，善医学，尤精外科方术。

⑭ 某：日本抄本作“其”字。

⑮ 筭：古同“算”，计算。

⑯ 去：日本抄本作“夫”字，义长可从。

⑰ 叙：日本抄本作“序”字，义长可从。

⑱ 三：日本抄本作“二”。

⑲ 者：日本抄本作“所”字，义长可从。

⑳ 时：其下日本抄本有“牵”字，此处脱文。

㉑ 洩：同“泄”。

㉒ 久：日本抄本作“冬”字，义长可从。

㉓ 营：日本抄本作“当”字。

㉔ 痾：古同“疴”，病。

㉕ 卢：指卢国名医扁鹊。

㉖ 刘涓：即刘涓子。

㉗ 卢扁：指卢国名医扁鹊。

㉘ 泄：日本抄本作“浅”字，义长可从。

㉙ 盖：日本抄本作“尽”字。

㉚ 方：日本抄本作“分”字。

㉛ 按：日本抄本作“拔”字。

㉜ 肿：日本抄本作“睡”字，义长可从。

㉝ 闟：日本抄本作“阙”字。

㉞ 尸：日本抄本作“房”字。

㉟ 膀：据文义当为“脐”。

㊱ 膀：据文义当为“旁”。

㊲ 理：日本抄本作“埋”字。

㊳ 相：日本抄本作“摊”字。

㊴ 肉：日本抄本作“内”字。

㊵ 除：日本抄本作“际”字，义长可从。

㊶ 枝：日本抄本作“枕”字，义长可从。

㊷ 去：日本抄本作“大”字。

㊸ 某不：据文义疑作“禁”。

㊹ 脉：据文义疑作“膝”。

㊺ 团：日本抄本作“圆”字。

㊻ 通：日本抄本作“道”字。

㊼ 练：日本抄本作“炼”字，义胜。

㊽ 挨：日本抄本作“换”字，义长可从。

㊾ 疽：日本抄本作“肿”字，义长可从。

㊿ 燉：日本抄本作“蚀”字。

51 波：日本抄本作“汲”字。

52 乌头：日本抄本作“鸟翎”字。

53 者：日本抄本作“背”字。

54 滑：日本抄本作“消”字。

55 二：日本抄本作“三”。

56 半：日本抄本作“末”字。

57 分：日本抄本作“合”字。

58 术：日本抄本作“及”字。

59 一二：日本抄本作“三”。

60 在：日本抄本作“住”字。

61 拏：日本抄本作“挲”字。

62 溃：日本抄本作“消”字。

63 二：日本抄本作“三”。

64 菜：日本抄本作“叶”字。

65 内：日本抄本作“肉”字，义长可从。

66 二：日本抄本作“一”。

67 分：日本抄本作“两”字。

68 栀子仁（一两）：此五字底本无，据日本抄本补。

69 此：日本抄本作“吐”字，义长可从。

70 明：日本抄本作“咽”字，义长可从。

71 二：日本抄本作“三”。

72 三：日本抄本作“二”。

73 腹：日本抄本作“肠”字。

74 浊：日本抄本作“沼”字。

⑮ 麒麟竭：其下日本抄本有“三分”二字，此处脱文。

⑯ 治肠痈未成脓，腹中痛不可忍，牡丹散方：其下有缺文。按原本当缺二页，计二十六行。日本抄本虽有二十八行计六百二十一字，但内容与本节无关联，待考。

⑰ 一合：日本抄本作“二分”二字。

⑱ 一二：日本抄本作“三”。

⑲ 二：日本抄本作“三”。

⑳ 二：日本抄本作“三”。

㉑ 乳：日本抄本作“气”字。

㉒ 之：日本抄本作“乏”字。

㉓ 二：日本抄本作“一”。

㉔ 三：日本抄本作“二”。

㉕ 二：日本抄本作“一”。

㉖ 半：日本抄本作“三”。

㉗ 根：日本抄本作“皮”字。

㉘ 宿：其下日本抄本有“锉”字。

㉙ 石韦：日本抄本作“石斛”二字。本方前已有“石斛”故此处应为“石韦”。

㉚ 处：日本抄本作“虚”字，义长可从。

㉛ 二：日本抄本作“一”。

㉜ 逆：日本抄本作“遇”字。

㉝ 寸：日本抄本作“分”字。

㉞ 鸟：日本抄本作“乌”字。

㉟ 三：日本抄本作“二”。

㊱ 焙：日本抄本作“炒”字。

㊲ 于：日本抄本作“互”字。

㊳ 热衣：日本抄本作“熟衣”二字。

㊴ 一：日本抄本作“一”。

㊵ 人：人卫本作“齿”字。

㊶ 入：日本抄本作“火”字，义长可从。

㊷ 湿：日本抄本作“温”字。

㊸ 弓：日本抄本作“月”字，义长可从。

㊹ 四：日本抄本作“血”字。

㊺ 分：日本抄本作“斤”字。

㊻ 一：日本抄本作“二”。

㊼ 差：日本抄本作“去”字，义长可从。

卷第六十二

疽 论

夫疽者，五脏不调所生也。五脏主里，气行经络而沉，若喜怒不测，饮食不节，阴阳不和，则五脏不调。荣卫虚者，腠理则开，寒客经络之间，经络为寒所折，则荣卫稽留于脉，荣者血也，卫者气也，荣血得寒则涩而不行，卫气从之，与寒相搏亦壅遏不通。气者阳也，阳气蕴积则生于热，寒热下散，故积聚成疽。脏气沉行主里，故疽肿深厚，其上皮强如牛领[①]之皮，久则热盛于寒，热气淳盛，蕴结伤肉也，血肉腐坏，化而为脓，仍致伤骨烂筋，不可治也。又少若消渴，年至四十以外，多发痈疽。所以然者，体虚热，而荣卫否涩故也。又有因痰而渴者，年盛必发疽，此由脾胃虚热故也。年衰者亦发痈疽，脏虚，血气否涩故也。又肿一寸至二寸，疖也，二寸至五寸，痈也，五寸至一尺，疽也，一尺至三尺者，名曰竟体疽，脓成九孔皆出，此盖诸气愤郁，不遂志欲者，血气蓄积，多发此疾，诊其脉弦洪相搏，外急内热，欲发痈疽，脉来细而沉，时直者身有痈肿，脉肺肝俱数，即发痈疽，四肢重，肺脉大即死。凡痈疽脉洪大难治，脉微涩者易愈，诸浮数之脉，瞧[②]当发热，而反洒淅恶寒，若痛处当有痈也。

治缓疽诸方

夫缓疽者，由寒气客于经络，致营卫凝涩，气血壅结所成。其寒气盛者，则肿结痛深，回回无头尾，大者如拳，小者如桃李之状，与皮肉相亲著，热气少，其肿与肉相似，不甚赤，积日不溃，久乃变紫黯色，皮肉俱烂，如牛领，疮渐至通体青黯不作头，而穿滑[③]脓出是也。以其结肿积久，而肉腐坏迟，故名缓疽，亦名肉色疽也。缓疽急者，一年杀人，缓者，数年乃死者也。

治缓疽，及诸痈肿，脓血结聚，皮肉坚厚，日久不溃，疼痛，黄芪散方。

黄芪（三分，锉） 沉香（三分） 薰陆香（三分） 鸡舌香（半两） 羚羊角屑（一两） 漏芦（半两） 黄芩（半两） 栀子仁（半两） 甘草（半两，生，锉） 栝蒌根（半两） 汉防己（三分） 防风（半两，去芦头） 连翘（三分）

右件药，捣筛为散。每服四钱，以水一中盏，煎至六分，去滓，不计时候温服。

治缓疽，风热毒气，经[④]聚肿痛，寒热不止，犀角散方。

犀角屑（一两） 漏芦（一两） 川大黄（一两半，锉碎，微炒） 川升麻（半两） 栀子仁（一两） 甘草（三分，生，锉） 木通（一两） 麦门冬（一两，去心） 枳壳（一两，麸炒微黄，去瓤） 知母（一两） 玄参（一两）

右件药，捣粗罗为散。每服四钱，以水一中盏，煎至六分，去滓，入地黄汁半合，更煎三两沸，不计时候温服。

治缓疽及痈肿，风毒留积于筋骨，久始出脓水，疼痛不止，或脓出不快，疮不生肌，宜服木香散方。

木香（一两半） 鸡舌香（一两） 沉香（一两） 薰陆香（一两） 麝香（一分，细研） 射干（一两） 连翘（一两） 川升麻（一两） 黄芪（二两） 木通（一两，锉） 独活（一两） 桑寄生（一两） 甘

草（一两，生，锉）　川大黄（一两半，锉碎，微炒）　川芒硝（一两半）

右件药，捣粗罗为散。每服三钱，以水一中盏，煎至六分，去滓，不计时候温服。

治缓疽，风热侵肿不住，肉欲成脓，四肢烦热，生干地黄散方。

生干地黄（二两）　川大黄（一两，锉碎，微炒）　人参（一两，去芦头）　黄芩（一两）　当归（半两）　远志（一两，去心）　麦门冬（一两半，去心）　川升麻（半两）　赤芍药（一两半）　黄芪（一两，锉）　赤茯苓（一两）　羚羊角粉（一两）

右件药，捣粗罗为散。每服四钱，以水一中盏，入生姜半分，煎至六分，去滓，不计时候温服。

治缓疽，日久穿溃，出脓水不尽，排脓散方。

贝齿（一两）　黄芪（三分，锉）　当归（三分，锉，微炒）　赤芍药（三分）　生干地黄（三分）　黄连（三分，去须）　川升麻（三分）　桂心（三分）　白蔹（三分）　犀角屑（一分）　甘草（半两，生，锉）　麝香（一分，细研）

右件药，捣细罗为散。不计时候，以温酒调下二钱。

治缓疽，初结，微肿痛，涂贴莽草散方。

莽草（一两）　皂荚（两梃，去黑皮及子）　鹿角屑（一两）　白及（一两）　白蔹（一两）　半夏（一两）　天南星（一两）　附子（一两，生用，去皮脐）　蛇蜕皮（一条）

右件药，捣细罗为散，用醋面糊调为膏，涂贴于肿处，干即再上，以肿散为度。

治风毒气留滞，营卫不通，欲结为缓疽，熁之，令内消，宜贴木香散方。

木香（一两半）　桂心（一两）　白薇[⑤]（一两半）　赤小豆（一合）　莽草（一两半）　附子（一两，去皮脐）　半夏（一两半）　羊桃根（二两，锉）

右件药，捣细罗为散，以酽浆水，旋调稀稠得所，涂故软布及生薄绢上，贴之，干即易之，以肿消为度。

治缓疽肿痛，四肢[⑥]厚如牛领皮，不[⑦]针烙干，即用干姜纴之，缘疽气沉

涩，干姜味辛，辛能散气消肿，又善引脓化恶肉，可以绵裹姜末深纴疮中，日三两遍换，以肿退为度，蚀去疮中恶肉，䕡茹散方。

䕡茹（三分） 藜芦（半两，去芦头） 真珠末（半两） 硫黄（半两，细研） 雄黄（半两，细研） 白矾（半两，烧令汁尽） 干姜（半两，生用） 麝香（一分，细研）

右件药，捣细罗为散，都研令匀。疮上如恶肉较深，可以绵裹内疮中，候恶肉出尽，即贴生肌膏，取差为度。

治缓疽，黄柏膏方。

黄柏（一两半，锉） 桐叶（一两半，炒） 龙骨（一两） 黄连（一两半，去须） 败龟（三两，烧灰细研） 白矾（半两，烧令汁尽，细研） 天灵盖（三两，烧灰细研） 乱发（拳许大，烧灰细研） 麝香（一分，细研）

右件药，以猪脂二斤，煎前四味一[⑧]余沸，布滤去滓，拭铛令净，却入铛中，再煎入后五味，搅令匀，收于不津器中。每用，故帛上匀摊贴之，

治缓疽恶疮，蚀恶肉，飞黄散方。

丹砂 磁石 曾青 白石英 云母 雄黄 雌黄 钟乳 石膏 矾石（以上各一两）

右件药，并各捣罗为末，先用一瓦盆，可阔一尺以下者，以丹砂著在盆内南方，磁石在北，曾青在东，白石英在西，其中央先下云母，次下雌黄、雄黄，次下钟乳、石膏，一矾石覆上后，别以一盆盖之，用羊毛和泥固济，候干安灶上，以陈苇火烧之一日，待冷开取，飞在盆上者，将用敷疮。

治缓疽，以飞黄散蚀恶肉尽，作熏之法。

雄黄（一两，细研） 鸡屎白（一两） 藜芦（一两） 丹砂（一两，细研） 鳗鲡鱼（一两）

右件药，捣细罗为散。每日，以青布裹烧熏之，经三日乃止。

治缓疽，宜服此方。

黄芪（一两，锉）

右捣细罗为散，不计时候，以温水调下二钱。

又方。

漆头䕡茹（一两）

右捣细罗为散，不计时候，以温水调下二钱。

治缓疽，令内消方。

右以小豆捣罗为末，用鸡子清调涂之，干即再涂，以差为度。

治瘭疽诸方

凡瘭疽者，肉中忽生点子如豆粒，小者如米粟，剧者如梅李，或赤黑青白不定。一种其状有根不浮肿，痛疹应心，根深至肌少分，使四面悉肿，疱点紫黑色，能烂坏筋骨也。南方名为搦著毒，厚肉处即割去之，亦烧铁烙却，或令焦如炭，亦炙百壮，饮葵根汁，及蓝青汁，若犀角汁，升麻汁，竹沥及黄龙汤，诸单方疗，折其热已⑨，其病亦喜著指，故与伐⑩指相似，人不识之，呼作代指，不急疗之，亦遂脉上入脏杀人，西方人得之，皆截去指。疽发初，指头先作点，后如肿赤黑，疹痛入心是也。后有恶肉，病者身上，忽有肉如豆粒突出，便长，推出如牛马乳，上如鸡冠状，不疗自长出，不入痛痒，此春冬时受恶风，入肌脉中，变成此疾，疗之，宜服漏芦汤，外烧烙，日日为之，令焦尽，兼以膏敷之，积日乃差。

治瘭疽，皮肉中忽生点子如麻豆，或大如桃李，肿痛不可忍，射干散方。

射干（一两）　川升麻（一两）　枳实（一两，麸炒微黄）　川大黄（一两，锉碎，微炒）　麝香（一分，细研）　前胡（一两半，去芦头）　犀角屑（三分）　羚羊角屑（三分）　甘草（一两半，锉）

右件药，捣粗罗为散，入麝香令匀。每服四钱，以水一中盏，煎至六分，去滓，不计时候温服。

治瘭疽，疼痛彻心，四肢壮热，漏芦散方。

漏芦（一两）　白蔹（一两）　黄芩（一两）　麻黄（一两，去根节）　枳实（一两，麸炒微黄）　川升麻（一两）　赤芍药（一两）　甘草（一两，炙微赤，锉）　川大黄（一两半，锉碎，微炒）

右件药，捣粗罗为散。每服四钱，以水一中盏，煎至六分，去滓，不计时候温服。

治瘰疬，毒气不散，皮肉黯黑，疼痛不可忍，枳实散方。

枳实（一两，麸炒微黄） 射干（一两） 川升麻（一两） 生干地黄（一两） 犀角屑（一两） 黄芩（一两半） 川大黄（一两，锉碎，微炒） 前胡（一两半，去芦头） 麝香（一分，细研）

右件药，捣粗罗为散，入麝香令匀。每服三钱，以水一中盏，煎至六分，去滓，不计时候温服。

治瘰疬，消毒止痛，丹砂膏方。

丹砂（一两，细研） 犀角屑（二两） 射干（三两） 生干地黄（十[11]两） 川大黄（三[12]两） 芎䓖（二[13]两） 川升麻（三两） 前胡（三两，去芦头） 沉香（三两） 黄芩（三两） 麝香（半两，细研） 木香（一两）

右件药，细锉，以醋半升，拌令湿，经一宿，以猪脂二升，微火煎，候大黄赤色，绵滤去滓，后丹砂、麝香末，搅令匀，收瓷盒中。不计时候，以温水调下半匙。

治瘰疬，散毒气，麝香摩膏方。

麝香（半两，细研） 莽草（二[14]两） 川升麻（三两） 寒水石（二两） 黄芩（三[15]两） 羚羊角屑（三两） 射干（三两） 丹砂（一两，细研） 芎䓖（二两） 川大黄（三[15]两） 鸡舌香（二两） 生地黄汁（二升） 羊脂（一斤） 木香（二[16]两）

右件药，细锉，以猪脂二斤，入生地黄汁、羊脂诸药，煎候黄芩黑色，绵滤去滓，入麝香、丹砂末，搅令匀，收瓷盒中，频频以摩疮上。

治疮疽，浸淫疮[17]大，焮赤黑烂成疮，甘草膏方。

甘草（二两，生用） 川大黄（一两） 胡粉（一两，细研） 羊髓（三两） 猪脂（二合）

右件药，捣细罗为散，入铛中，与脂髓同煎三五沸，膏成，下胡粉，搅令匀，收瓷盒中。每用，可疮涂之。

治瘰疬浸淫，欲作未成，如桃枝[18]，或如鸡子，赤肿焮热，宜搨[19]甘草汤方。

甘草（一两） 黄芩（一两） 川大黄（一两） 黄连（一两） 当归（一两） 川芒硝（二[20]两）

右件药，细锉，以水六升，煮至三升，去滓，还铛中，内芒硝令小沸，将帛于药汁中浸，以拓肿上，数用之效。

治瘭疽，十指头焮赤痒，猪蹄汤渍之方。

猪蹄（一具[21]）　芎䓖（半两）　川大黄（半两）　当归（半两）　白芷（半两）　甘草（半两）　莽草（半两）　细辛（半两）　黄芩（半两）　黄连（半两）　藁本（半两）

右件药，细锉。先以水五升，煮猪蹄至三升，去滓，内诸药，更煮至二升，去滓，稍温渍疮良。

治瘭疽，浸淫多日，渐大，宜敷胡粉散方。

胡粉（二两）　黄连（二两，去须）　甘草（二两）　䕡茹（二两）

右件药，捣细罗为散。不计时候，以粉疮上。

治卒得瘭疽，一名烂疮，宜敷黄连散方。

黄连（一两，去须捣末[22]）　胡粉（一两）

右件药相和，研令匀细，以油调涂之，此疮初起，作瘾疹疼痛焮赤，宜用生铁烧赤，二七遍注水中，日二三度，以洗之。

又方。

右烧牛粪作灰，细研，用油调涂之。

治瘭疽无头脑，出在指甲上，宜用此方。

独头蒜（一两）　杏仁（一两，汤浸去皮尖）

右件药相和，烂研，炒令热，敷疮上，以软帛系之，数易神验。

治瘭疽着手足，累如米豆，刮之汁出，急疗之方。

蔓菁子（二两，炒熟）

右捣细罗为散，以猪脂和敷其上。

治附骨疽诸方

夫附骨疽者，由当风露卧，风入骨解与热气相搅[23]，复遏冷湿。或秋夏露卧，为冷所折，风热伏结壅遏，附骨成疽。喜著大节解间，及额头胜膝上，婴孩亦著髀肘背脊也。其大人患急者，则先觉痛，不得转动，挼[24]

之应骨便觉，皮肉微急，洪洪如肥状是也。其小儿抱之，便即啼唤，则是肢节已有痛处，盖其候也。若不知觉，乃致遍身皮[25]脓不溃，唯身体变青黯，不悟是疽，乃至于死也。

治附骨疽，肿痛有脓久不差，天灵盖散方。

天灵盖（一两[26]） 狗头骨（半两，烧炙[27]） 白矾（半两，烧令[28]汁尽） 麝香（一钱，细研） 黄连（一分，去须） 黄柏（一分）

右件药，捣细罗为散，研入麝香令匀。每使，先煎甘草汤洗，拭干，用生油调涂之。

治附骨疽及一切恶疮，宜纴药方。

牛黄（一分，细研） 麝香（一分，细研） 木香（一分） 丁香（一分） 莳香子（一分） 乳香（一分，细研） 朱砂（一分，细研） 雄黄（一分，细研） 黄丹（一分） 黄柏（一分，锉） 苦参（一分锉） 腻粉（一分）

右件药，捣细罗为散，入研了药，同研令匀。剪单纸条子，看疮眼子大小，每一条子纸，用药末一字已下，撚药末在纸条子内，纴于疮中，不计近远，如药无力，纸纴子自退，即依前更用药末，为纸纴子更纴，候纸纴渐短，直[29]至好痊为度。若患恶疮，不计在[30]甚处，看疮眼大小，皆用纴子，不计个数，以差为度。

治附骨疽及冷瘘，一切恶疮等方。

蜣螂（烧灰，一两） 巴豆（半两，去皮心研，纸裹压去油）

右件药，同研为细散，用敷疮上，日一换之，多时患者，不过三上效。

治附骨疽久不差，差后复发，骨[31]从疮孔中出方。

右用猪胆和楸叶，烂捣封之。

又方。

右以枸杞自然汁，以慢火熬成煎，后入炼过白矾，圆令坚实阴干，捣罗为末，先以甘草水洗之，拭干，以唾涂疮，将药末周匝敷之。

治附骨疽肿痛，皂荚膏方。

皂荚（十挺，肥实无蚛槌碎[32]） 吴茱萸（二两，末） 杏仁（二[33]两，汤浸去皮尖，研如泥） 水银（一两，以大[34]枣瓤，同研令星尽）

右件药，以头醋三升，煎皂荚取一升五合，滤去滓，下茱萸、杏仁，以文火煎[35]成膏，次下水银和匀，致不津器中，于故帛上涂贴于患处。

治附骨疽，多年不差方。

多年油脚（一两）　豮猪髓　骨髓（一两）　麝香（一钱，细研）

右件药，都研为膏，涂于疮上。

治附骨疽及鱼眼疮方。

杏仁（五十枚，烧为灰）　乱发灰（一两）　腻粉（一分）

右件药，同研令细，入油三合、蜡半两，煎搅令匀，入瓷盒盛，净洗贴之。

又方。

右以蜣螂七枚，和大麦面，烂捣封之。

又方。

右以狗头骨烧烟熏之。

又方。

右用鸡子五枚，煮熟，去白取黄，于铫子内，以慢火炒令黑，候自然为膏，沥于盏，内黄丹、腻粉各三钱，拌和令匀。每用时，先用米泔煎汤洗患处，拭干，用药敷之妙。

又方。

蜣螂（干者）

右捣细罗为散，先以乌鸡脂涂疮口上，以散敷之。

治附骨疽不愈，愈而复发，骨皆从疮孔中出者，宜用此方。

一岁乌雌鸡骨（一两，烧灰）　三家桐材屑（一两，烧灰）　三家炊单[36]（一两，烧灰）

右件药，都研令细，每用少许，内于疮中，碎骨当出即愈。

发　背　论

夫二仪含象，三才贯形，五脏以类五行，六腑法之六律。人之肉也则脾主之，人也[37]皮肤则肺所管，肤肉受病，皆由滋味，而与厚衣。衣服厚暖，则表易招寒，滋味过多，则脏腑生热，脏腑既壅，则血脉不流，而毒气凝滞，凑于俞穴，俞穴之所，阴阳会津，邪气伏留，热搏其血，血败渍肉，肉腐成痈[38]，实则为痈，浮则为肿，深则为疽，炙[39]发背者，由服五石寒食更生散所致，亦有单服钟乳而发者，又有平生不服石药，而可[40]发背者，此皆是上代有服之者，毒气流傅故也。其候多于背两胛间，初起如粟米大，或痛或痒，四畔作赤色，日渐增长，若不早疗，经十数日遂至不救。其临困时，疮已圆阔三四寸，高一寸，有十数窍，以手按之，诸窍之中，脓皆反出也。养生云：若小觉背上痛痒有异，即[41]取净土，水和捻作饼子，径一寸半，厚二分，贴著疮上，以艾火作炷灸之，一炷一易饼子，若粟米大时，可灸七饼子，若如榆荚大时，灸七七炷，若至钱许大时，日夜不住灸，并服铁浆及五香连翘散。疗之在速，则无不差也。

治发背诸方

夫发背者，由三焦壅滞，六腑不和之所致也，多发于诸腑俞，其腠理虚者，经络为寒所客，寒折于血，则否涩不通，诸阳气并寒化为热，热加于血，则肉血俱败，化为脓矣。其初结之状，背上忽有赤肿，头如粟米而白，寒热疼痛不止者，是发背也。

治发背初觉，毒气攻背上，苦牵痛，微有赤肿，宜服犀角散方。

犀角屑（一两）　玄参（一两）　川升麻（一两）　黄芪（一两，锉）　赤芍药（一两）　麦门冬（一两，去心）　川大黄（二两[42]）　当归（三分）　甘草（一两，生，锉）

右件药，捣筛为散。每服四钱，以水一中盏，煎至六分，去滓，不计时候温服。

治积热毒气攻腑脏，出于皮肤，为发背壅肿，连翘散方。

连翘（一两）　沉香（一两）　玄参（一两）　川大黄（二两，锉碎，微炒）　川升麻（一两）　桑根白皮（一两，锉[43]）　蓝子（一两）　犀角屑（二两）　寒水石（三两）　露蜂房（一两，微炙）　川朴硝（二

两）

右件药，捣筛为散。每服四钱，以水一中盏，煎至六分，去滓，不计时候温服，以长利为度。

治热毒气攻冲背上，初觉疼痛，心神烦闷，经日不差，玄参散方。

玄参（一两） 黄芩（一两） 当归（一两） 赤芍药（一两） 麦门冬（一两，去心） 犀角屑（一两） 甘草（一两） 远志（一两，去心） 生干地黄（一两） 赤茯苓（一两半） 川升麻（一两半） 人参（一两半，去芦头）

右件药，捣筛为散。每服四钱，以水一中盏，入竹叶二七片、小麦五十粒，煎至六分，去滓，不计时候温服。

治发背及诸疮肿，疼痛，前胡散方。

前胡（一两，去芦头） 麦门冬（一两，去心） 川升麻（一两） 黄芩（一两） 知母（一两） 甘草（一两，锉，生用） 川大黄（一两，锉碎，微炒） 黄芪（一两半，锉） 赤芍药（一两） 当归（一两）

右件药，捣粗罗为散。每服四钱，以水一中盏，入竹叶二七片，煎至六分，去滓，不计时候温服。

治热毒气盛，背上发痈肿，渐觉牵痛，麦门冬散方。

麦门冬（一两，去心） 当归（一两） 玄参（一两） 甘草（三分，生，锉） 赤芍药（三分） 生干地黄（一两半） 蓝叶（三分[44]） 地骨皮（三分） 犀角屑（三分）

右件药，捣筛为散。每服四钱，以水一中盏，煎至六分，去滓，不计时候温服。

治发背疼痛，身体壮热，心腹烦闷，升麻散方。

川升麻（一两半） 沉香（三分） 藿香（半两） 木香（半两） 甘草（一两，生，锉） 葛根（一两半，锉） 麦门冬（一[45]两，去心） 黄芩（一两） 赤芍药（一两）

右件药，捣筛为散。每服四钱，以水一中盏，煎至六分，去滓，不计时候温服。

治初觉皮肤及头[46]背有疮疖，恐成痈疽，兼脏腑壅涩，或寒热[47]干心烦，犀

角散方。

犀角屑（一两） 知母（三分） 木通（一两，锉） 赤芍药（二分） 川升麻（三分） 荠苨（三分） 葳蕤（三分） 黄芩（三分） 甘草（三分，生，锉） 麦门冬（一两，去心） 马牙消（一两） 川大黄（一两，锉碎，微炒）

右件药，捣粗罗为散。每服四钱，以水一中盏，煎至六分，去滓，入竹沥半分，不计时候温服，以利一两行为度。

治发背肿痛，烦闷，漏芦散方。

漏芦（一两） 白蔹（一两） 黄芩（一两） 白薇（一两） 赤芍药（一两） 甘草（一两，生，锉） 枳实（一两，麸炒微黄） 川大黄（一两半，锉碎，微炒） 麻黄（一两，去根节）

右件药，捣筛为散。每服四钱，以水一中盏，煎至六分，去滓，不计时候温服。

治发背热毒，肿痛[48]，四肢烦疼，黄芪散方。

黄芪（一两，锉） 黄芩（一两） 远志（一两，去心） 麦门冬（一两，去心） 生干地黄（半两） 人参（半两，去芦头） 芎䓖（半两） 赤芍药（半两） 当归（半两） 犀角屑（半两） 甘草（半两，生，锉）

右件药，捣筛为散。每服四钱，以水一中盏，煎至六分，去滓，不计时候温服。

治发背毒肿如杏，烦热疼痛，大木香散方。

木香（一两） 地骨皮（二两） 玄参（二两） 甘草（一两，生，锉） 川升麻（二两） 川大黄（一两，锉碎，微炒）

右件药，捣筛为散。每服四钱，以水一中盏，煎至六分去滓，不计时候温服。

治大热发痈在背，或于阴股间，黄芩散方。

黄芩（一两半，锉） 黄芪（一两半，锉） 木通（一两半，锉） 前胡（一两半，去芦头） 川升麻（一两半） 栝蒌根（二两） 赤芍药（一两） 赤茯苓（一两） 甘草（一两，生，锉） 川大黄（二两，锉碎，微炒） 人参（半两，去芦头） 当归（半两）

右件药，捣筛为散。每服四钱，以水一中盏，入竹叶二七片、小麦一百粒、生地黄一分，煎至六分，去滓，不计时候温服。

治发背初欲作肿，宜服此方。

川大黄（一两，锉碎，微炒） 栀子仁（一两） 川升麻（一两） 黄芩（一两） 甘草（一两，生，锉） 玄参（一两）

右件药，捣筛为散。每服四钱，以水一中盏，煎至六分，去滓，不计时候温服。

治发背，肿如杏或如鸡子者，沉香散方。

沉香（一两） 麦门冬（一两，去心） 木香（一两） 川升麻（一两） 麻黄（二两，去根节） 川大黄（一两）

右件药，捣筛为散。每服四钱，以水一中盏，煎至六分去滓，不计时候温服。

治发背赤肿，发热疼痛脓不出，黄芪散方。

黄芪（一两，锉） 赤小豆（一分，生熟） 赤芍药（半两） 白蔹（三分） 芎䓖（三分） 栝蒌根（三分）

右件药，捣细罗为散。不计时候，以温水调下二钱，

治发背疼痛不可忍，或未有脓，得快利即愈，宜服犀角圆方。

犀角屑（半两） 川大黄（二分，锉，微炒） 黄芩（三分） 川升麻（半两） 防风（半两，去芦头） 人参（半两，去芦头） 当归（半两） 黄芪（半两，锉） 栀子仁（半两） 甘草（半两，生，锉） 黄连（半两，去须） 干蓝叶（半两） 巴豆（五十枚，去皮心研，纸裹压去油）

右件药，捣罗为末，入巴豆研令匀，疏蜜和捣三五百杵，圆如绿豆大。每于食前，以粥饮下五圆，得利为度。

治发背初觉，宜服此方。

黄牛乳（二大盏） 秦艽（二两，去苗，锉）

右件药相和，煎至一大盏，去滓，分温三服，当得快利为效。

治发背初觉，热毒壅结，宜宣泄毒气，令不成疮肿方。

川乌头（半两，生去皮脐，捣罗为末） 巴豆（一分，去皮和心膜，生研） 朱砂（一分，细研）

右件药相和，研令匀细，以软粟米饭和圆，如梧桐子大。每服，以温水下五圆。以快利为度，未利再服。

治发背贴熁诸方

凡发背始发，或似以疖，或复大痛，或复小痛，初发头如麻子大，此皆微候，宜速察之。若有少异，即须大怖，便急治之，仍忌口，连[49]服诸药下，云[50]热毒，若在僻远无医药者，即当头灸百壮，若已大肿，灸四面及头二三百壮，不厌多也。复薄贴冷药，种种救疮[51]，必得差也。其用贴熁药，皆头当中开孔，令泄毒气也。

治发背痈疽，热毒猛异攻肌肉，赤色肿痛不可忍，欲成脓，及已成脓，并风毒热在关节，欲结成痈，使令内消，寒水石膏方。

寒水石（二两）　羊桃根（一两，锉）　硝石（一两）　川大黄（一两）　白蔹（三分）　木香（三分）　附子（三分，生，去皮脐）　黄连（一两，去须）　丁香（三分）　榆白皮（三分，锉）　荠草（三分）　赤小豆（一合）　汉防己（一两）　半夏（三分）　玄参（一两）　甘草（一两，生，锉）

右件药，捣细罗为散。每用时，以朱[52]蜜一合、地黄汁一合，旋调成浓膏，摊于生绢上贴之，干即再换，以肿消为度。

凡发背者，自内出外，始名发背。其疾状，缘热毒在中膈，上下不通，所以乘背上虚处出也，先三五日[53]，瘾疹妨闷，在肌肤中积渐成肿，始出皮肤，结聚成肿，故名发背。宜用麦饭石膏方。

白麦饭石（颜色黄白类麦饭者，曾作磨石者最佳，炭火烧令赤醋中淬之，又烧还淬，如此千[54]遍即止）　鹿角（二寸截，角用带脑骨者，以炭火烧后烟绝即止）　白蔹末

右件麦饭石与白蔹末等分，鹿角灰倍用之，并锉[55]捣罗细研，用三年米醋，于铛中煎，如鱼眼沸，然下药末，调搅如饧，候冷，以篦子敷药于肿上，当肿头上留一指面地，勿令药合，遣出热气。如未有脓，当便内消，若已作头，当即撮小，若患多时，肌肉烂落，露出筋骨，即以故细布上涂

之，贴于疮上，燥即易之。但中膈以上无不差者，其疮肿，切不得以手触着。

治乳石气发背，疮赤黑色，宜贴柳木耳饼方。

老柳树上木耳（二两） 黄连（一两，去须） 龙葵根（一握，净洗，去土，切） 乳香（一两） 人粪灰（半两） 杏仁（一两，汤浸去皮尖）

右件药相和，捣三五百杵，捏作饼子，厚五钱已来，一依疮大小贴之，恐药不住，以单帛勒之，病者觉痒及冷应心，则不得以手搔之。如人行二[56]十里一换，须臾痒不可忍，四畔便破[57]，脓即已也，急去其药，以甘草温汤洗之，用膏药贴之，每日一换，皆须甘草汤洗之，以差为度。痒即易差，或赤色不痒，即难差。

治发背发鬓乳痈及诸毒肿，宜贴黄连饼方。

黄连（一两，去须） 蛇床子（一两） 乳香（一两） 杏仁（半两） 蔓青[58]根（一握） 盐（一分） 人[59]粪灰（半分[60]） 柳树上木耳（一两）

右件药，捣细罗为散，入酥和，投作饼子，厚如五钱，以贴患上，用粗布紧抹之，每日三四度易之，夜亦如然。每易时，先以甘草汤洗之，如未作头，贴药便撮作头，如已穴有脓水亦贴之，即生肌肉，如脓水已尽，即贴乌膏，台有胬肉，即取柳树白木耳细研，微微掺于膏上，贴之。

治发背初发，如麻子粒大，渐以结硬疼痛，大黄散方。

川大黄 木香 玄参 黄芩 赤芍药 白蔹 紫葛 赤小豆 （以上各一两）

右件药，捣细罗为散，用鸡子白调，如面糊，于绢上涂贴，干即再贴，以散为度。

治发背肿毒，焮赤疼痛，雄黄散方。

雄黄（一两，细研） 黄连（一两，去须） 黄柏（半两，锉） 赤小豆（三分） 川朴硝（一两） 黄芩（半两） 白及（三分）

右件药，捣细罗为散，用猪胆调如面糊，日三四涂敷肿上。

治发背涂疮，拔毒散方。

阳起石 寒水石 矾石 白石脂 石膏 麦饭石 （以上各一两）

右件药，捣罗为末，重研如面，用新汲水调涂疮上。

治发背及诸毒肿，宜涂栝蒌根散方。

栝蒌根（三两）　榆白皮（三两，锉）　胡燕巢土（五两）　鼠坋[61]土（三两）

右件药，捣细罗为散，取芭蕉根汁，和作稀膏，用涂肿上，干即更涂，如遗[62]脓有头者，即四面涂之。

治发背疮，焮热疼痛，抵圣熊胆圆方。

熊胆　麝香（半[63]分）

右件药，同研为圆，如黍米大。凡用药，先以温水洗疮令净，安一圆于疮口内，上渗解毒生肌散，后用醋面糊，摊于故帛上盖之，手按不可忍者，立效。

解毒生肌散方。

石灰（一分，多年故船上者佳，以净器中烧令赤）　黄丹（一分，炒令紫色）　龙骨（一分）　麝香（一分）　椹子（一分）　密陀僧（一分）

右件药，捣细罗为散。每用敷之。

治发背，磨刀石熁肿方。

磨刀赤石（一片，阔三寸、长三寸、厚一寸者）　白蔹（二两）　川大黄（二[64]两）　醋（一斤[65]）　鹿角（八两，烧为灰）

右件药，取磨刀石烧令赤，即内醋中，复出烧赤，又内醋中，候醋减半，即取诸药一处，捣细罗为散，以醋调如膏，软布上贴，干则易之。

治一切肿及发背乳痈等，宜贴石灰散方。

风化石灰（一合）　小麦面（三[66]合）　皂荚灰（一合）　白蔹（一合）

右件药，捣细罗为散，以酽浆水和如面糊，涂贴，日三四换之。

治发背初得，毒肿焮热赤痛方。

右取浮萍草和鸡子清，烂捣湿裹之，一宿明旦敷后散方，

又方。

没石子（一枚）　墙上杇骨（一分）　烟脂（一分）

右件药相和，研令匀细，每用敷之，如未结脓作头，只用浮萍草敷之

自消。

治发背焮热疼痛，消肿毒，清凉膏方。

糯米（二升）　龙脑（一分）

右件糯米，水淘令净，入龙脑相和，研成膏，摊于疏布上贴，干即易之。

又方，

大麦面（三升）　黄牛乳（二斤）

右件药相和，作饼子，以敷肿处，热即易之，以差为度。

治发背，毒肿紫黑，坚硬疼痛，蛇蜕皮散方。

蛇蜕皮（一尺）　芸苔子（五合）　不中水砖[67]末（一升）

右件药，捣细罗为散，以酽醋涂肿处，如干即易之，若脓出，更涂四边。

治发背疮肿，疼痛不可忍方。

露蜂窠（一两半）　甘草（二两，生用）

右件药，锉。以水三升，煎至二升，去滓，以绵浸汤中，洗疮四面，辟除毒气，令疮早差。

治发背，热毒肿痛不可忍方。

蘩蒌（烧炭，一升）　大麦面（三合）

右件药，以水和如膏，涂于肿上，干即易之，以差为度。

治发背初有，经日肿热，焮毒气猛盛，日夜头疼[68]，宜用此方。

鸡子清（三枚）　新狗粪（一掬）

右件药相和，令硬软得所，捏作饼子，可厚一二钱，当头开一孔子，贴肿上，以帛子抹却，日三贴之，取差为度。

治觉似发背，但是热肿，即用之，令内消方。

皂荚（一挺，去黑皮及子）　栗子（一十枚，去壳曝干）

右件药，捣细罗为散，以新汲水和，如面糊摊于布上，以敷肿处，干即易之。

治发背及疽，一切毒肿内消神验方。

剪刀草（不限多少，净洗，切）

右捣绞取汁一小盏，温暖频服之，并以剪刀草烂研，阔铺于肿处，如有干者，捣末用蜜调涂之。

又方。

理石（五两）

右以水煮一日，捣研令细，冷水调涂，又以青布三重，可赤处方圆，湿布拓之，热即频换。

又方。

右取生地黄，不限多少，捣如泥，以故布一条，阔狭如肿大小，薄摊地黄于布上，摊讫，掺木香末于地黄上，令遍，即于木香末上，又摊地黄泥一重，令夹香末讫，拓衣[69]肿上，干即易之，不过三五度效。

治发背，疼痛不已方。

右取黄牛粪，在芒田中经雨多者，此粪带白色良，收取去泥土，曝干，一半以炭火烧令烟绝，一半烧令黑糟，相和研令极细，以生麻油调如而[70]脂，日三四涂之。

治发背及痈疽，未溃方。

右以香豉三升，与少水相和，熟捣如泥，可肿处作饼子，厚三分，以覆肿上，以艾列其上灸之，当便减快，或一日二日灸之即良，得疮中汁出便差。

又方。

莨菪叶

右似觉有疮，即取前件叶，不限多少，旋炙令热，便熨疮上，冷即易之，以痛止为度。 冬月无叶，即取根劈作片子，炙热熨之，神验。

又方。

芸苔（一握，细切）

右以酥和研，敷肿上，热则易之。

治发背兼肿毒方。

右捣益母草，绞取汁，每服一小盏，余滓罨肿上，频服之效。

又方。

右捣地菘，绞取汁一小盏，用乳香末一钱，以水研涂之，干即更涂，如未有头者，于四面涂之。

又方。

右用马齿苋有黄花时，捣绞取汁，日煎成膏，患发背者，研入硝石少许，日四五上涂疮。

治发背痈肿方。

乱发（烧灰）

右研令极细，不计时候，以温酒调下一钱。

又方。

右用三年醋淀，微火煎令稠黏[71]，牛脂封上，日二易之。

又方。

右用狗牙烧灰细研，醋和敷之。

又方。

右用猪羊脂封上，亦治发乳。

又方。

右用鹿角烧灰细研，醋和封之。

又方。

右用蛇头烧灰细研，水和敷之。

又方。

右取犊子耳中塞，掺于疮上立差。不问黄牛水牛并之[72]。

又方。

右用半夏末，以鸡子白和涂之。

又方。

右用墓上小茱萸，及生姜小蒜等，烂捣，以少醋和，捏作饼子，更互拓之良。

治发背寒热诸方

夫发背寒热者，由寒气客于经络，折于气血，血涩不行，乃结成疮肿。又诸阳气臻集，寒化为热，热盛则肉腐为脓，此皆脏腑壅滞，毒气不得宣通，故令寒热也。

治发背及一切疮毒，攻冲寒热，大肠秘涩，宜服除烦热，解毒，漏芦散方。

漏芦（一两） 白蔹（一两） 黄芩（一两） 麻黄（一两，去根节） 知母（一两） 枳实（一两，麸炒微黄） 川升麻（一两） 犀角屑（一两） 赤芍药（一两） 川大黄（二两，锉碎，微炒） 甘草（三分，炒，锉）

右件药，捣筛为散。每服四钱，以水一中盏，煎至六分，去滓，不计时候温服。

治发背肿毒，寒热疼痛，口干心躁，人参散方。

人参（一两，去芦头） 芎䓖（一两） 生干地黄（二两） 石膏（二两） 甘草（一两，生，锉） 知母（一两） 黄芪（一两） 黄芩（一两） 前胡（一两，去芦头） 麦门冬（一两半，去心） 赤芍药（一两） 枳实（一两半，麸炒微黄） 川升麻（一两半） 柏子仁（一两半）

右件药，捣筛为散。每服四钱，以水一中盏，入竹叶二七片、小麦百粒，煎至六分，去滓，不计时候温服。

治痈始发于背，便生寒热，口干心烦，不得卧，木通散方。

木通（一两半，锉） 知母（一两半） 赤芍药（一两） 当归（一两） 生干地黄（一两半） 川升麻（一两半） 黄芪（一两半，锉） 枳实（一两，麸炒微黄） 甘草（一两，生锉） 赤茯苓（一两） 前胡（一两半，去芦头） 麦门冬（一两，去心） 黄芩（三分） 芎䓖（一两）

右件药，捣筛为散。每服四钱，以水一中盏，入竹叶二七片、小麦一百粒，煎至六分，去滓，不计时候温服。

治发背结硬，气盛，或经一月不已，作苦寒热，枳实散方。

枳实（三分，麸炒微黄） 芎䓖（二[73]分） 生干地黄（三分） 赤芍药（三分） 木通（三分，锉） 黄芩（三分） 前胡（三分，去芦头） 知母（半两） 赤茯苓（半两） 细辛（半两） 人参（半两，去芦头） 甘草（半两，生，锉） 黄芪（半两，锉）

右件药，捣筛为散。每服四钱，以水一中盏，煎至六分，去滓，不计时候温服。

治发背壅盛，作寒热，疼痛不止，麦门冬散方。

麦门冬（一两，去心） 前胡（一两，去芦头） 黄芩（一两） 川升麻（一两） 远志（一两，去心） 黄芪（一两，锉） 赤芍药（一两） 生干地黄（一两） 栝蒌根（一两） 当归（半两）

右件药，捣筛为散。每服四钱，以水一中盏，入竹叶二七[74]片、小麦[75]百粒，煎至六分，去滓，不计时候温服。

治发背热毒气盛，作寒热往来，疼痛不止，黄芪散方。

黄芪（一两，锉） 川升麻（一两） 犀角屑（一两） 赤茯苓（三分） 麦门冬（三分，去心） 人参（二分，去芦头） 赤芍药（三分） 生干地黄（三分） 石膏（二两） 蓝叶（半两）

右件药，捣筛为散。每服四钱，以水一中盏，入竹叶二七片，煎至六分，去滓，不计时候温服。

治发背热渴诸方

夫发背热渴者，由寒气客于经络，折于气血，气血泄[76]则不通，乃结成疮，发于背上，则腑脏皆热，热则脏燥，故渴而引冷饮也。

治发背及乳痈，赤肿疼痛，体热大渴，麦门冬散方。

麦门冬（一两半，去心） 黄芪（一两半，锉） 黄芩（一两半，锉） 川升麻（一两） 知母（二两） 甘草（一两，生，锉） 玄参（一两） 栝蒌根（二[77]两） 赤芍药（一两） 当归（一两） 赤茯苓（一两）

右件药，捣筛为散。每服四钱，以水一中盏，入生地黄半两、淡竹叶二七片，煎至五分，去滓，不计时候温服。

治发背及一切疮肿，未穴，攻刺疼痛，或发寒热，渴燥不食，犀角散方。

犀角屑（一两） 人参（二分[78]，去芦头） 知母（三分） 赤茯苓（三[79]分） 麦门冬（一两，去心） 地骨皮（一两） 黄芪（一两，锉） 甘草（一两，生，锉） 葛根（三分，锉） 栝蒌根（三分） 川大黄

（三分，锉碎，微炒）　芦根（一两，锉）

右件药，捣筛为散。每服四钱，以水一中盏，煎至六分，去滓，不计时候温服。

治发背壅热，烦渴，不思饮食，宜服生干地黄散方。

生干地黄（二两）　黄芪（一两，锉）　甘草（半两，生，锉）　麦门冬（一两，去心）　赤芍药（一两）　黄芩（一两）　人参（一两，去芦头）　石膏（一两）　当归（三分）　半夏（半两，汤浸七遍去滑）

右件药，捣筛为散。每服四钱，以水一中盏，入淡竹叶二七片、生姜半分，煎至六分，去滓，不计时候温服。

治发背，热毒焮肿疼痛，烦渴，解毒散方。

犀角屑（三分）　川升麻（半两）　栀子仁（二分）　木通（一两，锉）　麦门冬（三分，去心）　枳壳（三分，麸炒微黄，去瓤）　甘草（三分，生，锉）　葛根（三分，锉）　地骨皮（一两）

右件药，捣筛为散。每服四钱，以水一中盏，入生地黄一分、豉半合，煎至六分，去滓，不计时候温服。

治发背热渴疼痛，宜服黄芪饮子方。

黄芪（一两，锉）　栝蒌根（一两）　赤芍药（半两）　麦门冬（半两，去心）　玄参（半两）　甘草（半两，生，锉）　赤茯苓（半两）　川升麻（半两）　当归（半两）

右件药，细锉和匀。每服半两，以水一中盏，入淡竹叶一七片，煎至五分，去滓，不计时候温服。

治发背及乳痈壅毒，热渴疼痛，升麻散方。

川升麻（二[80]分）　犀角屑（半两）　木通（三分，锉）　黄芩（三分）　麦门冬（三分，去心）　生干地黄（一两）　玄参（二分）　赤芍药（半两）　甘草（半两，生，锉）　葛根（半两，锉）　芦根（三分，锉）

右件药，捣筛为散。每服四钱，以水一中盏，入录[81]豆一百粒、淡竹叶二七片，煎至六分，去滓，不计时候温服。

治发背，一切痈疖，身体烦躁，热渴疼痛，芦根散方。

芦根（一两，锉）　连翘（一两）　玄参（一两）　射干（一两）

川升麻（一两） 栀子仁（一两） 赤芍药（一两） 羚羊角屑（一两） 寒水石（二两） 甘草（三分，生，锉） 生干地黄（二两）

右件药，捣筛为散。每服四钱，以水一中盏，煎至六分，去滓，不计时候温服。

治发背溃后诸方

夫发背病者，由寒气客于经络，折于血气，血涩不通，乃结成发背。脓出之后，眼白睛青黑，而眼小，一逆也，服药而呕，二逆也，伤痛渴甚，三逆也，髆项中不便，四逆也，音嘶色脱，五逆也，皆不可治。其余或热渴利呕，非仓卒之急也，可得渐治。凡发背，则热气流入腑脏，脓溃之后，血气则虚，腑脏积热，渴而引饮，饮冷入于肠胃，则变下利，胃虚气逆，则变呕也，呕逆若遇冷折之，气不通则哕也。其疮若脓汁不尽，而疮口早合，虽差更发，恶汁连出，则变成瘘也。

治发背溃后，脓血不止，渐渐疮大，疼痛，身体壮热，玄参散方。

玄参（二[82]两） 黄芪（二两，锉） 露蜂房（一两，微炒） 地榆（二[83]两，锉） 白蔹（一两） 赤芍药（二两） 黄芩（一[84]两） 川升麻（一两） 漏芦（二[85]两） 桑根白皮（二两，锉） 栀子仁（一两） 川大黄（二两，锉碎，微炒） 川芒硝（三两）

右件药，捣筛为散。每服四钱，以水一中盏，煎至六分，去滓，不计时候温服。

治发背已溃后，毒气未散，脓水不绝，露蜂房散方。

露蜂房（一两半，烧灰） 乱发灰（一两） 蛇蜕皮（三分） 赤小豆（二两，炒） 川大黄（二两半，锉碎，微炒） 玄参（二两半） 子芩（二两半） 川芒硝（一两半）

右件药，捣细罗为散。不讫[86]时候，以黄芪汤调下二钱。

治发背已溃，去脓稍多，里虚，宜服内补黄芪散方。

黄芪（二两，锉） 白茯苓（一两） 桂心（一两） 麦门冬（一两，去心） 当归（一两） 人参（一两，去芦头） 甘草（一两，生，

锉）　远志（一两，去心）　五味子（二两）

右件药，捣粗罗为散。每服四钱，以水一中盏，煎至六分，去滓，不计时候温服。

治发背溃后，排脓解毒消肿，退热止痛，连翘散方。

连翘（一两）　前胡（一两，去芦头）　人参（一两，去芦头）　赤芍药（一两）　荠苨（一两）　桔梗（一两，去芦头）　玄参（一两）　桑根白皮（一两半）　黄芩（一两）　甘草（一两，生，锉）　防风（一两，去芦头）　赤茯苓（一两）　黄芪（二两，锉）

右件药，捣筛为散。每服四钱，以水一中盏，煎至六分，去滓，不计时候温服。

治发背疮溃后，脓水不止，漏芦散方。

漏芦（一两）　连翘（一两）　栀子仁（一两）　黄芩（一两）　黄芪（一两，锉）　防风（一两，去芦头）　石韦（一两，去毛）　苦参（一两，锉）　甘草（一两，生，锉）　犀角屑（一两）

右件药，捣粗罗为散。每服四钱，以水一中盏，煎至六分，去滓，不计时候温服。

治发背，脓血穿溃后，痛楚不可忍，黄芪散方。

黄芪（一两，锉）　人参（一两，去芦头）　桂心（三分）　当归（半两）　赤芍药（一两）　甘草（三分，生，锉）　生干地黄（三分）

右件药，捣筛为散。每服四钱，以水一中盏，煎至六分，去滓，不计时候温服。

治发背溃后，脓水不尽，宜服排脓止痛贝齿散方。

贝齿（三分）　黄芪（三分，锉）　当归（三分）　赤芍药（三分）　生干地黄（三分）　黄连（三分，去须）　川升麻（三分）　桂心（三分）　犀角屑（一分半）　甘草（半两，生，锉）

右件药，捣细罗为散。不计时候，以温水调下二钱。

治发背溃后，脓水不绝，托里生肌散方。

芎䓖　（二两）　黄芪（一两，锉）　白芷（半两）　赤芍药（一两）　桂心（三分）　人参（半两，去芦头）　丁香（半两）　当归（一两）

右件药，捣细罗为散。每服食前，以粥饮调下二钱。

治发背大小便不通诸方

夫发背大小便不通者，由寒客于经络，血否涩则生热，蕴结成痈。气壅在脏腑，热入肠胃，故令大小便不通也。

治发背，脏腑壅滞，大小便不通，木通散方。

木通（一两，锉） 黄芩（一两） 栀子仁（一两） 漏芦（一两） 川大黄（二两，锉碎，微炒） 甘草（一两，生，锉） 川朴硝（二两） 土瓜根（一两）

右件药，捣筛为散。每服四钱，以水一中盏，煎至六分，去滓，每于食前温服，以通利为度。

治发背疮肿，大小便不通，心腹壅闷，蘧麦散方。

蘧麦（一两） 滑石（一两半） 栀子仁（一两） 石韦（一两，去毛） 玄参（三分） 络石（一两） 川大黄（一两，锉碎，微炒） 黄芪（一两，锉） 红雪（二两）

右件药，捣筛为散。每服四钱，以水一中盏，入葱白二茎，煎至六分，去滓，不计时候温服。

治发背大小便不通，心神烦躁，脐腹妨闷，芒硝散方。

川芒硝（二两） 川大黄（一两，锉碎，微炒） 栀子仁（一两） 甘草（一两，生，锉） 黄芩（一两）

右件药，捣筛为散。每服四钱，以水一中盏，煎至六分，去滓，不计时候温服。

治发背，肿硬疼痛，大小便不通，心神烦闷，葵子散方。

葵子（一两） 川芒硝（二两） 当归（一两） 黄芩（一两） 木通（一两，锉） 甘草（半两，生，锉） 麦门冬（一两，去心） 羚羊角屑（五[87]分）

右件药，捣筛为散。每服四钱，以水一中盏，煎至六分，去滓，不计时候温服。

治发背及诸痈肿，大小便不通，心腹壅闷，烦躁，玄参圆方。

玄参（一两）　川升麻（三分）　栀子仁（半两）　黄芩（一两）　黄芪（三分，锉）　川大黄（二两，锉碎，微炒）　沉香（三分）　甘草（半两，生，锉）　蓝叶（半两）　犀角屑（三分）　木通（三分，锉）　连翘（三分）　川芒硝（二两）

右件药，捣罗为末，炼蜜和捣三二百杵，圆如梧桐子大。不计时候，煎竹叶汤下三十圆，以通利为度。

治发背及一切痈肿，脏腑涩滞，大小便不通，大麻仁圆方。

大麻仁（一两半）　木香（半两）　枳壳（一两，麸炒微黄，去瓤）　甘草（三分，生，锉）　川大黄（一两半，锉碎，微炒）　牛蒡子（一两，微炒）

右件药，捣罗为末，炼蜜和捣三二百杵，圆如梧桐子大。不计时候，以温水下三十圆，以通利为度。

治发脑诸方

夫发脑者，由六腑不和，经络否涩，气血不行，壅结所成也。此皆脏腑蕴积热毒，或曾饵乳石发动，毒气上攻于脑，出皮肤作头，初如黍米，四畔焮赤肿硬，连于耳项，寒热疼痛。若不急疗，毒气伤于血肉，血肉腐坏，化为脓水，从脑中而出，气血内竭，必至危殆矣。

治发脑已穴，脓出后，痛闷转甚，热乱脑中，若车马走动，痛楚不可忍，犀角散方。

犀角屑（一两）　石膏（二两）　木通（二[88]两，锉）　川升麻（一两）　玄参（一两）　甘草（半两，生，锉）　赤芍药（一两）　黄芪（三分，锉）　川朴硝（二两）

右件药，捣筛为散。每服四钱，以水一中盏，煎至六分，去滓，不计时候温服。如疮未穴，服之大佳。

治发脑及痈肿，脏腑壅滞，心烦口干，脚冷寒噤，头痛，呕哕不能下食，葛根散方。

葛根（一两，锉） 麦门冬（一两，去心） 葳蕤（三分） 犀角屑（半两） 荠苨（一两） 赤芍药（三分） 石膏（一两） 甘草（三分，生，锉） 红雪（二两）

右件药，捣粗罗为散。每服四钱，以水一中盏，煎至六分，去滓，下竹沥半合，更煎一沸，不计时候温服。

治发脑疮肿，焮赤疼痛，烦躁，沉香散方。

沉香（三分） 麦门冬（一两，去心） 赤芍药（一两） 玄参（一两） 甘草（一两，生，锉） 枳实（一两，麸炒微黄） 川升麻（一两） 麝香（一分，细研） 前胡（一两，去芦头） 葳蕤（半两） 黄芪（半两，锉） 生干地黄（一两） 犀角屑（三分） 川大黄（二两，锉碎，微炒）

右件药，捣粗罗为散。每服四钱，以水一中盏，煎至六分，去滓，不计时候温服。

治发脑，肿痛烦热不可忍，黄芪散方。

黄芪（一两半，锉） 赤茯苓（一两） 地骨皮（一两） 麦门冬（一两，去心） 生干地黄（一两） 黄芩（一两） 川升麻（一两） 射干（一两） 赤芍药（一两） 玄参（一两） 甘草（一两，生，锉）

右件药，捣筛为散。每服四钱，以水一中盏，煎至六分，去滓，不计时候温服。

治发脑及一切热，毒气结硬肿痛，通利脏腑壅滞，大黄圆方。

川大黄（二两，锉碎，用醋浸一炊久，沥干慢火熬令熟） 槟榔（一两） 枳壳（一两，麸炒微黄，去瓤） 牵牛子（二两，半微炒，半生用） 木香（半两） 甘草（半两，生，锉） 皂荚（五挺，不蚛者，搥碎，用酒一升浸挼取汁编[89]滤过） 青橘皮（半两，汤浸去白瓤，焙）

右件药，捣罗为末，取皂荚汁，于银锅内，以慢火煎成膏，入药末都和捣百余杵，圆如梧桐子大。每于食前，以葱茶下三十圆，以快利为度。

治发脑，始结，疼痛妨闷，欲成痈肿，脅之令内消方。

硝石（二两） 木通（一两，锉） 紫檀香（一两） 甜葶苈（一

两）　白蔹（一两）　莽草（一两）　川大黄（三两）

右件药，捣罗为末，每用时，以浆水旋调得所，涂于肿上，干即易之。

治发脑，拔去疮肿中毒，宜贴羊桃根散方。

羊桃根（一两，锉）　硝石（一两）　天灵盖（半两，以慢火烧令烟绝）　寒水石（一两）　木香（半两）　白蔹（半两）

右件药，捣罗为末，以清水调如糊，摊于疏布上贴之，干即易之，不过五七度，候痒即差。

治脑痈及热毒疮肿，宜贴黄连饼方。

黄连（一两）　乳香（一两）　薰陆香（一两）　雄雀粪（四十九粒，尖细者是）

右件药，捣罗为散。用蔓菁根二两，洗净，滤去水，细切，捣如泥，若肿甚，即更用蜀葵根二两，入前药四味，合捣调匀，即出，于瓷器中贮之，可肿头捻作饼子，厚二分许，贴之，干即易之。

治发脑及乳痈初结，疼痛，朱砂膏方。

朱砂（一两）　乳香（半两）

右件药，同研为末，以葱白四两，细切，合研成膏，每用生绢上涂贴，候干再上，以差为度。

治发脑结肿，止痛散方。

木香（一两）　紫葛（一两半，锉）　檀香（三分）　川朴硝（二两）

右件药，捣细罗为散，用醋浆水调如糊，涂在绢上，贴于肿处，候干再上，以差为度。

治发脑发背，宜用此方。

右取鼠剥取热皮，中心开一孔子，用贴疮上，数数易之，无头者便当作头，脓出即愈。

治发背淋拓诸方

夫发背者，由六腑不和，经络否涩，血壅不通，热毒蕴积，结成痈也。其肿起于背胛中，白如黍米，四畔相连，肿赤热而疼痛，或已溃，或未溃，毒气结聚，当用药煮汤淋拓疮上，散其热毒，夫汤水者，能蕩涤壅滞，宜畅血脉，故用汤淋拓也。

治发背及恶毒疮肿，宜用抽风毒淋拓，枳壳汤方。

枳壳（二两）　苦参（二两）　荠草（二两）　甘草（二两）　水荭（二两）　细辛（二两）　藁本（二两）　白芷（二两）　黄芪（二两）　白矾（一两）

右件药，并细锉，拌令匀，分作三贴。每贴，以水五升，入葱白五茎，煎至三升，滤去滓，于避风处，用软帛替换，承热揾药水淋拓患处，以水冷为度。

治背疮毒肿，焮烂疼痛，宜拓黄连汤方。

黄连（一两）　麻黄根（一两）　甘草（一两）　狼牙（一两）　羌活（一两）　桑枝（一两）　白矾（一两）

右件药，捣令细，每用二两，入葱白五茎，以水五升，煎至二升，去滓，用软帛承热揾药水更番淋拓患处，水冷即止。

治发背及一切疮肿，穿穴后，止疼痛，抽风毒，化疮根洗熨方。

荠草（半两）　露蜂窠（半两）　白芷（半两）　桑根白皮（半两）　甘草（半两）　防风（半两）　藁本（半两）　垂柳枝（一握）　细辛（半两）　葱白（一[90]握）

右件药，细锉，以水一斗，煎至五升，去滓，及热，于避风处，用软帛替换蘸药水承热熨患处，以水冷为度。

治发背，猪蹄汤洗之方。

猪蹄（一对，烧去毛净洗）　黄芪（一两半）　黄连（一两半）　赤芍药（一两半）　黄芩（一两）　蔷薇根（四两）　狼牙根（四两）

右件药，细锉。以水一斗五升，先煮猪蹄取一斗，入药煎取五升，去滓洗疮，以绵拭干后，贴生肌膏，日二贴之，汤即每日洗之。

治发背及诸肿毒，宜拓升麻汤方。

川升麻（一两）　黄芩（二两）　栀子（一两）　漏芦（一两）　蒴藋根（三两）　川芒硝（二两）

右件药，锉碎。以水一斗，煮取五升，去滓，候冷用帛揾药拓肿处，常令湿润即消也。

治发背，始作便成疮，烂坏，宜拓地黄汤方。

生地黄汁（一升） 川升麻（二两） 白蔹（二两） 栀子仁（二两） 黄连（二[91]两） 黄柏（二[92]两） 当归（二两） 赤芍药（二两） 射干（二两） 川大黄（二两） 甘草（二两，生用[93]）

右件药，细锉。以水一斗，煮至六升，去滓，下地黄汁，搅令微温，以故帛内汤中，蘸拓于肿上。

治发背肿痛，宜拓竹沥汤方。

竹沥（二升） 川大黄（一两） 黄连（一两） 苦参（一两） 黄芩（一两） 栀子仁（一两） 石灰（一两） 木兰皮（一两） 黄柏（一两）

右件药，细锉。以水五升，入竹沥，煮药至三升，去滓，以绵揾汤拓疮上，日十余度。

治发背不消，宜拓黄芩汤方。

黄芩（一两） 白芷（一两） 川大黄（三两） 栝蒌根（一两） 甘草（一两） 当归（一两）

右件药，细锉。以水七升，煮至三升，去滓，以故帛揾汤，更番拓患处。

【校注】

① 颔：日本抄本作“领”字。

② 瞧：日本抄本作“应”字。

③ 滑：日本抄本作“溃”字。

④ 经：日本抄本作“结”字。

⑤ 微：日本抄本作“敛”字。

⑥ 四肢：日本抄本作“肉坚”二字。

⑦ 不：日本抄本作“下”字。

⑧ 一：日本抄本作“十”。

⑨ 已：日本抄本作“尔”字。

⑩ 伐：据文义疑为“代”字。

⑪ 十：日本抄本作“一”。

⑫ 三：日本抄本作“二”。

⑬ 二：日本抄本作“三”。

⑭ 二：日本抄本作“一”。

⑮ 三：日本抄本作“二”。

⑯ 二：日本抄本作“一”。

⑰ 疮：日本抄本作“广”字。

⑱ 枝：日本抄本作“核”字，义长可从。

⑲ 搦：日本抄本作“搨”字。

⑳ 二：日本抄本作“三”。

㉑ 具：其下日本抄本有“治凡食法”四字。

㉒ 末：日本抄本作“皮”字。

㉓ 风入骨解与热气相搅：人卫本作“风入骨髓与热气相搏”。

㉔ 接：日本抄本作“按”字。

㉕ 皮：日本抄本作“成”字。

㉖ 一两：其下日本抄本有“烧灰”二字。

㉗ 炙：日本抄本作“灰”字。

㉘ 令：日本抄本作“灰”字。

㉙ 直：日本抄本作“迫”字。

㉚ 在：日本抄本作“任”字。

㉛ 背：日本抄本作“骨”字，义长可从。

㉜ 肥实无蚛槌碎：日本抄本作“蘼芜融者细研”六字。

㉝ 二：日本抄本作“一”。

㉞ 大：日本抄本作“李”字。

㉟ 煎：日本抄本作“熬”字。

㊱ 单：日本抄本作“草”字，义胜。

㊲ 也：日本抄本作“之”字，义长可从。

㊳ 痈：日本抄本作“脓”字，义长可从。

㊴ 炙：其下日本抄本有“于”字。

㊵ 可：日本抄本作“自”字。

㊶ 即：日本抄本作“则”字。

㊷ 二两：其下日本抄本有“锉碎微炒”四字。

㊸ 锉：日本抄本作“研”字。

㊹ 分：日本抄本作“斤”字。

㊺ 一：日本抄本作“二”。

㊻ 头：日本抄本作“项”字。

㊼ 寒热：据文义其下当有“匚”字。

㊽ 治发背热毒，肿痛：日本抄本作“治发背热，每经痛”。

㊾ 连：人卫本作“速”字。

㊿ 云：日本抄本作“去”字。

51 疮：据文义当作“疗”字。

52 朱：日本抄本作“生”字，义长可从。

53 日：日本抄本作“月”字。

54 千：日本抄本作“十”字。

55 锉：日本抄本作“别”字。

56 二：日本抄本作“三”。

57 破：日本抄本作“皱”字。

58 青：日本抄本作“草”字。

59 人：日本抄本作“大”字。

60 分：日本抄本作“两”字。

61 坋：日本抄本作“坊”字。

62 遗：日本抄本作“渍”字。

63 半：日本抄本作“等”字。

64 二：日本抄本作“一”。

65 斤：日本抄本作“升”字。

66 三：日本抄本作“二”。

67 塼：古同“砖”。

68 疼：日本抄本作“痛”字。

69 衣：日本抄本作“于”字。

70 而：日本抄本作“面”字 义长可从。

71 黏：其下日本抄本有“和”字。

72 之：人卫本作“可”字。

⑦3 二：日本抄本作“三”。

⑦4 七：日本抄本作“十”。

⑦5 小麦：其下日本抄本有“一”字。

⑦6 泄：日本抄本作“涩”字，义长可从。

⑦7 二：日本抄本作“三”。

⑦8 二分：日本抄本作“三两”二字。

⑦9 三：日本抄本作“一”。

⑧0 二：日本抄本作“三”。

⑧1 录：日本抄本作“黑”字。

⑧2 二：日本抄本作“一”。

⑧3 二：日本抄本作“三”。

⑧4 一：日本抄本作“三”。

⑧5 二：日本抄本作“一”。

⑧6 讫：日本抄本作“计”字，义长可从。

⑧7 五：日本抄本作“三”。

⑧8 二：日本抄本作“一”。

⑧9 编：日本抄本作“遍”字。

⑨0 一：日本抄本作“二”。

⑨1 二：日本抄本作“一”。

⑨2 二：日本抄本作“一”。

⑨3 生用：日本抄本作“半锉”二字

卷第六十三

治一切痈疽发背通用膏药诸方

治一切痈疽发背脑痈诸毒疮及妳[①]痈疼痛，并宜用雄黄膏方。

雄黄（二两，细研） 黄芪（三分） 漏芦（三分） 络石（三分） 续断（三分） 营实（三分） 紫葛（三分） 汉防己（三分） 桑寄生（半两） 商陆（半两） 连翘（半两） 白蔹（半两） 赤芍药（三两） 败酱（半两） 川升麻（半两） 荠草（半两） 当归（一两） 苦参（一两） 木通（一两） 紫菀（一两，去土） 芫花（一两） 藜芦（一两，去芦头） 白及（一两） 蕳茹（一两） 黄丹（十五两） 蜡（四两） 清油（三斤）

右件药，锉碎。以酒二升拌，一宿，先取油安铛内，以慢火煎令熟，即下药，煎白蔹赤黑色，滤去药，下蜡候熔，以绵滤过拭铛，却安油入铛内，下黄丹，于慢火上，以柳篦不住手搅，候变色黑，搅滴于水内为珠子，膏成世[②]，去火，入雄黄末，调令匀，倾于瓷器中盛。用故帛上摊贴，逐日换药，以差为度。

治痈疽发背，痈肿风毒，一切疮疖，内消止痛黄丹膏方。

黄丹（二十四两，微炒，细罗） 麻油（二斤半） 猪脂（八两，腊月者） 松脂（四两） 紫菀（一两，去土） 当归（一两） 防风（一两，去芦头） 黄芩（一两） 莨菪子（一[③]两） 棘针（四十九枚，头曲者） 青、绯帛（各二尺，烧灰） 人粪灰（一两） 青柏叶（一两）

蜴蜥（七枚）　乱发（如鸡子大）　蜡（五两）　葱并根（二十茎）

右件药，锉碎。先下油脂于锅中，煎令熔，次下药，以文火煎半日，次下松脂、蜡，候香熟，以绵滤去滓，却入药油于锅中，内黄丹，不住手搅令匀，候色变紫色，收得油力尽，软硬得所，用瓷盒盛。摊在故帛上，贴之。

治一切痈疽发背恶疮及瘘疮，通神膏方。

雄黄（二两，细研）　黄丹（八两，细罗）　蜡（六两）　腻粉（半两）　没药末（一两）　骐驎[4]竭末（一两）　麝香（一分，细研）　桑枝（四两）　槐枝（四两）　蜴蜥[5]（三枚）　当归（三分）　芎䓖（二分）　白芷（三分）　木香（三分）　沉香（半两）　郁金（半两）　乌蛇肉（三分）　藁本（一两）　细辛（三分）　桂心（一两半）　麻油（二斤）

右件药，细锉。先取油倾于铛中，以文火煎令熟，下锉药煎，候白芷黄黑色，以绵滤过，拭铛令净，下蜡于铛内，煎令熔，却入药汁于铛中，次下黄丹，次下诸药末，不住手搅，稀稠得所，滴在水中，药不散，即膏成。以瓷盒盛，密封闭，悬于井底一复时出火毒。每用，摊在故帛上贴，日二换之，以差为度。

治一切恶毒疮肿，抵圣膏方。

木香（一两）　细辛（一两）　续断（一两）　莽草（一两）　槐枝（一两）　木鳖子（一两，去壳）　柳枝（一两）　陈油（一斤半）

以上七味，细锉。入油煎令烟尽，用绵滤去滓，入后诸药：黄丹（四两）　密陀僧（一分）　蜡（一两）　松脂（一分）　野狐胆（一分）　乳香（一分）　麒麟竭（一分）　腽肭脐（一分）　阿魏（一分）　没药（一分）　麝香（二钱）

右件药，除丹、蜡、脂外，捣罗细研。先于银锅内熬油令沸，下丹，以柳木篦搅，候变黑色，即下诸药末，搅令匀，于地坑内出火毒一宿。煎时切忌水落药中。如有发背，每日空心，酒下七粒，如梧桐子大，只可三服止。更于故帛上摊贴，日二换之。

治发背痈疽乳痈穿瘘及一切恶疮，结肿疼痛，紫金膏[6]。

紫铧（一两）　石菖蒲（半两）　独活（半两）　白术（二[7]分）　防

风（半两，去芦头）　附子（三分，去皮脐）　白芷（一两）　木鳖子（一两半，去壳）　汉椒（半两）　杏仁（一两，汤浸去皮尖双仁）　半夏（三分）　桂心（三分）　麒麟竭（一分）　没药（三分）　木香（半两）　甘草（三分）　赤芍药（半两）　白及（三分）　沉香（半两）　麝香（一分，细研）　朱砂（二两，细研）　龙脑（半两，细研）　黄蜡（三分）　乳香（一两）　甘松香（半两）　零陵香（半两）　白檀香（半两）　甲香（半两）　猪脂（一[8]斤半）　羊脂（一斤半）

右件药，锉碎，以酒二大盏拌，一宿，取猪羊脂安铛内，煎沸，下诸药，以文火熬，候白芷黄黑色，下蜡候熔，以绵滤过，入瓷盒中，下麒麟竭、麝香、朱砂、龙脑等，搅令匀。用故帛上涂贴，日二易之。

治一切恶疮焮肿，大垂云膏方。

当归　附子（去皮脐，生用）　芎䓖　防风　川升麻　槐子　细辛（去苗）　侧柏叶　（以上各一两）　桃仁（汤浸，去皮尖双仁）　杏仁（汤浸，去皮尖双仁）　甘草　桑根白皮　白及　黄芪　白僵蚕（以上各一分）　垂柳（一握，煎了不在用）　黄丹（七两）　雄黄（半两）　朱砂（一分，细研）　硫黄（一[9]分，细研）　麝香（一钱，细研）　白芷（一分）　没药（一分）　麒麟竭（一分，细研）　龙脑（一分，细研）　黄蜡（四两，切碎）　油（一斤半）

右件药，除研了药并丹外，细研，先熬油令沸，下锉药，煎候白芷黄赤色，以绵滤过，拭铛令净，再煎下丹，以柳木篦搅，候变黑，即下蜡熔尽，滴于水中为珠子不散，即次下诸药末，搅令匀，以瓷盒盛。疗疾如后。

发背疮，热酒调一钱服，外贴之，差；瘰疬漏见骨，贴之；疽疮风肿、疥癣、奶痈、肠痈、发鬓牙痈、发脑、肾痈、马坠搕[10]破骨损，贴之即效；一切虫蛇毒物咬之，并贴；虎豹咬著，用甘草水洗后，贴之。

治发背、乳痈及诸疮肿，垂云膏方。

乱发（一两）　黄丹（六两）　绯绢（方一尺二寸，烧灰）　松脂（二两）　丁香末（半两）　蜡（一两）　盐（一两）　柴胡（一两，去苗）　黄芪（一两）　乳香（半两，细研）　莨菪子（二两）　清麻油（一斤）　驴耳塞（半两）　曲头棘针（五十枚）

右件药，炼油令烟绝。即下绯帛发松脂蜡等，煎令发尽，取前柴胡等，碎锉，下油铛中，以文火煎一炊久，绵滤去滓，油却安铛内，下黄丹，搅勿住手，候药色黑，入丁香、乳香末，令匀，时时点于铁上，试撚成圆，即药成，用不津器盛。每用，于帛上摊贴，每日两遍换之。

治一切疮肿，神效乌膏方。

清油（一升） 黄芪（一两，锉） 木通（一两，锉） 杏仁（一两，汤浸去皮尖双仁，研） 皂荚（一挺，不蚛者，去皮子，生，锉） 乱发（如鸡子大）

以上药，先以油浸一宿，明旦以文火煎，待药滓微焦[11]黑，绵滤去滓，却入铛更煎，入蜡月炼成猪脂（五两），黄丹（七两，炒令紫色）

右入前油中煎，以柳木篦不住手搅，待黄丹消尽，油面清，次下成炼松脂一两，舶上紫[12]鉡末一两，入毕，不停手搅，时时滴少许漆器上，试看，凝不粘手，去火，下麝香一分，细研，搅令匀，倾入瓷盒中收之。一切疮肿，故帛上贴之。未作头者，贴之当消；如已成头，当自穴矣；疮肿焮痛及金疮折伤，火炙乘热贴之即定；肠痈作圆如梧桐子大，空腹以温酒下十圆。

治发背及诸痈疽疮，木通膏方。

木通（三[13]两，锉） 露蜂房（二两） 连翘（二两，锉） 黄芩（二两，锉） 商陆（二两，锉） 黄芪（二两，锉） 牛蒡根（二两，锉） 乳头香（二两，细研） 松脂（二两） 蜡（一两） 黄丹（七两） 羊肾脂（三两） 绯帛（一尺，烧灰，细研） 硝石（一两，细研） 曲头棘针（一百枚）

右件药，以生麻油二斤，于铛中，文火煎令香，下锉药，急火煎，候药色赤黑，下松脂蜡洋，以绵滤去滓，下黄丹及羊脂，搅勿住手，候色黑，时时点于铁上，试看凝如锡，去火，适大热下乳香帛灰硝石等，搅匀，用不津器盛。每用涂于帛上贴之。如肿未成脓，即内消，已成脓，即日二贴之。

治风毒疮肿，痈疽丁赘瘤瘿，十香膏方。

沉香（半两，锉） 檀香（半两，锉） 丁香（半两，末） 郁金香（半两，锉） 甘松香（半两，锉） 麝香（一分，细研） 薰陆香（半

两，细研）　白胶香（半两，细研）　龙齿（半两，细研）　黄丹（六两）　麻油（一斤）　苏合香（半两，锉）　木香（半两，末）

右件药，先取沉香、檀香、郁金香、甘松香等五味，于油中浸七日，却入铛内，以少炭火温养五日后，以武火煎三二十沸，滤出香，用绵滤过，净拭铛，油却入铛内，下黄丹，以柳木篦不住手于火上搅，候色黑，滴水中如珠子，软硬得所，去火，将前[14]丁香等六味，入膏中搅三五百遍，膏成盛瓷盒内。用软帛上摊贴，日二度换之。

治一切痈疽发背疮肿结硬膏药诸方

治发背痈疽，疮肿结硬，痛不可忍，神圣膏方。

木香（一两）　雄黄（一两，细研）　桂心（一两）　赤芍药（一两）　当归（一两）　人参（一两，去芦头）　附子（一两，生，去皮脐）　丁香（一两）　白芷（一两）　黄芪（一两）　没药（一两）　芎䓖（一两）　防风（一两，去芦头）　甘草（一两）　沉香（一两）　细辛（一两）　乳香（一两）　白檀香（一两）　甘松香（一两）　蜡（二两）　松脂（一两）　垂柳枝（三两）　柏枝（三两）　黄丹（一斤）　清麻油（三斤）

右件药，并细锉，先煎油沸，下甘松檀香柳柏枝，以慢火煎半日，色赤黑，滤去，下诸药，文火煎，候白芷色赤黑[15]，滤出，下蜡松脂令洋，以绵滤过，净拭铛，却下药油，入黄丹，再[16]著火煎，不住手搅，候变色黑，滴安水中如珠子，即膏成，以瓷盒盛。取帛上摊贴，每日早晚换之，取差为度。

治发背痈疽，结硬肿痛，乌犀膏方。

乌犀屑（一两）　玄参（一两）　黄芩（一两）　紫葛（一两）　木通（一两）　川升麻（一两）　白芷（一两）　当归（一两）　白蔹（一两）　白及（一两）　防风（一两，去芦头）　芎䓖（一两）　甘草（三[17]两）　赤芍药（一两）　桂心（一两）　槐枝（二两）　垂柳枝（三两）　桑枝（二两）　松脂（二两）　黄丹（十二两）　蜡（二两）　油（二

斤）　青盐（二两）

右件药，细锉，于净铛内，以油浸药三宿，后以文火煎令白芷色赤黑，滤去滓，次下松脂蜡令洋，绵滤去滓，拭铛令净，却倾铛内，下黄丹，文火上煎，不住手以柳篦搅，候色变黑，滴于水内，撚看软硬得所，倾于瓷盒内。用帛上摊贴，日二换之。

治风毒气结，坚硬疼痛及消附骨疽，黑金膏方。

桂心（一分）　芎䓖（一分）　当归（一分[18]）　木鳖子（一分，去壳）　乌贼鱼骨（一分）　漏芦（一分）　白及（一分）　川乌头（一分，生，去皮脐）　鸡舌香（一分）　木香（一分）　白檀香（一分）　丁香（一分）　松脂（二两）　乱发（一两）　黄丹（六两）　清麻油（一斤）

右件药，捣细罗为散，入松脂乱发麻油内，煎令发尽，绵滤去滓澄清，拭铛令净，以慢火熬药，入黄丹，用柳木篦不住手搅，令黑色，一时下诸药末，入搅令匀，看软硬得所，于不津器内收。每使，看肿痛处大小，于火畔熵，摊故帛上厚贴，日二换之。

治发背，一切恶毒疮肿，坚硬疼痛，琥珀膏方。

琥珀（一分，细研）　雄黄（一分，细研）　朱砂（一分，细研）　丁香（一分）　木香（一分）　当归（一分）　白蔹（一分）　芎䓖（一分）　木鳖子（一两，去壳）　乱发（一两，烧灰）　生地黄（二两，切）　垂柳枝（二分，锉）　槐枝（三分，锉）　松脂（一两）　黄丹（五两）　清麻油（十五两）

右件药，丁香、木香、当归、白蔹、芎䓖五味，并捣细罗为散，以琥珀、雄黄、朱砂相和，细研，候膏成，乃下余药，并以油浸一宿，净铛内煎炼，以地黄色黑为度，绵滤去滓，澄清，却于铛内慢火熬药油，相次入黄丹，以柳木篦不住手搅，令色黑，取少许滴于水内，撚看硬软得所，入琥珀等末，搅令匀，倾于不津器内盛。每使时，看疮肿大小，以故帛上涂贴，日二度换之。

治发背痈疽，热毒气结，肿疼痛坚硬，木通膏方。

木通（一分）　甘草（一分）　当归（一分）　白芷（一分）　防风（一分，去芦头）　细辛（一分）　栀子仁（一分）　黄连（一分）　垂

柳枝（锉，三合[19]）　黄芩（一[20]分）　黄丹（六两）　黄蜡（二两）　清麻油（一斤）

右件药，细锉，于油内浸三宿，入净铛内，以慢火熬令柳枝黄黑色为度，绵滤去滓，澄清，却于铛内慢火熬药油，相次下黄丹，用柳木篦不住手搅令匀，滴于水内，撚看硬软得所，入黄蜡，又搅令匀，倾于不津器内盛。每使时，看肿结处大小，火畔惕[21]，摊于故帛上贴，日二换之。

治一切痈疽发背止疼痛膏药诸方[22]

治一切发背，乳痈恶疮，骨疽穿漏，收毒止痛生肌，雄黄膏方。

雄黄（三分，细研）　当归（二[23]分）　桂心（三分）　白芷（半两）　赤芍药（半两）　甘草（三分）　附子（三分，生，去皮脐）　黄芪（三分）　枳壳（三分）　吴茱萸（半两）　白术（半两）　独活（半两）　槟榔（三分）　麝香（半两，细研）　乳香（半两）　突厥白（三分）　木鳖子（半两，去壳）　云母粉（三分）　松脂（三分）　白蜡（二两）　垂柳枝（一两）　槐枝（一两）　白檀香（半两）　零陵香（半两）　甘松香（半两）　黄丹（十两）　麻油（二斤）

右件药，先将油于铛中，以炭火炼熟，下甘松，零陵、檀香，槐、柳枝等，以慢火煎令槐柳枝黑色，即去之，细锉诸药，以酒半升，拌药一宿，后入油中煎，白芷色赤，以绵滤过，拭铛令净，却倾入铛内，下黄丹于火上煎，变色黑，不住手搅三二千遍，有油泡子飞，即膏成，入雄黄、麝香搅令匀，安瓷盒内盛。以蜡纸上摊贴，每日早晚换之。

治一切痈疽发背及恶毒疮肿，止疼痛生肌，五香膏方。

丁香（一分，末）　木香（一分，末）　白檀香（一分，末）　薰陆香（一分，末）　麝香（一分，末）　黄芪（半两）　白芷（半两）　细辛（半两）　防风（半两，去芦头）　芎䓖（半两）　当归（半两）　甘草（一两）　桑根白皮（一两）　槐枝（锉，三分）　乱发（一两，烧灰）　垂柳枝（锉，三分）　黄丹（十两）　清麻油（一斤四两）

右件药，除五香末外，并细锉，安净铛内，以油浸一宿，以慢火煎，令槐柳枝色黄黑为度，以绵滤去滓澄清，却于铛内慢火熬药油，根[24]次入黄丹，用柳木篦不住手搅，候黄丹色黑，滴于水内，看硬软得所，入五香末搅令匀，倾于不津器内盛。每[25]用时，于少[26]畔熁，以纸上涂贴，每日两上换之。

治一切痈疽发背，疼痛不可忍，口干大渴，不欲食，宜敷乌膏方。

雄黄（一两，细研） 雌黄（一两，细研） 芎䓖（一两） 川升麻（一两） 黄连（一两） 黄柏（一两） 川乌头（一两，生，去皮脐） 杏仁（五十枚，汤浸去皮尖双仁） 胡粉（一两，细研） 巴豆（二十枚，去皮心） 乱发（鸡子大） 汉防己（一两） 松脂（鸡子大）

右件药，细锉，用猪脂三斤，急火煎发消尽，下诸药，文火熬令乌头色赤，绵滤过，候冷，用真珠末五钱，安药内，入雄黄雌黄胡粉，更搅令匀。用时，先以温水洗疮口，拭干乃敷之。

治一切痈疽发背，疼痛不止，大渴闷乱，肿硬不可忍，宜敷黄丹膏方。

黄丹（七两） 蜡（三[27]两） 白蔹（二两，锉） 杏仁（三两，汤浸去皮尖双仁，研） 乳香（二两，末） 黄连（二[28]两，锉） 生油（一升）

右件药，白蔹等三味，以生绢[29]袋盛，入油慢火熬半日，滤出，下黄丹，以柳木篦搅，候变黑，膏成，入蜡乳香更熬，硬软得所，用瓷盒内盛。故帛搅[30]贴，日二换之。

治一切痈疽发背及风热毒结肿疼痛，麝香膏方。

麝香（一两，细研） 叶子雌[31]（半两，细研） 龙脑（半两，细研） 麒麟竭（二分，末） 没药（半两，末） 槟榔（半两，末） 丁香（半两，末） 当归（三分，末） 木香（半两，末） 黄犬脂（一两） 朱砂（三分，细研） 白蜡（三分） 黄丹（三两） 油（八两）

右件药，先将油于银锅中，以慢火炼令香，下蜡犬脂，去火，渐下黄丹，却用火煎，不住手以柳木篦搅，变色即去火，将前六味药末，并香药一处，更研令匀，微火暖动，渐渐搅入令匀，膏成，以瓷盒盛。用蜡纸上摊贴，每日二换，以差为度。

治一切痈疽发背，日夜疼痛，乳香膏方。

乳香（半两） 黄丹（三两） 麻油（半斤） 麝香（一钱，细研）

桂心（一[32]钱）　腻粉（三钱）　附子（三分，生，去皮脐）　当归（半两）

右件药，捣细罗为散，取铫子，于慢火上炒黄丹令赤，入油同煎，时时滴在水碗内，凝结如珠子，便下诸药末，搅煎成膏，于瓷盒内盛。以故帛上涂贴，每日早晚换之。

治一切痈疽发背，疼痛不止，木通膏方。

木通（二两）　黄丹（五两）　细辛（一两）　茵陈（一两）　琥珀（半两，细研）　朱砂（一两，细研）　清麻油（十两）

右件药，先煎油令沸，即下细辛、木通、茵陈，煎五七沸，去滓，即入琥珀、朱砂末，更煎，用柳木篦搅，候滴于水中成珠子，膏成，收于瓷盒中。每摊膏于故帛上贴，日二易之。

治一切痈疽发背，疼痛不可忍，丁香膏方。

丁香（半两，末）　麻油（一斤）　黄丹（七两）　丈夫头发（一两）　蜡（一两）　桂心（半两，末）　当归（半两，末）

右件药，先炼油令香，下发，煎令发尽，次下蜡以绵滤过，却入铛中，下黄丹，不住手搅，候色黑，滴安水内如珠子，即下丁香桂心当归等末，搅令匀，以瓷盒盛，用故帛上摊贴，日二换之。

治一切痈疽发背，日夜发歇，疼痛不止，胡粉膏方。

胡粉（四两）　油（半斤）　蜡（二两半）　乳香（半两，细研）　麝香（一钱，细研）　没药（半两，细研）

右件药，以文火煎令油熟，下胡粉，后下蜡，临成下麝香乳香没药，搅勿住手，待似星花上来，即生[33]，以瓷器内盛。于故帛上涂贴，日二易[34]之。

治一切痈疽发背疮肿溃后排脓膏药诸方

治一切痈疽发背，恶疮毒肿溃后，久脓水不住，肌肉不生，毒气未定，收毒止痛暖肌，麒麟竭膏方。

麒麟竭（半两）　雄黄（半两，细研）　密陀僧（半两，细研）　雌黄（一分，细研） 乱发灰（半两） 朱砂（半两，细研） 乳香（一两，细研） 黄芪（一两） 白芍药（一两） 牡丹（一两） 连翘（二两） 丁香（一两） 木香（一两） 桂心（一两） 当归（一两） 牛膝（一两，去苗） 细辛（一两） 白芷（一两） 松脂（一两） 蜡（三两） 黄丹（一[35]十二两） 麻黄（二两） 油（二斤半）

右件药，黄芪等一十二味，细锉，入油内浸一宿，后用文火煎，诸药色黑，滤出。次下松脂、乳香、蜡，消熔尽，以绵滤去滓，拭铛令净，却下药油，以慢火熬，相次入黄丹，不住手以柳木篦搅，候色变，滴于水碗内，撚看软硬得所，歇良久，入麒麟竭、雄黄、雌黄、密陀僧、朱砂等末，搅令匀，倾于瓷盒内。以纸上摊令匀，每日两上贴之。

治一切痈疽发背，穿穴后，排脓散毒止痛，连翘膏方。

连翘（一两半） 陈油（一斤半） 猪脂（七[36]两） 羊脂（五两） 黄芪（一两半） 黄丹（十四两） 白芷（一两半） 白及（一两半） 白蔹（一两半） 乳香（三分） 松脂（一两半） 蜡（二两） 露蜂房（一两半） 乱发灰（半两） 青绢（一尺二寸，烧灰） 绯绢（一尺二寸，烧灰） 当归（一两半） 白芍药（一两半） 桂心（一两半）

右件药，先将油及猪羊脂以微火煎，候脂消尽，锉碎黄芪、白芷、连翘、蜂房、白及、白蔹、当归、芍药、桂心九味，下入油内，以微火煎，候药黄黑色，次入松脂、蜡、乳香熔尽，即以绵绞去滓，再入铛内煎，即下黄丹，以柳木篦搅，勿令住手，候药变黑色，次下绯青绢灰及头发灰，搅令匀，滴于冷处，凝硬得所，成膏，于瓷器内收。用时旋于故帛上摊贴，日二换之。

治一切痈疽发背，溃后，日夜疼痛，宜用排脓止痛膏方。

油（一斤） 当归（一两半） 白芷（一两） 桂心（三分） 芎䓖（一两） 藁本（一两） 细辛（三分） 密陀僧（一两，细研） 黄丹（三两） 麝香（一分，细研） 鹿角胶（一两半） 蜡（三分） 朱砂（一两，细研） 盐花（一两） 腻粉（三分） 乳香（三分，细研）

右件药，先取油，安铛内，炼沸，当归等六味细锉，下入油中，煎白芷赤焦色，锦滤去滓，净拭铛中油，却安入铛中，依前慢火熬，下蜡并黄丹，不住手以柳木篦搅，候色黑，次下密陀僧鹿角胶盐花，次下腻粉，次下乳香，次下朱砂、麝香等，慢火熬搅，候药黑光，即滴入水内，如硬软得所，药成，入钞锣中待凝冷，即于净地上安一宿，以物盖，出火毒。每用故帛上摊贴，日再换之。

治一切痈疽发背，溃后，肌肉不生，宜用此排脓生肌，神效膏方。

当归（二两） 白芷（一两半） 乳香（三分，细研） 松脂（一两） 芎䓖（一两） 白蔹（一两半） 绯帛灰（半两，细研） 乱发灰（半两，细研） 甘草（一两半） 黄丹（十两） 木鳖子（三十枚，去壳） 杏仁（一两，汤浸去皮尖双仁，炙） 木香（一两半） 黄蜡（二两） 麻油（二斤）

右件药，先取油，安铛内，炼令香熟，将八味药细锉，下油中浸一宿，次[37]文火煎，白芷色赤黑，即滤出，次下松脂、蜡、乳香、绯帛、发灰等，更煎令消，以绵滤去滓，却入铛内，下黄丹，不住手搅，变黑光色，滴在水中为珠子，膏成，用瓷器盛。每用，以故帛摊贴，日二易之。

治一切痈疽发背，已溃后，日夜疼痛不可忍，脓不能出，宜用止痛排脓生肌神秘方。

生地黄汁（三分[38]） 防风（三分，去芦头） 羊肾脂（二两） 麻油（五两[39]） 乳香（一两） 黄蜡（二两） 乱发（半两） 当归（半两）[40] 甘草（三分） 白蔹（半两）

右件药，细锉，以醋拌湿，先以油煎乱发，消尽，下地黄汁，煎如鱼目沸，候地黄汁尽，绵滤去滓，却于火上下蜡香脂，熟搅匀，煎令稠，于瓷盒内盛。以故帛涂，看疮大小贴，日二易之。

治一切痈疽发背，溃后肌肉不生，宜用此排脓生肌膏方。

黄丹（六两） 松脂（半两） 薰陆香（半两） 故绯帛（一尺，烧灰细研） 乱发（半两） 蜡（一两） 故青帛（一尺，烧灰细研）

右件药，以油一斤，先煎一两沸，内发，煎令消尽，然后内蜡及松脂薰陆香绯青帛灰，煎搅令洋，以绵滤去滓，却入铛中，下黄丹，以火煎搅令色黑，软硬得所，贮一瓷器中。少少涂于楸叶上，以贴，日二易之。

治一切痈疽发背，溃后疼痛，疮口不合，宜用此排脓生肌膏方。

川大黄（一两） 细辛（半两） 防风（半两，去芦头） 黄芩（半两） 芎䓖（一两） 白蔹（一两） 白芷（半归） 白芍药（一两）

荠草（半两） 黄柏（半两） 黄连（半两） 当归（半两） 麻油（半斤） 猪脂（半斤） 白蜡（四两） 松脂（一斤）

右件药，都细锉，先于净铛内煎麻油脂蜡令消，后入诸药，慢火煎，看药欲焦，即以绵滤去滓，放冷，膏成。每用，以故帛上涂贴，日二换之。

治一切痈疽发背，溃后疼痛不止，宜用此排脓止痛地黄膏方。

生地黄汁（一升） 松脂（二两） 薰陆香（一两） 羊肾脂（一两半） 牛膝（一两半） 蜡（一两）

右件药，于地黄汁中煎松脂及香，令消尽，即内羊脂酥蜡，慢火煎令稠，膏成。涂软帛上，日二三上贴之。

治一切痈疽发背生肌膏药诸方

治一切痈疽发背，日夜疼痛，解毒生肌，麒麟竭膏方。

麒麟竭（一两） 桂心（三分） 木香（半两） 附子（三分，生，去皮脐） 槟榔（半两） 当归（半两） 白芷（半两） 芎䓖（三分） 诃黎勒皮（半两） 沉香（半两） 没药（半两） 白及（半两） 朱砂（三分，细研） 丁香（半两） 乳香（半两） 甘草（半两，锉） 麝香（半两，细研） 白檀香（三分） 甘松香（一两） 零陵香（半两） 槐花（二两） 柏叶（二两） 垂柳枝（二两） 松脂（三分） 白蜡（三分） 黄丹（十五两） 油（二斤半）

右件药，先将油于铛中，以炭火炼令香，细锉甘松香、檀香、零陵香、柏槐、柳枝等，入油内浸一宿，以文火煎，候三般枝黄黑色，即去，却下松脂并蜡，化了，以绵滤过，拭铛令净，却倾油入铛中，下黄丹，于火上以柳木篦不住手搅，令沸转黑色后，将前十七味药，捣罗为末，微火上调入膏内，搅三二千遍令匀，滴入水中作珠子，即膏成，用瓷盒收。于蜡纸上摊贴，甚者每日早晚换之。

治一切痈疽发背，肌肉不生，干急疼痛，润疮生肌膏方。

槟榔（一两） 白芍药（一两） 丁香（一两） 细辛（一两） 黄

连（一两） 川芎䓖（一两） 杏仁（一两，汤浸去皮尖双仁） 桂心（一两） 天南星（一两） 牛膝（一两，去苗） 羌活（一两） 附子（一两，去皮脐） 藁本（一两） 防风（一两，去芦头） 木鳖子（一两，去壳） 当归（一两） 木香（一两） 白芷（一两） 乳香（一两） 白胶香（一两） 麝香（半两，细研） 蜡（四两） 羊脂（一斤） 猪脂（一斤） 野驼脂（一斤）

右件药，除脂蜡麝香外，都细锉，以米醋半升，拌令匀，一宿，先取三般脂，于铛内文火煎沸，即下诸药，煎半日，候白芷色赤，滤出，下蜡令消，以绵滤过，瓷盒盛，调入麝香令匀。看患处大小，涂贴于上，日二度换之。

治一切痈疽发背，败坏疼痛，宜用此生肌膏方。

蛇衔草（一两半） 当归（一两半） 黄连（一两半） 黄芪（一两） 甘草（一两） 黄芩（一两） 川大黄（一两） 续断（一两） 白芍药（一两） 白及（一两） 芎䓖（一两） 莽草（一两） 白芷（一两） 附子（一两，生，去皮脐） 细辛（一两） 蜀椒（一两，去目） 生干地黄（三两） 薤白（一把）

右件药，都细锉，以酒一升，拌令润半日，先用腊月猪脂三斤，安铛内，炼沸，渐渐入药，煎令白芷黄赤色，滤去，以绵滤过，瓷盒盛。每日三两度，以涂患上。

治一切痈疽发背，止痛生肌膏方。

麒麟竭（一两） 没药（一两） 黄丹（半两） 乳香（一两） 当归（一两） 白芷（半两）

右件药五味，捣细罗为散，先用清油一斤[41]半，煎桑白皮、柳白皮各二两，令色赤，滤去滓，用绵滤过，下黄丹搅匀，候色黑，次下五味散，以柳木篦子搅，候软硬相得，膏成。于故帛上摊贴，如内损疼痛，只用酒服五圆，如皂荚子大。

治一切痈疽发背，生肌敛疮口，水杨膏方。

水杨皮（二两，锉） 槐皮（二两，锉） 黄丹（六两） 麒麟竭（一两，末） 密陀僧（一两半，细研） 白松脂（一两） 蜡（一两） 白蔹（一两，锉） 降真香（一两，锉） 油（二斤）

右件药，先将油于铛内，微火煎水杨皮、槐皮，后下白蔹、麒麟竭、松脂、降真香，再煎，候水杨皮黄黑色，以绵滤去滓，再入铛内，重煎，即入密陀僧并黄丹、蜡等，用柳木篦搅，勿令住手，候色变黑，旋滴于冷处，看硬软得所，膏成，盛于瓷器中。用于软帛上摊贴，每日二度换之。

治一切痈疽发背，脓血不止，宜用此生肌膏方。

薰陆香（一两） 松脂（一两） 黄丹（二两） 羊肾脂（一两） 生地黄汁（二合） 麻油（四两） 故绯帛（五寸）

右件药，先以油煎绯帛消尽，下薰陆香、松脂、羊肾脂，又煎三两沸，去火，下地黄汁，煎汁令尽，去火，下黄丹，搅令相入，又煎一两沸，下蜡，候色黑，软硬得所，膏成。用帛上摊贴，日二换之。

治一切痈疽发背，生肌止痛，去疮内虫，乌麻膏方。

乌麻油（一斤） 黄丹（七两） 薰陆香（一两） 麝香（半两，细研） 松脂（一两） 黄蜡（一两）

右件药，先煎油沸，下松脂、薰陆香及蜡候消，以绵滤过，却安铛内，下黄丹，火上搅令色黑，滴安水中为珠子，软硬得所，去火，下麝香搅令匀，以瓷盒盛。看疮大小，帛上摊贴，取差为度。

治一切痈疽发背，止痛生肌，黄芪膏方。

黄芪（一两） 赤芍药（一两） 当归（一两） 川大黄（一两） 芎䓖（一两） 独活（一两） 白芷（一两） 薤白（一两） 生地黄（二两） 麝香（二钱，细研）

右件药，都细锉，先用猪膏二升，煎三五沸，下药，煎白芷色赤，以绵滤去滓，入麝香，搅令匀，收瓷盒中。日三四度涂摩疮上。

治一切恶毒疮膏药诸方

治一切恶毒疮肿，抵圣雄黄膏方。

雄黄（一两，细研） 黄丹（二两） 乳香（一分，细研） 没药（一分，细研） 麒麟竭（一分，细研） 密陀僧（半两，细研） 麝香（半分，细研） 丁香（半分，末） 红芍药（一分，锉） 白及（一分，锉）　白蔹（一分，锉）　白芷（一分，锉）　不灰木（一分，锉）　槐条柳条（各二十一寸，冬用根夏用条，并乱发都一处水浸一日滤出）　乱发（如毬子大，净洗）　油（半斤）　蜡（四两）

右件药，从芍药已下，以油煎令白芷焦赤，滤去滓，入蜡并雄黄以下八味，不住手以柳木篦搅，候色变黑，即倾入瓷盒中。看疮大小，涂于故帛上，贴之。

治一切远年恶毒疮，发背，冷漏丁疮，刀箭所伤，乌蛇膏方。

乌蛇（四两）　当归（二两）　黄芪（一两半）　生干地黄（一两半）　乱发（三分，烧灰）　防风（一两，去芦头）　甘草（二两）　黄丹（六两）　胡粉（四两）　蜡（二两）　松脂（二两）

右件药，都细锉，以清油二斤半，于铛内，入蜡、松脂及药，煎令黑色，绵滤去滓，却内铛中，下黄丹，便以武火上不住手搅，候色黑，滴安水中如珠子，硬软得所，即膏成也。用故帛上摊，可疮大小贴，日二易之，以差为度。

治一切痈肿恶毒疮痛，挺子膏方。

附子（一两，去皮脐，生用）　赤芍药（一两）　当归（一两）　杏仁（二两，汤浸去皮尖双仁）　黄连（一两）　赤柳皮（四两）　麒麟竭（一两）　没药（一两）　黄丹（三两）　清油（一斤）

右件药，并细锉，先将清油及诸药，入于铛中，煎令焦黄色，待冷澄滤过，后下黄丹、麒麟竭、没药同煎，以柳木篦子不住手搅，候黑色，取少许滴水中成珠子，即膏成，放冷，剂作挺子。多年冷漏恶疮，先用甘草煎水洗，然后贴之；痈肿，煎[42]荚酒调服一圆，如弹子大；齿龈痈肿贴之，大效。

治一切恶毒疮疼痛，生肌散方。

白术（一升，淘四十九遍）　旧皮巾子（一只）

右二味，入瓷瓶子内，泥固头，以大火烧为灰，候冷，细研为末。日二三上贴之。

治一切恶毒疮，日夜疼痛，脓血不止，宜用此方。

雄黄（三分，细研）　麒麟竭（三分，细研）　乳香（三分，细研）　麝香（一分，细研）　杏仁（二两，汤浸去皮尖双仁）　柳枝（一握，

锉）　沥棬油（八两）

右件药，先将油入铫子内，与杏仁、柳枝同煎至黑色，用绵滤过，净拭铫子，入黄丹二两于油内熬，常以柳枝子搅令黑色，候滴水中不散，入前四味药末，又熬令稠，倾在瓷器中。于软帛上摊贴，日二换之。

治一切恶毒疮，挺子膏方。

麒麟竭（半两）　定粉（一两）　没药（半两）　自然铜（半两）　黄丹（一两）　无名异（半两）　蜡（四两）

右件药，捣罗为末，先用蜡于铫子内令熔，次下药末，以柳枝子搅，勿令住手，至冷剂为挺子。有患者，著漆楪[43]子底上点生油，摩令浓，每日两上贴之。

治一切恶毒疮肿，白薇膏方。

白薇（半两）　白蔹（半两）　白及（半两）　白附子（半两）　白芷（半两）　赤芍药（半两）　胡粉（二两，细研）　乳香（一分，细研）　白蜡（三两）　油（十二两）

右件药，白薇等六味，锉，以油浸经七日，用瓷瓶子盛，以纸三两重封瓶口，绳子牢系，于节[44]上蒸五度，然后用铫子煎五六沸，绵滤去滓，又入胡粉、乳香、白蜡等，更煎一两沸，以瓷器盛。于软帛上摊贴，日二换之。

治一切恶毒疮肿，莨菪膏方。

莨菪（二合）　白蔹（末）　芎䓖（末）　丁香（末）　沉香（末）　乳香（末）　木香（末）　鸡舌香（末，各一两）　黄丹（一两）　麻油（一升半）

右件药，唯[45]莨菪子别捣，绵裹入油铛中，煎候色焦黑，滤出，次下白蔹、黄丹等末，用柳木篦不住手搅，候稀稠得所，即膏成，贮于瓷盒中。以故帛上摊贴，日二换之。

治一切毒肿膏药诸方

治一切毒肿，不问大小，焮热疼痛，不可忍，犀角膏方。

犀角屑（二两）　石长生（一两）　苦参（三两）　蓝实（三两）

芎䓖（一两）　赤芍药（一两）　络石（一两）　白蔹（一两）　半夏（一两）　连翘（一两）　商陆（一两）　玄参（一两）　桑寄生（二两）　酥（三两）　川硝石（三两）

右件药，细锉，以腊月猪脂炼成者三斤，入药，以文火同煎，候白蔹黄赤色，以布绞去滓，净拭铛，重煎，下酥硝石，添火炼之，不得绝急，候如稀饧，又以绵滤，内瓷器中盛。于软帛上摊贴，日二换之。

治一切毒肿，筋急疼痛，乌蛇膏方。

乌蛇（一两）　木香（半两）　诃黎勒皮（半两）　芎䓖（半两）　细辛（半两）　牛蒡子（半两）　防风（半两，去芦头）　垂柳枝（锉，二合）　黄丹（六两）　清油（一斤[46]）

右件药，捣罗为末，于油内，先煎柳枝令黄黑色，绵滤去滓澄清，拭铛令净，以慢火熬，入黄丹，搅如黑豆色，一时下药末，又搅令匀，倾于不津器内。每使时，看疮肿大小，火畔熁，以纸上摊贴，日二换之。

治一切毒肿疼痛，宜贴解毒膏方。

川升麻（一两）　白蔹（二两）　漏芦（一两）　连翘（一两）　川芒硝（一两）　黄芩（一两半）　蛇衔草（二两半）　栀子仁（三十枚）　蒴藋根（二两）

右件药，锉碎，以酒拌，半日，用猪脂一斤半，煎药令黑色，即膏成，绵滤去滓，以瓷器盛。于软帛上摊贴，日二换之。

治一切毒肿热疼，升麻膏方。

川升麻（一两）　犀角屑（一两半）　玄参（一两）　杏仁（一两，汤浸去皮尖双仁）　赤芍药（一两）　麻黄（一两，去根节）　栀子仁（一两）　甘草（一两）　川芒硝（一两）　芎䓖（一两）　蛇衔草（一两）　白蔹（一两）　黄芩（一两）　荠草（一两）　桑寄生（一两）　白芷（一两）　射干（一两）　蓝叶（一两）　地黄汁（五合）　猪脂（四斤）　醋（一升）

右件药，都锉，以醋地黄汁渍药一宿，于铛内先消猪脂，入药，以慢火煎，候醋气歇，白芷黄赤色，膏成，绵滤去滓，盛瓷器中。每日四五度，涂摩肿处。

治一切毒肿，结硬疼痛，地黄膏方。

生地黄（半斤） 辛夷（一两） 独活（一两） 当归（一两） 芎䓖（一两） 黄芪（一两） 白芷（一两） 续断（一两） 赤芍药（一两） 黄芩（一两） 川大黄（一两） 薤白（二[47]两）

右件药，都细锉，以腊月猪脂一斤半，煎候白芷黄赤色，以绵滤去滓，盛不津器中，日三四度涂之。

治一切风毒气流注，骨节筋脉结聚疼痛，败龟膏方。

败龟（一两） 桂心（半两） 木香（一分） 木鳖子仁（三[48]两） 防风（三分，去芦头） 白芷（一分） 当归（一分） 槐白皮（一两） 独活（一分） 川乌头（一分，生去皮脐） 芎䓖（一分） 藁本（一分） 黄丹（一两） 清油（十两） 松脂（一两）

右件药，败龟、木香、桂心三味，合捣罗为末，其余细锉，以油浸一宿，同煎令槐白皮黑色为度，绵滤去滓，澄清，却于铛内，以慢火熬，入黄丹，用柳木篦不住手搅，候黄丹色黑，滴入水内，看硬软得所，成膏，便入败龟等三味末，更搅令匀，倾于不津器内盛。每用时，看疼痛处大小，火畔熁，以纸上匀摊贴，日二三度易之。

治一切风毒，流注不定，焮赤疼痛，天麻膏方。

天麻 当归 防风 乌头（去皮脐，生用） 独活 细辛 乌蛇 半夏 干蝎 白僵蚕（各一两）

右件药，细锉，以腊月猪脂一斤半，煎沸，下药，文火熬令药赤黑色，滤出，即下蜡四两，候熔，以绵滤过，安瓷盒内。每日三五度，取少许摩令热，兼于空心及晚食前，以温酒调下半匙。

治一切风毒流注，筋骨疼痛，换骨膏方。

槟榔（一分） 没药（一分） 盐（一分） 麝香（一分，细研） 当归（一分） 干蝎（一分） 芎䓖（一分） 黄丹（三两） 清油（三两） 垂柳枝（二两，锉）

右件药，捣罗为末，先以油煎柳枝令黄黑色，滤去，以绵滤过，却入铛中，下盐黄丹，以柳木篦搅，慢火熬令黑色，下诸药末，急搅令匀，盛瓷盒中。摊膏于故帛上贴，日三两度换之。

【校注】

① 妳：同“奶”。
② 世：日本抄本作“也”字，义长可从。
③ 一：日本抄本作“二”。
④ 骐驎：即“麒麟”。
⑤ 蜴蜥：日本抄本作“蜴蜥”字。
⑥ 膏：其下日本抄本有“方”字。
⑦ 二：日本抄本作“三”。
⑧ 一：日本抄本作“二”。
⑨ 一：日本抄本作“二”。
⑩ 搕：日本抄本作“榼”字。
⑪ 焦：日本抄本作“烧”字。
⑫ 紫：日本抄本作“柴”字。
⑬ 三：日本抄本作“二”。
⑭ 前：日本抄本作“煎”字。
⑮ 赤黑：日本抄本作“黑”字。
⑯ 再：日本抄本作“下沸”二字。
⑰ 三：日本抄本作“二”。
⑱ 分：日本抄本作“两”字。
⑲ 合：其下日本抄本有“生”字。
⑳ 一：日本抄本作“三”。
㉑ 恊：日本抄本作“熁”字。
㉒ 治一切痈疽发背止疼痛膏药诸方：此标题底本无，据目录补。
㉓ 二：日本抄本作“三”。
㉔ 根：日本抄本作“相”字，义长可从。
㉕ 每：其下日本抄本有“日”字。
㉖ 少：日本抄本作“火”字。
㉗ 三：日本抄本作“二”。
㉘ 二：日本抄本作“一”。
㉙ 绢：日本抄本作“绵”字。
㉚ 搅：日本抄本作“摊”字。
㉛ 雌：日本抄本作“雄”字。
㉜ 一：日本抄本作“二”。
㉝ 生：日本抄本作“住”字，义长可从。
㉞ 易：日本抄本作“换”字。
㉟ 一：日本抄本作“二”。
㊱ 七：日本抄本作“十”。
㊲ 次：日本抄本作“以”字。
㊳ 三分：日本抄本作“五合”两字。
㊴ 两：日本抄本作“合”字。
㊵ 当归（半两）：此四字底本无，据日本抄本补。
㊶ 斤：日本抄本作“升”字。
㊷ 煎：日本抄本作“皂”字，义长可从。
㊸ 楪：古同“碟”。
㊹ 节：日本抄本作“饭”字。
㊺ 唯：日本抄本作“惟”字。
㊻ 斤：日本抄本作“升”字。
㊼ 二：日本抄本作“一”。
㊽ 三：日本抄本作“半”字。

卷第六十四

治一切毒肿诸方

夫肿之生也，皆由风邪寒热，毒气客于经络，使血涩不通，壅结皆成肿也。风邪不[①]作者，肿无头无根，浮在皮上，如吹之状，不赤不痛，或肿或散，不常肿也。其寒气与血相搏作者，有头有根，色赤肿痛。其热毒作者，亦无正头，但急肿久不消，热气结盛，壅则为脓也。其候非一，故谓之一切肿也。

治一切毒肿，疼痛不止，五香散方。

沉香（一两） 木香（一两） 丁香（一两） 薰陆香（一两） 麝香（一钱，细研）

右件药，捣细罗为散，入麝香，更研令匀。每服二钱，以水一中盏，煎至五分，不去滓，不计时候温服。

治一切热毒肿气，并主乳痈，宜贴木香散方。

木香（二两） 紫葛（二两，锉） 紫檀（二两） 川朴硝（二两） 赤小豆（二合） 川升麻（一两） 白蔹（一两） 白矾（一两）

右件药，捣罗为末，以榆皮汁和如稀糊，可肿大小，以疏布涂药，贴于肿上，干即易之。

治一切肿毒，肉色不异，时时牵痛，经年肿势不消，紫草膏方。

紫草（一两） 桂心（一两） 芎䓖（一两） 赤芍药（一两） 白蔹（一两） 川大黄（一两） 防风（一两，去芦头） 黄芩（一两） 莽草（一两） 当归（一两） 木香（一两） 甘草（一两）

右件药，捣细罗为散。每用散二两，酒二升，于铛中煎令成膏，及热涂熁肿处，日再用之。

治一切热毒，焮肿忽发，颈项胸背发即封之，令不成脓方。

生地黄（切，一升）　豉（三两）　川芒硝（五两）

右件药，捣令熟，厚二分已来，日六七度以敷之肿上。

又方。

蔓菁根（三两，干者）　芸苔叶（三两，干者）

右件药，捣细罗为散，以鸡子清和贴肿上，干即易之。

又方。

商陆（三两）　芸苔叶（三两）

右件药，捣熟贴于肿上，即易之，

治一切热毒结聚，焮赤疼痛，消肿解毒，金花散方。

叶子雌（半两，细研）　黄连（半两，去须）　槟榔（一分）　郁金（半两）　川大黄（半两）　麝香（一分，细研）

右件药，捣细罗为散，入雌并麝香，同研令匀，以麻油调如糊，涂于肿上，日二换之。

治一切恶毒肿，乳香饼子贴方。

蔓菁根（一握）　乳香（一两）　黄连（一两，去须）　杏仁（四十九枚，汤浸去皮）

右件药，捣三五百杵，团作饼子，厚三四分，可肿处大小贴，干即易之。

又方。

川大黄（捣罗为末）　石灰末　赤小豆（捣罗为末，以上各一两）

右件药，以酒调涂肿上，干即易之。

又方。

槐子（半斤）　护火草（一把）

右合捣，以水和敷上，干即易之。

又方。

赤小豆末（半合）　浆水（半合）　鲫鱼胆（五枚）　葱白（一握，细切）

右件药相和，于砂盆内研如膏，薄涂肿上即差。

又方。

川朴硝（一两）　川大黄末（一两）

右件药，合研令匀，以冷水调涂肿上，干即更涂。

治一切热毒痈肿，疼痛不可忍方。

苍耳子（不限多少，熬令微黄）

右件药，捣罗为末，取油淀相和，涂于肿上，干即换之。

治一切热毒肿及发背方。

右取马齿叶，熟捣，用铜钞锣盛，安于新汲水盆中浸，候马齿冷，即于肿上，热即易[2]之，当时肿消，如已出脓，亦得渐差。

治一切毒肿，不问硬软方。

右取楸叶十重，覆于肿上，即以旧帛裹之，日二三易，当重重有毒气为水在叶中，如冬中，取干叶以盐水浸良久用之，亦得，不然取根皮，锉烂捣敷之，甚验。

治风肿诸方

夫人忽发风肿，或著四肢，或在胸背，或着头项，发作虚肿，如吹之状，不痛不赤。著四肢者，乃欲不遂，令有烦满短气，身体常冷，皆由冬月遇温，风入于肌里，至春，复遇大寒，风不得出，气壅肌间，不自觉知，至夏，恣取风凉，气聚不散而成肿也。久不差，气结盛生热者，乃化为脓，若至烂败，则煞人。右手关上，脉浮而虚者，病肿也。

治风肿，欲结成脓，令内消散，连翘散方。

连翘（一两半）　射干（一两）　沉香（一两）　紫檀香（一两）　犀角屑（一两）　川升麻（一两）　川芒硝（三[3]两）　玄参（二两）　甘草（一两，炙微赤，锉）

右件药，捣粗粗罗为散。每服四钱，以水一中盏，煎至六分，去滓，每于食后，良久温服。

治风肿，无问冷热，并效，黑豆浸酒方。

黑豆（二[4]升，炒熟）　白花蛇（一条，重五两，酒浸炙微黄）　大麻

仁（二升，蒸熟）　五加皮（五两，锉）　苍耳子（五两，酥炒微黄）　牛蒡子（一升，酥炒微黄）

右件药，捣碎，以生绢袋盛，用好酒三斗，内入瓷瓶中，封头，浸经七日，开瓶，每于食前，暖一中盏服之。

治风毒疮肿疼痛，乌蛇膏方。

乌蛇（二两）　附子（一两，生去皮脐）　干蝎（一两）　防风（半两，去芦头）　当归（半两）　白芷（半两）　赤芍药（半两）　藁本（半两）　半夏（半两）　细辛（半两）　独活（半两）　芎䓖（半两）　白僵蚕（半两）　吴茱萸（半两）　汉椒（半两，去目）　桂心（半两）　黄蜡（六两）

右件药，细锉，以炼了腊月猪脂二斤，文火煎，候白芷赤黑色为度，绵滤去滓，下蜡令消，入瓷盒内盛。但是风肿，取少许摩之令热，日三度用之。

治风毒肿，令内消方。

川大黄（二两）　甜葶苈（二两）　木通（二两，锉）

右件药，捣罗为末，用水调涂之，干即再涂，以差为度。

治风毒肿，气急硬，疼痛方。

柳枝（一握，细锉）　桑枝（一[5]握，细锉）　黑豆（一升）

右件药相和，炒候大豆熟为度，以好酒五升，投之良久，澄滤去滓，每夜欲卧时，以意斟酌暖饮之，其滓，入盐一两，炒令极热，以帛裹于肿处熨之，冷即复炒，不过三两度效。

治风毒暴肿神验，重台草散方。

重台草　木鳖子（去壳）　半夏　（以上各一两）

右件药，捣细罗为散，以酽醋调涂之，凡是热肿，熁之立消也。

治热毒风肿及诸痈、发背等方。

牛蒡根（半斤，刮去黑皮，切）

右件药，以无灰酒一升，水二升相和，下牛蒡，以慢火煎，候汁浓，有少粘，即去滓，却向铛中，煎如稀饧，即停火，膏成。先以膏可肿处涂之，便著故帛贴，日夜二三度易之。

治风肿及恶疮疥，敷之疼痛内消方。

右用肥皂荚一斤，以文火炙令黑色，捣罗为末，取酒[⑥]二升，入药熟搅，熬成膏。临时看疾状大小，用药涂贴，日二易之。

治卒风肿诸方

夫人卒有风肿，不痛不赤，移无常处，而兼痒者，由先无患处，偶腠理虚，而因风所作也。

治皮肉卒风肿，赤痛，鹿角散方。

鹿角（五两）　白蔹[⑥]（二两）　牡蛎（四两）　附子（二两）

右件药，捣罗为末，以醋调涂于帛上，贴肿处，干即换之。

治卒热毒风肿，宜涂半夏散方。

半夏（一两）　莽草（一两）　川大黄（一两）　白蔹（一两）　川芒硝（一两）

右件药，捣罗为末，以水和如泥，涂之，干即再涂。

治卒风毒肿起，急痛方。

蔓菁根（一斤，洗去土）

右烂捣，以醋和如泥，敷肿上，以帛裹，日三易之。

又方。

柳白皮（一斤，锉）

右以酒煮令热，以帛裹熨肿上，冷即再煮用之。

又方。

右以牛粪烧灰为末，醋和敷肿上，干即易之。

又方。

浮萍草（三两）　紫草（三两）

右件药，都捣令熟，用敷肿上，干即换之。

治身体手足，卒风肿方。

驴脂（四两）　盐（二两）

右都捣令熟，用敷肿上，日三易之。

又方。

右以川芒硝二两，研为末，用醋调敷之，干即再涂。

治卒风毒肿方。

伏龙肝（半斤）

右以醋和如泥，涂于肿上，干即易之。

又方。

右捣商陆根敷之良。

又方。

皂荚刺（一握，去两头）

右以水一大盏，煮取六分，去滓顿服，取快利，其肿便消。

又方。

右以独颗蒜，切作片子，贴于肿上，以艾火灸之二七壮，极验。

治毒肿诸方

夫毒肿之候，与风肿不殊，时令人壮热，其邪毒若入腹，即杀人也。

治毒肿五香散方。

麝香（一两，细研） 木香（一两） 鸡舌香（一两） 藿香（一两） 薰陆香（一两） 当归（一两） 黄芩（一两） 川升麻（一两） 川芒硝（二两） 川大黄（二两，锉碎，微炒）

右件药，捣粗罗为散，入麝香和匀。每服三钱，以水一中盏，煎至五分，去滓，不计时候温服。

治毒肿疼痛，心神烦热，大肠秘涩，漏芦散方。

漏芦（一两） 白蔹（一两） 黄芩（一两） 麻黄（一两，去根节） 知母（一两） 枳实（一两，麸炒微黄） 川升麻（一两） 犀角屑（一两） 赤芍药（一两） 甘草（一两，炙微赤，锉） 川芒硝（二两） 川大黄（二两，锉碎，微炒）

右件药，捣粗罗为散。每服三钱，以水一中盏，煎至五分，去滓，不计时候温服。

内消肿毒方。

白蔹（二两）　白及（二两）　白芷（二两）

右件药，捣细罗为散，研生姜汁调涂之，干即再涂。

治毒肿不消，时有疼痛，宜涂芸苔子散方。

芸苔子（三两）　桑叶（一两）　龙葵（一两）　牛李子（半两）

右件药，捣罗为末，以浆水调涂肿处，干即易之。

治热毒肿，内消膏方。

肥皂荚（二挺，以好酒一中盏浸取汁）　青盐（一分）　硝石（一分）

右件药相和，熬成膏，涂于肿上，日二易之。

治毒肿，痛不可忍，宜涂鹿角散方。

鹿角（一两）　磨刀粗石烂者（二两）　白蔹（一两）

右件药，捣罗为末，以醋调，涂于肿上，干即更涂。

治毒肿恶疮方。

川大黄（二两，生用）　风化石灰（二两）　赤小豆（二两）

右件药，捣罗为末，以醋调涂之，干即再涂之。

又方。

右用葵芽根，和盐捣，敷之效。

治毒肿不问硬软，宜用此方。

蜀葵根　茄子根　冬瓜根（以上各五两）

右件药，并烧，候烟绝即出，勿令作灰，细研，以生麻油调涂，于故帛上贴之。如脓未出，当便内消，若脓已出，即便撮合，神验。

又方。

右用胡葱捣烂，以生油调涂于肿上，即效。

治热毒肿不消，疼痛方。

桑花（五两）

右件药，捣罗为末，用生蜜调涂于肿上。

又方。

右以瓮，近下钻一孔，盛水注于肿上。

又方。

右以鸡子清，封肿上，热即易之。

又方。

右捣地菘汁，每服一小盏，日四三服。

又方。

狗舌草（一斤，去两头）

右以水五升，于铜器中煮，取汁二升，去滓，搜面作羹粥食之。

又方。

益母草（二握，去两头）

右用酒三升，煎取一升，去滓顿服，立效。

又方。

栎树根白皮（五斤，细锉）

右以水五斗，煮令浓，内盐末一两，微温，以淋浴肿处，日二度用之。

治毒肿入腹诸方

夫此候与前毒肿不殊，但言肿热渐盛，入腹故也。毒入腹之候，先令人拘急恶寒，心烦闷而呕逆，气喘而腹满，如此者损人也。

治毒肿恐恶气入腹，宜服疏利毒气，大黄散方。

川大黄（二两，生用）　木香（一两）　丁香（半两）　独活（一两）　桑寄生（一两）　射干（一两）　甘草（半两，生，锉）　麝香（一分，细研）

右件药，捣粗罗为散，入麝香研令匀，每服五钱，以水一大盏，煎至五分，去滓，于食前温服。

治毒肿入腹，心神烦闷，不欲饮食，犀角散方。

犀角屑（一两）　薰陆香（一两）　木香（一两）　鸡舌香（一两）　藿香（一两）　沉香（一两）　川升麻（一两）

右件药，捣粗罗为散。每服四钱，以水一中盏，煎至六分，去滓，不计时候温服。

治毒肿入腹，心闷腹胀，不欲饮食，沉香散方。

沉香（一两）　木香（一两）　丁香（一两）　薰陆香（一两）　麝香（一分，细研）　川大黄（二两，锉碎，微炒）

右件药，捣粗罗为散。每服四钱，以水一中盏，煎至六分，去滓，不计时候温服。

治毒肿，发无定处，或恶气入腹，刺痛，烦闷不已，射干散方。

射干（二两）　商陆（一两）　附子（一两，炮裂，去皮脐，以上三味捣罗为末）赤小豆（三合）　麻子（二合，研）

右件药，以水五大盏，先煮小豆麻子令熟，去滓取汁一小盏，每服，调下前药二钱，日三服，小便当利，即肿气渐消。

治恶毒肿，或著阴卵，或偏著一边，疼痛挛急，牵入小腹[7]，痛不可忍，一宿煞人，宜服此方。

右取藧香[8]苗叶，捣取汁二升，不计时候，暖一小盏服，其滓以贴肿上。冬中即以根及子，亦可用之。

治毒肿入腹疼痛，或牵小腹，及腰胯痛方。

桃仁（二分，汤浸去皮尖双仁）

右件药，研如膏。每服，以暖酒调下小弹子大，日三四服。

治游肿诸方

夫游肿之状者，为青黄赤白，无复定色，游于皮肤之间，肉上微光是也。

治游肿攻头面，焮肿赤热疼痛，宜用郁金散方。

郁金（半两）　赤小豆（一合）　甜葶苈（半两）　伏龙肝（二两）　川芒硝（半两）　川大黄（半两，生）

右件药，捣罗为末，以生鸡子白，并蜜少许，调令稀稠得所，涂之，干即更涂。

治游肿赤者，宜用此方。

川大黄末（二两）　慎火草（五两）

右件药，合捣涂之，干即再换。

治赤白游肿方。

芸苔子（半合）　米醋（一鸡子）　盐（一钱）

右件药，烂捣如泥，看大小，涂纸上贴之，如走，即随处贴之，不过三两上效。

治青白赤游肿，手近微痛方。

川大黄（二两，生）　蒲黄（二两）　伏龙肝（二两）

右件药，捣细罗为散，以水和如泥，薄涂之，干即再涂。

又方。

川大黄（一两，生用）　豉（一合）　紫檀（一两）

右件药，捣细罗为末，以醋和敷之，干即再敷。

又方。

紫檀香（二两）

右捣罗为末，水调涂之。

治游肿流遍身，赤色，入腹即死，宜用此方。

右以生猪肉敷上，数数换之，其肉虫鸟不食，臭恶甚也。

治游肿方。

右以生布一片，揾油，以火燃之，持照病上，咒曰：日游日游，不知著脂，火燎你头。 咒七遍即差也。

治白游肿方。

右捣生羊脾涂之。

治一切丹毒诸方

夫一切丹毒者，为人身体忽然变赤如丹之状，故谓之丹毒也。 或发手足，或发腹上，如手大。 皆风热恶毒所为，重者亦有疽之类也，若不急治，则痛不可忍，久乃坏烂，出脓血数升，若发于节间，便令人四肢毒肿，入于肠则煞人，小儿得之，最为急也。

治一切丹毒，热焮疼痛，金花散方。

郁金（一两）　黄连（一两）　黄芩（一两）　糯米（三合）

右件药，捣细罗为散，每用蜜水，调令稀稠得所，用鸡翎薄扫丹上，干即更涂。

治一切丹毒，恶气攻刺，身体赤肿，疼痛不可忍，宜用此方。

车前草　益母草　地胆草（以上各等分）

右件药，烂研涂之，干即更涂。

治一切丹毒恶气，五色无常，不即疗之，痛不可忍，若坏皮肤，用大出脓血，或发节解，即断人四肢，此盖疽之类也，宜速治之方。

右捣大蒜或小蒜如泥，厚涂之，干即更涂，以茎[⑨]为度。

又方。

赤小豆（一升）　羊角烧灰（半两）

右二味，捣罗为末，以鸡子白和涂之，如无羊角，即单用小豆亦良。

治一切丹毒，走皮中，浸淫疼痛方。

蛴螬（研）

右以鸡子清调涂之，干即再涂。

治一切丹毒流肿方。

榆白皮末（半两）

右以鸡子白调涂之。

又方。

右用地龙粪水和涂之。

又方。

鼠粘草根（勿使见风洗去土）

右捣烂贴之，绞取汁饮之，亦良。

治一切丹毒遍身方。

芸苔子（一两）

右以酒一大盏，和研去滓，煎五七沸，不计时候，温服一合。

治一切丹毒方。

右用蛇衔草，捣取汁涂之。

又方。

右用生地黄，捣取汁涂之。

又方。

右用护火草，烂捣敷之。

又方。

右用五叶草，烂捣敷之。

又方。

右用浮萍草，烂捣敷之。

又方。

右用豉，捣罗为末，以水调涂之。

又方。

右用川大黄，捣罗为末，以水调涂之。

又方。

右用栀子仁，捣罗为末，以水调涂之。

又方。

右用黄芩，捣罗为末，以水调涂之。

又方。

右用芒硝，细研为末，以水调涂之。

又方。

右用五叶藤，捣罗为末，以水调涂之。

治丹疹诸方

夫丹疹者，为遍身肿，并白丹肉中起，痒痛微肿，如吹瘾疹起赤，亦有鸡冠赤起，大如钱，小者如麻豆粒，一名茱萸，丹[10]火丹，有水丹，由体起热遇水湿博之，结丹如黄色，或有水在中，喜著腹及阴处，此虽小疾，若攻系[11]令人至死也。

治赤丹，瘾疹而痒，搔之随手肿起，莽草膏方。

莽草（半两）　当归（一两）　芎䓖（一两）　羊踯躅（一两）　大

戟（一两）　细辛（一两）　赤芍药（一两）　芫花（一两）　附子（一两，去皮脐，生用）

右件药，细锉，用猪脂三斤，煎之，候附子色黄，膏成，滤去滓，放瓷盒内贮之。每日四五度，取少许敷于瘮上。

治丹瘮，烦热疼痛不止，升麻膏方。

川升麻（二两）　白薇（三两）　漏芦（三[12]两）　连翘（三两）　川芒硝（三两）　黄芩（三两）　蛇衔草（三两）　枳壳（三两）　山栀子（四十枚）　蒴藋（四两）

右件药，细锉，以水三升，猪脂三斤，煎候水气竭，滤去滓，用瓷器贮。不计时候涂之。

治丹瘮，毒气不消，时发疼痛，宜拓漏芦汤方。

漏芦（二两）　川升麻（二两）　川芒硝（二两）　黄芩（三两）　栀子仁（二十枚）　蒴藋（四两）

右件药，细锉。以水七升，煎至四升，去滓，以软帛旋蘸汤拓病上，冷即再暖用之。

又方。

羚羊角屑（三两）

右以水一大盏，浓煎取汁二合，以摩之数百遍，若无羊角，牛脂猪脂炼，候冷摩之亦效。

又方。

右用羊角烧灰细研，以鸡子清和涂之。

又方。

右用酪和盐，热炙手涂摩即消。

又方。

右用白芷及根叶，煮洗拓之。

又方。

右用慎火草，捣熟封之。

又方。

右用白矾煮汁，拭之良。

又方。

右用蒴藋汁，著少许酒相和，浴之。

又方。

右用酒煮石南汁，拭之良。

又方。

右用鸡屎汁拭之。

又方。

右用芥子，不限多少，捣罗为末，不计时候，以酽浆水调下半钱。

赤疹者，由冷湿折于[13]肌中，甚即为热，热即成赤疹也，得天热则剧，得冷则减，宜用此方。

右用生蛇衔草，捣烂涂之良。

白疹者，由风气折于肌中，与风相搏，遂为疹也，得大阴而冷则剧，出风中亦剧，得晴暖则减，身暖亦差，宜用此方。

右用枳实，水煮取汁拭之。

治丁疮诸方

夫丁疮者，由风邪毒气于肌肉所生也。凡有十种：一者疮头乌强凹，二者疮头白而肿实，三者疮头如豆垽色，四者疮头似葩红色，五者疮头有黑脉，六者疮头赤红而浮虚，七者疮头葩而黄，八者疮头如金箔，九者疮头如茱萸，十者疮头如似石榴子。亦有初如风疹气，搔破青黄汁出，里有赤黑脉，而小肿；亦有全不知者，忽以衣物触着，及摸着则痛，若固取，则便不知处；亦有肉突起，如鱼眼之状，赤黑碜痛彻骨，久结皆变，至烂成疮，疮下深孔，如火针穿之状，初作时突如丁盖，故为之丁疮。令人恶寒，四肢强痛，三[14]日疮便变焦黑色，肿大光起，根硬强，全不得近，酸痛皆其候也。在手足头面骨节间者，最急，其余处则可也。毒入腹则烦闷，恍恍似醉，如此者三二日便死。养生方云：人汗入食内，食之作疔疮也。

治丁疮肿毒，五香汤方。

沉香（一两）　枫香（一两）　藿香（一两）　鸡舌香（一两）　木

香（一两）　射干（二两）　川升麻（二两）　鳖甲（二两，生用）　蓝实（二合）　川大黄（二两，生用）　犀角屑（一两）　贝齿（十枚）　乌梅（十四枚）

右件药，细锉，分为两剂，以水一斗三升，煎至一斗，淋浴肿毒处，神效。

治丁肿内消，棘刺散方。

棘刺（五十枚，陈者）　生黑豆黄[15]（四十枚）　乱发（三鸡子大）　绯绢（三条，每条阔三寸长五寸）

右件药，将棘刺等三味，分作三分，以绯绢一片，裹棘刺豆子，用发少多，缠绯帛令周匝牢固，余两段并总相似裹之，于炭火上烧令烟尽，细研，分为三服，空心，以温酒半盏调下一服，半日后疮四边肉软舒适即羌[16]，半日不觉，可更一服，必差，差后无有触犯，如有，即生三五个赤黑脓窠，不触犯者，七八日当差，勿轻之。

又方。

乱头发（三两）　蛇蜕皮（三两）　四[17]钩棘针（三两，烂者）　露蜂房（三两）　绯绢（二尺）

右件药，相和，分作四分，用绯绢各裹，以麻缠之，于炭火内烧令烟断，细研，日三服，以温水调下二钱。

治丁疮，生肌拔毒，苍耳膏方。

苍耳子（二合）　荆芥子（二合）　葵子（二合）　黄蜡（十两）　木香（一两）　白狗[18]粪（一两）　石长生（一两）　当归（一两）　黄芩（一两）　藁本（一两）　玄参（一两）　丁香（一两）　干马齿（一两）　雄黄（一两，细研）　虾蟆灰（一两）　乳香（一两，细研）

右件药，细锉，以猪脂三斤，煎三二十沸，滤去滓，次下乳香蜡，又煎三两沸，候冷，入雄黄虾蟆灰，搅令匀，以瓷器盛，密封。每使，涂于故帛上贴，日三度换之。

又方。

屎[19]上蜂窠（七枚，烧灰）　乱发（如拳大一枚，烧为灰末）　绯绢（五寸，烧灰）

右件药，合研令匀，每腹空时，以温水调下二钱。

治恶肿丁疮，及杂疮方。

皂荚（一两，去黑皮，涂酥炙令焦黄，去子）　麝香（一分，细研）

右件药，捣细罗为散，入麝香和匀，以人粪少许和如泥，涂封五日，后开之，根自出矣。

治丁肿毒气方。

蛇皮灰（二合）　露蜂房灰（二合）

右件药，捣细罗为散。每服一钱，以温酒空腹调服，晚再服之。

治丁疮，无问雄雌方。

铁粉（三[20]两）　蔓菁根（三两）

右二味，和捣如泥，封肿上，日二换之。

治丁肿，皮肉突起，如鱼眼状，赤黑碜痛方。

右以白马牙齿，烧作灰，细研，先以针刺疮令破，以灰敷之，上用面封，却候肿软，用好醋洗去灰，其根当出，便差。

治丁疮方。

附子（去皮脐，生用）　巴豆（去皮）　胡粉　（以上各一两）

右件药，捣细罗为末，用乌麻油调如稠膏，先以铍针，于疮四边出血，即以药封之，其四面亦以药盖，勿令泄气，从早至午，其根自出。

又方。

右以鬼伞，形如地菌，多从生粪堆上，见日消，黑者，取烧灰，以针刺疮四边，至疮际作孔，内药孔中，经宿疮发，用镊拔根出，大良。

又方。

捣白蔹末，水调敷肿上，神效。

治丁疮，根入腹方。

右取母猪粪和水，绞汁服一二[21]合，立差。

治丁肿至甚，蜣螂心，疗之如神方。

蜣螂（破其腹下取之其内白色者是也）

右一物可及半两，研敷于肿上，即穴再易之，血根尽出即差。

又方。

右以黑牛垢封之差。

又方。

右刮竹箭竿取茹，作炷就上灸之二七壮，即消。

又方。

右用附子捣末，醋和涂之，干即更涂。

又方。

右以生荠苨根，捣绞取汁涂之，干即再涂。

又方。

柳枝叶（一束，长三尺，围四尺）

右细锉，以水五斗，煮取三斗，去滓，煎如锡[22]，刺破涂之。

又方。

右用益母草茎叶，烂捣敷疮上，又绞取汁五合服之，即丁肿内消。

又方。

右先灸疮上三壮，以钟乳末六钱，及浆粒和研，敷上，须臾拔根尽出。

又方。

右用白僵蚕，捣为末，水调封之，丁疮根当自出。

又方。

甘菊叶（不限多少）

右绞取汁，服一小盏，入口即效，冬用菊根。

治鱼脐丁疮诸方

夫疮头黑深，破之黄水出，四畔浮浆起，狭长似鱼脐，故谓之鱼脐丁疮也。

治鱼脐丁疮，疼痛不可忍，宜用此神效方。

淘河舌（一枚）　天南星（一分）　肉桂（一分，去粗皮）　砒黄（半钱）　朱砂（一分）　巴豆（五枚，去皮）　麝香（半钱）　硇砂（一分）

右件药，捣罗及细研为散，用黄蜡并猪胆汁相和，消熔为圆，如绿豆大。一圆于疮上取穴为度，其药却收取，每一圆可医五六人效。

治鱼脐丁疮，久疗不差，宜贴芫花根膏方。

芫花根（二两） 猪牙皂荚（五挺） 白矾（三两，烧令汁尽，细研） 黑豆（三合）

右件药，用醋一斗，先浸芫花根及皂荚黑豆三日，于釜中，以火煎至二升，去滓后，却入铛中，煎至一升，入白矾末捣令匀，去火成膏。但是鱼脐丹恶疮，摊于帛上贴，日二易之。

治鱼脐丁疮如黑豆色者，以大针针疮四边，兼中央，后宜此方。

腊月猪头（一枚，烧灰）

右捣细罗为散，以鸡子清调令白[23]，敷疮上，日三易之。

又方。

右以寒食干饧糖，烧为灰敷之，即差。

治鱼脐丁疮，其头似白，肿痛不可忍方。

白苣（绞取汁）

右以针刺疮上四畔，涂汁于疮中，即差。

又方。

蛇蜕皮（一两，炙微黄） 鸡子（一枚，取清）

右件药，以水一大盏，煎蛇皮至六分，去滓，入鸡子清，搅令匀，更煎三两沸，顿服立愈，或以蛇皮灰，用鸡子清调涂之。

治恶肉诸方

夫恶肉者，身里忽有肉如小豆突出，细长乃如牛马乳，亦如鸡冠之状，不痒不痛，久不治，长不已。由春冬被恶风所伤，风入肌肉，结瘀血积而生也。

治恶肉，漏芦散方。

漏芦（半两） 白蔹（半两） 黄芩（半两） 白薇（半两） 枳实（半两，麸炒微黄） 川升麻（半两） 甘草（半两，生，锉） 赤芍药（半两） 川大黄（半两，锉碎，微炒） 麻黄（半两，去根节）

右件药，捣粗罗为散。每服三[24]钱，以水一中盏，煎至五分，去滓，不计时候温服。

治恶肉不差方。

蔄茹（半两，末） 白矾（三分，烧令汁尽） 雄黄（三分，细研）

右件药，同细研为散，用敷肉上。

蚀恶肉散方。

硫黄（细研） 马齿苋 白矾（烧令汁尽） 蔄茹 丹参（以上各半两）

右件药，捣细罗为散，涂敷恶肉上，

治恶肉久不差，宜用大黄膏方。

川大黄（一两，生用） 附子（一两，生，去皮脐） 芎䓖（一两） 黄芩（二两） 白蔹（二两） 雄黄（一两，细研） 真珠末（一两） 蔄茹（二两，别捣为末） 白矾（二两，烧令汁尽细研）

右件药，大黄等五味并锉，先以猪脂一斤半，煎十余沸，滤去滓，内雄黄真珠蔄茹白矾等末，搅令匀，涂于恶肉上即消。

治疮中恶肉出方。

乌梅（一七颗，烧为灰末之）

右以敷疮中恶肉，立效。

治恶核肿诸方

夫恶核者，为肉里忽有核，累累如梅李，或如小豆粒，皮肉碜痛，左右走身中，卒然而起。此风邪挟热毒所成，亦似射工毒，初得无常处，多恻恻[25]痛，不即治之，毒入腹脏，闷烦恶寒，即煞人，久不差，则变作瘘也。

治恶核风结肿毒，四肢烦热，拘急，独活散方。

独活（一两） 木香（一两） 射干（一两） 连翘（一两） 甘草（一两半[26]，锉） 桑寄生（一两） 川升麻（一两） 沉香（一两） 川大黄（一两，生用）

右件药，捣粗罗为散。每服四钱，以水一中盏，煎至六分，去滓，入竹沥半合，更煎一二沸，放温服之，日三服，得快利为度。

治项上恶核焮肿，连翘散方。

连翘（一两） 射干（一两） 川升麻（一两） 独活（一两） 桑寄生（半两） 丁香（半两） 木通（一两，锉） 木香（一两） 沉香（一两） 川大黄（二两，锉碎，微黄[27]）

右件药，捣细罗为散。每服，以清粥饮调下二钱，日三服。

治恶核焮肿不消，宜贴白蔹散方。

白蔹（一两） 川大黄（一两） 赤石脂（一两） 赤芍药（一两） 莽草（一两） 黄芩（一两） 黄连（一两，去须） 吴茱萸（一两）

右件药，捣罗为末，以鸡子清和如泥，涂布止[28]贴于肿处，干即易之。

治恶核焮肿疼痛，宜贴黄芪散方。

黄芪（一两半，锉） 黄芩（一两） 芎䓖（一两） 黄连（一两，去须） 白芷（一两） 赤芍药（一两） 当归（一两）

右件药，捣罗为末，以鸡子清调如泥，涂于布上，贴肿处，干即易之。

治肉中忽有恶核生，肿硬不消，恶肉恶脉，瘰疬，风结肿气，五香散方。

木香（一两） 沉香（一两） 鸡舌香（一两） 麝香（一分，细研） 薰陆香（一两） 射干（二两） 紫葛（二两，锉） 川升麻（二两） 独活（二两） 桑寄生（二两） 甘草（二两，生，锉） 连翘（三[29]两） 川大黄（三[30]锉碎，微炒）

右件药，捣粗罗为散，入麝香研匀，每服三钱，以水一中盏，煎至五分，去滓，入竹沥半合，更煎一二[31]沸，放温服之，日三服。

治恶核，肿结不散方。

吴茱萸（一两，末） 小蒜（二两）

右合捣敷之，日三换，以差为度。

治身体风毒疮诸方

夫风毒疮者，由内热外虚，为风湿所乘，则生疮也。所以然者，肺主气，候于皮毛，脾主肌肉，气虚则肤腠开，为风湿所乘，内热相搏，故身体皆生疮也。

治身体生风毒疮，或痒痛不止，苦参散方。

苦参（一两，锉） 人参（一两，去芦头） 丹参（一两） 黄连（三分，去须） 沙参（一两，去芦头） 玄参（一两） 秦艽（二[32]分，去苗） 白鲜皮（一两） 川升麻（一两） 枳壳（一两，麸炒微黄，去瓤） 栀子仁（三分） 犀角屑（一两） 黄芩（一两） 赤芍药（一两） 当归（一两） 白蒺藜（一两，微炒去刺） 防风（一两，去芦头） 白花蛇（二两，酒浸，炙令黄，去皮骨）

右件药，捣细罗为散。每服，不计时候，以温酒调下二钱。

治身体生风毒疮不差，宜服此方。

白鸽粪（四两，烧为灰） 天麻（一两） 麻黄（一两，去根节） 防风（一两，去芦头）

右件药，捣细罗为散。每于食后，用温酒调下一钱。

治风毒攻身体生疮，或时发痒肿痛，白花蛇煎方。

白花蛇（一条，去皮骨） 海桐皮 白芷 防风（去芦头） 独活 羌活 白术 附子（去皮脐） 天南星 半夏（汤洗七遍，去滑） 前胡（去芦头） 细辛 干蝎 桂心 汉椒（去目） 木鳖子（去壳） 当归 吴茱萸 苍术 （以上各一两）

右件药，并锉，以米醋二升，煎三二沸，匀拌药一宿，用腊月猪脂炼了者三斤，于铛内煎令沸，渐渐下药，候白芷色赤黄，用绵滤过，瓷盒盛。先以苦参汤淋浴，后以暖酒调下半匙，外以膏涂在疮上，令热为度，日三遍服用。

治身体生风毒疮，赤肿疼痛，宜涂豉心散方。

豉心（一合，炒令烟绝） 黄连（一两半，去须） 赤小豆（一合） 胡粉（一两，细研） 杏仁（一两，汤浸去皮尖双仁，细研）

右件药，捣罗为末，研入胡粉杏仁令匀，以酥和涂之。

治风毒身体生疮，水银膏方。

水银（一两，以少熟束束[33]瓤研令星尽） 松脂（一两） 朱砂（一两，细研） 土蜂窠（二两） 黄柏（一两，锉） 川大黄（一两）

右件药，除水银朱砂外，捣罗为末，以炼成猪脂二斤，煎为膏，放令冷，取水银朱砂入膏中相和，搅令匀，用涂疮上，日二换之。

治身体生风毒疮，茅胆膏方。

茅胆（一两，茅针里面瓤是也）　栀子仁（一两）　苦参（一两，锉）　黄蜡（二两）　清麻油（半[34]斤）　腻粉（半两）

右件药，茅胆等三味，捣罗为末，先以油蜡慢火熬，令蜡消，入前药末，并腻粉，不住手搅令匀，瓷盒内盛。每取少许涂疮，日四五度用之。

又方。

水银（二两，并胡粉入少水研令星尽）　黄连末（二两）　胡粉（二两，熬令黄）

右件药同研令匀，用敷疮上，如疮无汁者，以面油调涂，日一[35]三上用之。

治风毒攻身体生疮，赤焮肿痛，清凉散方。

黄连（去须）　槟榔　枳壳（去瓤）　黄芩　贝母　赤小豆（炒熟，以上各等分）

右件药，捣罗为末，先以白矾葱白煎汤洗疮，拭干后，用生油调涂，日三上用之。

又方。

腻粉（半两）　洛粉（半两）　杏仁（半两，汤浸去皮尖，研）　黄柏（半两，锉）　黄丹（半两）　麝香（一钱，细研）　黄连（半两，去须）

右件药，捣罗为末，入麝香等研令匀，日二三上，用油调涂之。

治身体生风毒疮，臭秽不可近者，黄连散方。

黄连（去须）　胡粉　密陀僧　白芷　白蔹（以上各半两）

右件药，捣罗为末，先以盐汤洗疮，用生油调药，以羽毛敷之，甚者，每日只可两上。

治身体生风毒疮，赤烂头白，出脓汁方。

晚蚕砂（三两）　杏仁（一两，汤浸去皮尖）

右件药相和，于铫子内，炒令杏仁焦黑，捣罗为末，旋取掺于疮上。

治身体生风毒疮，膏药方。

白蜡（一两）　麻油（五两）　桑根白皮（一两，锉）　黄芪（一

两，锉） 木鳖子仁（一两） 乳香（一分，细研） 腻粉（一分） 胡粉（一两，细研）

右件药，先煎麻油，然下桑白皮黄芪木鳖子，煎令焦，去滓，后入白蜡候熔，即离火，次下腻粉胡粉乳香等，以柳木篦搅令匀，即膏成，纳瓷器中盛。日二三度涂之。

治风毒攻身体生疮，或时发痒疼痛，久不差者，熏浴方。

黄栌 苦参 细辛 黄柏 麻黄根[36] 半夏 藁本 藜芦（去芦头） 吴茱萸 枳壳 狼牙 桃枝 槐枝 桑枝[37] 柳枝 白矾（以上各三两）

右件药，锉碎和匀，分为三分，每度用药一分，以水五斗，于釜中煎取三斗，布滤去滓及热入在盆内，于上面坐熏，令汗出后，通手[38]即淋浴，汤冷即住，以熟[39]衣拭干避风。

治遍身热毒风疮及疥癣瘙痒，澡浴方。

防风（一两，去芦头） 白芷（一两） 细辛（一两） 苦参（一两） 吴茱萸（一两） 苦楝子（一两） 藜芦（一两，去芦头） 莽草（一两） 麻黄根（一两） 川椒（半两，去目） 盐（二两）

右件药，细锉，以水五斗，煎取三斗，去滓，乘热洗浴，以水冷为度，余滓重煎，如前法用。

又方。

茵芋（三两） 石南（三两） 莽草（三两） 蛇床子（二两） 羊踯躅（二两） 白矾（二两）

右件药，细锉，分为五贴，每度取一贴，以水一斗，煎取五升，去滓，看冷暖洗浴，日再用之。

治热疮诸方

夫诸阳气在表，阳气盛则表热，因运动劳役，腠理则虚而开，为风邪所客，风热相搏，留于皮肤则生疮。初作瘭浆黄汁出，风多则痒，热多则痛，血气承之则多脓血，故名热疮也。

治遍身热毒疮及皮肤瘙痒，烦躁，白鲜皮散方。

白鲜皮（半两） 子芩（半两） 川升麻（半两） 玄参（半两） 白蒺藜（半两，微炒，去刺） 桔梗（半两，去芦头） 防风（半两，去芦头） 前胡（半两，去芦头） 百合（半两） 甘草（半两，炙微赤，锉） 栀子仁（半两） 马牙消（一两） 麦门冬（一两，去心，焙） 茯神（半两）

右件药，捣细罗为散。每于食后，以薄荷汤调下二钱。

治热毒攻皮肤，生疮疼痛，犀角散方。

犀角屑 木香 川升麻 吴蓝 玄参 子芩 羚羊角屑 防风（去芦头） 白蒺藜（微炒，去刺） 枳壳（麸炒微黄，去瓤） 甘草（炙微赤，锉，以上各一两） 麝香（一钱，细研入）

右件药，捣细罗为散。每于食后，煎竹叶汤调下二钱。

治热毒疮，瘙痒，心神壅躁，白蒺藜散方。

白蒺藜（一两，微炒，去刺） 白鲜皮（一两） 防风（一两，去芦头） 子芩（一两） 玄参（一两） 赤芍药（一两） 栀子仁（一两） 桔梗（一两，去芦头） 川大黄（一两，锉碎，微炒） 麦门冬（一两半，去心，焙） 前胡（一两，去芦头） 甘草（一两，炙微赤，锉）

右件药，捣细罗为散。每于食后，煎薄荷汤调下二钱。

治热毒赤疮子，心神烦热方。

栀子仁（二两，酥拌，微炒）

右件药，捣细罗为散。每于食后，以温水调下二钱。

治一切热毒疮，宜涂紫金散方。

紫草（半两） 赤小豆（一合） 黄芩（半两） 漏芦（半两） 车前草[40]（半两） 黄柏（半两，锉） 糯米（一合，炒令焦）

右件药，捣罗为末，以生油调合[41]稀稠得所，日三涂之，以差为度。

治热毒疮水银膏方。

水银（二两，并胡粉入少水研令星尽） 胡粉（二两） 松脂（二两） 猪脂（半斤，炼了者）

右件药，先以猪脂煎松脂令消，次下水银胡粉，搅令匀，瓷器中盛。旋取涂疮，日二[42]用之。

治热毒风疮肿痛，宜涂腻粉膏方。

腻粉（一两）　胡粉（一两，细研）　松脂（半两）　猪脂（六两，炼了者）　黄连（一两，去须，捣末）　甘草（一两，生捣末）

右件药，先以猪脂煎松脂，化后去滓，下四味搅令匀，倾于瓷盒中。每日三四度用涂之。

治热毒疮肿痛，宜涂赤小豆散方。

赤小豆（三合）　糯米（三合）　松脂（半两）　黄柏（半两，微炙，锉）　白矾灰（半两）　莴苣子（三合）　黄丹（半两，微炒）　密陀僧（半两，细研）

右件药，捣罗为末，都研令匀，用生油调，日三两上涂之。

治热毒疮多汁，大黄散方。

川大黄（生用）　白蔹　赤芍药　黄连（去须）　槐白皮（锉）　龙骨　（以上各一两）

右件药，捣罗为末，以敷疮上，日三度良。

治热毒恶疮，臭烂久不生肌，密陀僧散方。

密陀僧　雄黄　雌黄　定粉（以上各半两）　腻粉（三钱）

右件药，都研为末，先用柳枝一握、生甘草一两，捶碎，以浆水二升，煎六七沸，去滓稍热淋洗疮后，以药敷之。

治身体生热毒疮，似火烧烂赤，宜用此方。

胡粉（一两）　黄连（一两，去须）　腻粉（一钱）

右件药，捣罗为末，用掺疮上，日四五度用之。

又方。

密陀僧（一两，细研）　胡粉（一两，细研）　黄连（二两，去须，捣罗为末）

右件药，都研令匀，先以温水洗去疮痂，拭干，日三四度敷之。

治热毒恶疮，淋洗狼牙汤方。

狼牙（五两）　赤芍药（五两）　白芷（五两）　黄柏（五两）　丹参（五两）　川大黄（三两，生用）

右件药，细锉，分为六贴，每度一贴，以水四升，煎取二升半，去滓，看冷暖洗之，日三度用之。

治冷疮诸方

夫身体发疮，皆是风热所为，然虚者易伤于邪，若重触风寒，则冷气入于疮，令血涩不行，其疮则顽冷不知痛痒，亦经久难差，名为冷疮也。

治冷疮久不差，芜荑散方。

芜荑（一两，微炒）　藜芦（一两，去芦头）　薰黄（半两）　青矾（半两）　雄黄（半两，细研）　苦参（三分，锉）　附子（三分，炮裂，去皮脐）

右件药，捣罗为末，先以温水洗疮去痂，干拭，以生油调涂之。

治冷疮，发歇疼痛，脓水不止，生肌乌贼鱼骨散方。

乌贼鱼骨（一两，烧令烟尽）　黄连（一分，去须）　槟榔（一枚）　诃黎勒皮（一分）　白龙骨（一钱半）　赤石脂（一钱半）　麋香（一钱）

右件药，捣细罗为散，于乳钵内，入麝香、龙骨、赤石脂相和，研令匀，每用时，先暖盐浆水洗疮，拭令干后，以散敷，日二用之。

治冷疮不差，神效槟榔散方。

槟榔（半两）　甘草（半两，锉）　郁金（半两）　木香（半两）　黄连（半两，去须）　麝香（一分，细研）

右件药，捣细罗为散，研和令匀，先取砒霜少许安疮上，用生油调散敷之，有脓水，即干掺于上如法系裹，日再换之。

治冷疮，疼痛不止方。

蛇床子（一两）　乳香（半两）　薤白（临时）

右二味，捣罗为末，入薤白捣，看稀稠得所，可疮上贴之。

治积年风冷疮疼痛，宜用此方。

麝香（一[43]分）　乳香（一分）　龙骨（一分）

右件药，都细研，用黄蜡，临时看疮口大小，于汤内熔蜡如软面，入前药相和，热角在疮口上，不过三两上差。

治冷疮，日夜发歇疼痛，附子散方。

附子（半两，炮裂，去皮脐）　川椒（一分，去目）　白矾（三分，

烧令汁尽，细研） 腻粉（二钱） 雄黄（一分，细研）

右件药，附子椒二味，捣罗为末，次入白矾腻粉雄黄，相和令匀，每使时，以清麻油调令得所，以敷疮上，日二换之。

又方。

龙骨（一两，烧灰） 蜂窠（一两，烧灰） 蛇床子（半两，末）

右件药，都研令细，以生油调涂，日二换之。

治脚生疮诸方

夫脚者，肾脉所出，若肾气虚，则风邪客于腠理，伤于气血，气血留滞，故生疮也。

治脚上生疮，疼痛伤风毒，脓水不止，生肌麒麟竭散方。

麒麟竭（一分） 诃黎勒（一分） 黄连（一分，去须） 槟榔（一枚）

右件药，捣罗为末，看疮眼大小，薄敷疮上，以差为度。

治累年脚疮方。

蔓菁花（三分，三月三日采煞[44]干） 赤小豆（三分） 黄连（一两，去须）

右件药，捣罗为末，敷于疮上，日三用之。

治脚疮方。

蜣螂（三枚，烧灰） 密陀僧（一两）

右件药相和，研如粉，贴之。

又方。

栝楼（一枚） 豉（三两）

右件药，分为两处，将一半烧为灰，一半捣罗为末，相和，研令匀，用腊月猪脂调涂之。

又方。

龙骨（二两） 枇杷叶（五两） 蜣螂（五枚，烧灰）

右件药，入麝香少许，腻粉一分，相和，细研令匀，用掺疮上，不过三五上。

治脚疮，疼痛不差方。

右取多年墙壁上烂干蚬壳，泥裹烧过，捣罗为末敷之。

治风毒气流注，两脚生疮，肿烂疼痛，行李不得，淋浴海桐皮汤方。

海桐皮　地骨皮　黄芪　甘草（生用）　黄连（去须）　枳实　木香　乳香　狼牙　白芷　牛膝（去苗）　白矾　（以上各一两）

右件药，锉捣令匀，分为六贴，每取一贴，以水四升，煎至三升，滤去滓，热熏疮上，通手淋洗了，以熟衣拭干，避风。

治脚疮，久伤风毒，攻冲肿焮，脓水不止，熨洗蒴藋汤方。

蒴藋（一两）　藜芦（一两，去芦头）　郁金（一两）　苦参（一两）　白芷（一两）　水荭（一两）　甘草（一两，生用）　桑根白皮（一两）　柳枝（去叶，细锉，五合）　苦楝皮（细锉，三合）　藁本（半两）　枳壳（半两）　盐末（二两）

右件药，细锉，以水二斗，煎取一斗五升，滤去滓，用软帛两事替换，乘热熨洗患处，水冷为度，余滓重煎用之。

治脚上生疮，淋煠莽草汤方。

莽草　榆白皮　甘草（生用）　玄参　苦参　郁金　羌活　独活　五加皮　防风（去芦头）　枳壳　细辛（以上各五两）

右件药，细锉，分为十贴，每贴，用浆水一斗五升，煎取一斗，别入白矾末二两，投药汤内，及热淋煠，日一用之。

【校注】

① 不：人卫本作“所”字。

② 易：日本抄本作“放”字。

③ 三：日本抄本作“五”。

④ 二：日本抄本作“一”。

⑤ 一：日本抄本作“二”。

⑥ 酒：日本抄本作“酥”字。

⑦ 腹：日本抄本作“便”字。

⑧ 蘹香：即“茴香”，一种草本植物，茎叶嫩时可食，子实入药。

⑨ 茬：日本抄本作“差”字，义长可从。

⑩ 丹：日本抄本作“用”字。

⑪ 系：人卫本作“击”字。

⑫ 三：日本抄本作“二”。

⑬ 于：日本抄本作“筋”字。

⑭ 三：日本抄本作“一二”。

⑮ 黄：日本抄本作“叶”字。

⑯ 羌：日本抄本作“差”字。

⑰ 四：日本抄本作“曲”字。

⑱ 狗：日本抄本作“猫”字。

⑲ 犀：日本抄本作“屋”字，义长可从。

⑳ 三：日本抄本作“一”。

㉑ 一二：日本抄本作“三”。

㉒ 锡：日本抄本作“餳”字。

㉓ 白：日本抄本作“匀”字。

㉔ 三：日本抄本作“二”。

㉕ 恻恻：日本抄本作“侧侧”两字。

㉖ 半：日本抄本作“生”字。

㉗ 黄：日本抄本作“炒”字。

㉘ 止：日本抄本作“上”字，义长可从。

㉙ 三：日本抄本作“二”。

㉚ 三：日本抄本作“二”。

㉛ 一二：日本抄本作“三”。

㉜ 二：日本抄本作“三”。

㉝ 束束：日本抄本作“枣”，字义长可从。

㉞ 半：日本抄本作“七”字。

㉟ 一：日本抄本作“二”。

㊱ 黄根：日本抄本作“油”字。

㊲ 枝：日本抄本作“根”字。

㊳ 通手：人卫本作“连身”两字。

㊴ 熟：日本抄本作“热”字。

㊵ 车前草：日本抄本作“车前子”字。

㊶ 合：日本抄本作“令”字。

㊷ 二：日本抄本作“再”字。

㊸ 一：日本抄本作“二”。

㊹ 煞：日本抄本作“悬”字。

卷第六十五

治一切癣诸方

夫癣病之状着[①]，为皮肉瘾疹如钱文，渐渐增长，或痒或痛，或圆或斜，有棱廓，里则生虫，搔之有汁。此由风湿邪气，客于腠理，复值寒湿与血气相搏，则血气否涩，而发此疾也。

治一切癣及疥，风痒疮疮等，白蒺藜散方。

白蒺藜（二两，微炒，去刺）　玄参（一两）　沙参（一两，去芦头）　丹参（一两）　苦参（一两，锉）　人参（一两，去芦头）　秦艽（二两，去苗）　栀子仁（一两）　甘菊花（一两）　枳壳（二两，麸炒微黄，去瓤）　黄芩（一两）　乌蛇（四两，酒浸，去皮骨，炙微黄）　独活（二两）　茯神（一两）　薯蓣（一两）　细辛（一两）　防风（二两，去芦头）　麻黄（一两，去根节）

右件药，捣细罗为散。每于食前，以温酒调下二钱。

治一切癣，皮肤瘙痒，苦参圆方。

苦参（一斤半，水浸一宿，细切，煨干）　菖蒲（四两）　乌蛇（八两，酒浸，去皮骨，炙微黄）

右件药，捣罗为末，炼蜜和捣三五百杵，圆如梧桐子大。每服不计时候，以熟水下三十圆。

治诸癣疮，或干或湿，痛痒不可忍，鲫鱼膏方。

鲫鱼（一头，中者）　乱发（如鸡子大二枚）　雄黄（一两半，细研）　硫黄（一两，细研）　猪脂（半斤）

右件药，先煎猪脂令沸，即下鱼煎令烟尽，次下发令销，滤去滓，下雄黄硫黄末，搅令匀，盛于瓷器中，不计时候涂之，以差为度。

治一切癣，神妙方。

斑蝥（三十枚，生用，细研） 腻粉（二钱） 藜芦末（一分） 硫黄（一分，细研）

右件药，同研令匀，以清油调如糊，候癣痒发时，先以生布子揩，令伤后便涂之。

治疥癣疮，痒不可忍者方。

皂荚（二挺，煨去皮子）

右件药，捣细罗为散，以米醋二大盏，同煎如稀饧，以绵滤去滓，入黄连末半两、腻粉一分，调令匀，候癣发时恶水出，便可先以构树白皮搔破，后涂药，三两上便差。

又方。

酱瓣（半盏，烂研）

右净洗疮，入藜芦末半两，调涂之。

又方。

水银（一两） 芜荑末（半两）

右件药，以少许酥和研，水银星尽，涂之。

又方。

蛇蜕皮（一条，烧为灰）

右细研如粉，每服，以温酒调下一钱。

又方。

右取莨菪叶，捣令极烂，以少蜜和封之。

又方。

右取羊蹄根三两，捣令极细，以酽好醋五合，煎十余沸涂之。

又方。

右取雄黄一两细研，以酽醋调如膏，先以新布揩拭疮上，令伤后涂之。

又方。

川椒（三分，去目） 豉（三合）

右件药，并烧为灰，细研如粉，以清油调涂之。

又方。

右取楝根，以酽醋磨涂之。

又方。

右取狼跋草，以酽醋磨涂之。

治一切癣疥方。

右取巴豆四五粒，细研，以油一合半，用慢火熬一食久，先吃山栀子汤一碗，后涂此药，一两上，疮痂干剥，神妙。

又方。

右取犬胆涂之，立效。

又方。

右取牛鼻头津涂之。

又方。

右取酱汁生葶苈末，调涂之。

又方。

右取地捲土，将醋和调，涂之。

治干癣诸方

夫干癣，但有棱廓，皮枯痒，搔之白屑出是也。皆是风湿邪气，客于腠理，复值寒湿与血气相搏所生，若其风毒气多，湿气少，故风入深，故无汁，为干癣也，其中亦生虫。

治干癣，搔之白屑起，黄连散方。

黄连（一两，去须）　藜芦（半两，去芦头）　川大黄（一两）　干姜（半两，生，锉）　蔄茹（一两）　莽草（一两）

右件药，捣细罗为散，入猪脂一斤，以慢火煎成膏，滤去滓，收于瓷器中。先以新布揩拭疮上令伤，然后涂药，无不差者。

治干癣痒不止，宜涂胡粉散方。

胡粉　黄连（去须）　蛇床子　白蔹　（以上各半两）

右件药，捣罗为末，面脂调涂，湿即干贴之。

治干癣痒痛不止方。

草乌头（一分）　狼牙（一分）　斑蝥（七枚）

右件药生用，捣细罗为散，以口脂调，用竹篦子刮破涂药，熟揩入肉，候出黄水，三两日差。

又方。

斑蝥（五月五日取七枚）　麝香（半钱）

右件药，都研为末，以醋调涂在疮上，出少多黄水差。

又方。

川乌头（二枚，生用）　干蝎（五枚）

右件药，捣罗为末，用面油调作膏，涂之。

治干癣无问年月，神效方。

水银（半两）　芫荑（半两，末）　胡粉（半两）　花胭脂（半两）

右件药都研，入炼了腊月猪脂四两，研令水银星尽，先以泔清洗疮上，拭干然后涂之。

治干癣积年生痂，搔之黄水出，每逢阴雨即痒方。

巴豆（十枚，肥者）

右于炭火先烧之，令油出尽，即于乳钵内，以少许酥和研如膏，薄涂之，不过一两度愈。

又方。

右以狼毒，醋磨涂之。

又方。

右取槲树白皮涂之。

又方。

右取桃树白皮，捣令极烂，以醋调涂之。

又方。

斑蝥（半两，微炒）

右捣罗为末，蜜调，薄涂即差。

又方。

右取青葙子末，以口脂调，先用浆水洗净后敷之。

治湿癣诸方

夫湿癣者，亦有棱廓，如虫行，浸淫赤湿痒，搔之多汁成疮，是其风毒气攻注，故为湿癣也。其里亦有虫生。

治湿癣痒痛不可忍，硫黄散方。

硫黄（半两）　斑蝥（半两，去翅足）　龙脑（一钱[②]）　腻粉（一分）

右件药，都细研如粉，用面脂调如泥，痒痛时，抓破后，以药揩之，即差。

又方。

乌梅（十四枚，用肉）　大　（十四枚，去皮）　梁上尘（三合）[③]

右件药，相和熟捣，以酽醋一升，浸一宿，涂于癣上，即差。

治癣湿痒不可忍，黄连散方。

黄连（一两，去须）　胡粉（一两，细研）　黄柏（一两，锉）　雄黄（半两，细研）

右件药，捣细罗为散，都研令匀，先以温浆水洗疮，然后取药敷之，不过三四度差。

又方。

螺壳（一两）　乱发灰（半两）　龙胆（半两）　胡粉（半两，研）

右件药，捣细罗为散，研入胡粉令匀，以油淀和涂之。

又方。

水银（二两）　黄连（二两，去须，捣末）　胡粉（二两）

右件药，以炼了腊月猪脂半斤，都研，候水银星尽，便以温浆水洗疮，然后涂之。

又方。

羊蹄根（一两）　黄连（一两[④]，去须）　蛇床仁（半两）

右件药，捣罗为末，用腊月猪脂，调如稀饧，涂之。

又方。

腻粉（一两）

右以米醋调涂之。

又方。

鲫鱼（一枚，可长五寸者，净拭不去鳞）

右用硫黄末一分，从鱼口中送入腹内，用净搏[⑤]一口，安鱼在上，以炭火周回熁之，翻转令鱼黄焦，碾罗为末，入腻粉三钱，同研令匀，以生麻油调涂之。

又方。

羊蹄跟（半斤）

右件药，日未出时采取，须独茎无枝拨者，净洗细切，捣令极烂，入羊乳相和得所，着少盐拌和令匀，于日中曝两食久，以涂之。

又方。

右取楮叶半斤，细切捣令极烂，敷于癣上，无不差者。

治湿癣搔之有黄汁者，宜敷芦会散方。

芦会（半两）　甘草（半两）

右件药，捣罗为末，先用浆水洗癣上讫，用帛裛干，便以药敷之，日三五上差。

治风癣诸方

夫风癣者，是恶风冷气，客于血气所生，亦作圆文稜廓，但把搔顽痹，不知痛痒，其里亦有虫生也。

治风癣疮，皮肤瘙[⑥]痒久不差，白花蛇圆方。

白花蛇（三两，酒浸，去皮骨，炙令微黄）　黄芩（一两）　防风（一两，去芦头）　白鲜皮（一两）　甘草（一两，炙微赤，锉）　枳壳

（一两，麸炒微黄，去瓤） 栀子仁（一两） 赤芍药（一两） 川大黄（一两，锉碎，微炒） 苍耳子（一两） 麦门冬（一两半，去心，焙） 黄芪（一两，锉） 白蒺藜（一两，微炒，去刺） 羌活（一两） 苦参（二两）

右件药，捣罗为末，炼蜜和捣三五百杵，圆如梧桐子大。每于食后，以薄荷酒下三十圆。

治风毒攻皮肤生疮癣，顽麻不知痛痒，独活圆方。

独活（二两） 苍耳子（二两） 羌活（一两） 五味子（一两） 菟丝子（一两，酒浸三日，曝干，别捣） 山茱萸（一两） 防风（一两，去芦头） 白花蛇肉（一两，酥炒，令黄） 黄芪（一两，锉） 白蒺藜（二两，微炒，去刺）

右件药，捣罗为末，入白粱米饭，和捣三五百杵，圆如梧桐子大。每日空心及晚卧时，以温酒下三十圆。枣汤下亦得。

又方。

苦参末（三两） 白花蛇肉（三两，酒浸，酥拌，炒令微黄）

右件药，捣细罗为散。每日四五度，以温酒调下二钱。

治风毒疥癣，雄黄膏方。

雄黄（一分，细研） 附子（半两，去皮脐） 腻粉（一分） 白矾（一分，烧灰） 藜芦（一分，去芦头） 川椒（一分，去目及闭口者）

右件药，捣细罗为散，入乳钵内，再研如粉，以炼了腊月猪脂半斤，黄蜡二两，净铛内慢火煎，候蜡消，倾于瓷盒内[⑦]，入雄黄等末搅令匀。每日四五度，取少许涂揩之。

治一切疮癣，或干或湿，痛痒不可忍，宜用鲫鱼膏方。

鲫鱼（一头） 雄黄（半两，细研） 腻粉（半两） 猪脂（半斤） 乱发（一鸡子大）

右件药，先将猪脂熬令沸，即下鱼煎令焦，次下发令销，去滓，下雄黄腻粉搅令匀，泻于瓷器中，待冷涂之，不过五七度，无不差者。

治风癣皮肤瘙痒，宜涂乳香膏方。

乳香（一分，细研） 腻粉（一分） 硫黄（一分，细研） 杏仁（半两，汤浸去皮尖，研） 吴茱萸（半两，捣末） 地龙粪（半两，细

研） 巴豆（半两，去皮心）

右件药，先以猪脂一斤，煎巴豆十余沸，去巴豆，内诸药末和搅令匀，更煎十沸已来，倾于瓷器内，候冷涂之。

治风毒癣，遍身皆生，瘙痒，硫黄散方。

硫黄（一分，细研） 雄黄（一分，细研） 朱砂（一分，细研） 麝香（一分，细研） 巴豆（一分，去皮心，研） 川椒（一分，去目） 吴茱萸（一分） 附子（一分，去皮脐，生用）

右件药，捣细罗为散，都研令匀，先用新布揩癣令水出，便以醋调涂之，不过三两上差。

又方。

莽草（一分） 蛇床子（一分） 藜芦（一分） 石亭脂（一分） 白矾灰（一两） 黄柏（一两，锉）

右件药，捣细罗为散，用少许贴患处，立差。

治风癣瘙痒，洗浴，丹参汤方。

丹参（三两） 苦参（五两，锉） 蛇床子（三[8]两） 白矾（二两，细研）

右件药，除白矾外，捣筛为散。以水三斗，煎取二斗，滤去滓，入白矾搅令匀，乘热于避风处洗浴，以水冷为度，拭干了，以藜芦末粉之，相次用之，以差为度。

治久癣诸方

夫久癣者，为诸癣有虫，而经久不差者也。癣病之状，皮肉瘾疹如钱文，渐渐增长，或圆或斜，痒痛有棱廓，搔之有汁。又有干癣，枯索痒，搔之无汁；又有风癣，搔之顽痹，不知疼痒；又有牛癣，因饮牛余水得之，其状皮厚硬强；又有圆癣，作圆纹隐起，四面赤；又有狗癣，因以狗食余水，洗手面得之，其状微白，点缀相连，亦作痒；又有雀眼癣，作细纹似雀眼，搔之亦疼痒；又有刀癣，因以刀磨水洗手面得之，其状无棱廓，纵斜无定。如此之癣，初得，或因风湿客于肌肤折于血气所生，至其病成，皆有虫侵蚀，转深连滞不差，故成久癣也。

治疥癣疮，经年不差，水银膏方。

水银（一两） 白矾（一两） 蛇床子（一两） 雄黄（一两） 茼茹末（一两）

右件药，入炼了猪脂半斤都研候水银星尽，便用敷之，日三两上。兼治小儿头疮，甚良。

治风癣久不差，皮肤痒痛，宜涂硫黄散方。

硫黄（一分） 硝石（半两） 腻粉（半两） 白矾（半两，烧灰）

右件药，细研如粉，以生麻油调如膏，涂之。

又方。

麝香（一分，细研） 腻粉（三分） 龙胆（三分，捣末） 巴豆（半分，去皮心）

右件药，细研如粉，以生麻油调如膏，涂之。

又方。

吴茱萸（一两） 粉脚（一两） 白矾（一两，烧灰） 臭黄（一两）

右件药，细研如粉，以生麻油调涂之。

又方。

白矾（一两，烧灰） 硫黄（一两，细研） 腻粉（一分） 黄连（一两半，去须） 雌黄（一两，细研） 蛇床子（一两）

右件药，捣细罗为散，都研令匀，入猪脂调如稀面糊，以盐浆水先净洗疮，即涂药于上。如冬月寒，即微火暖用之。

治久干癣必效方。

斑蝥（三枚，微炒） 硫黄（一分，细研） 猪牙皂荚（一分，炙黄） 地卷皮（一分） 背阴草（一分）

右件药，捣罗为末，合和令匀，用津唾调涂之。

治癣久不差，五倍子散方。

五倍子（一两，烧令烟尽） 黄柏（一分，锉） 当归（一分，锉，微炒） 腻粉（一分） 白矾（一分，烧灰） 漏芦（一分）

右件药，捣细罗为散，先用盐浆水洗，拭干了，以散敷之。

治癣不问干湿，积年不差，砒霜散方。

砒霜（一分）　硫黄（三分）　密陀僧（三分）　腻粉（二分）

右件药，细研为末，癣干，即以生油调涂，若癣湿，即用药末掺之。

又方。

苍耳汁（一合）　生姜汁（半合）　硫黄（半两，细研）

右件药，相和涂之，干即更涂。

又方。

水银（一两）　白矾（半两，烧灰）　蛇床子（半两）　黄连（半两，去须）

右件药，除水银外，捣细罗为散，却入水银，以腊月猪脂和研，候水银星尽为度，便净洗疮涂之。

治风疮疥癣，久不差，宜涂臭黄膏方。

臭黄（半两，研）　乱发（半两，烧灰）　芜荑（半两）　硫黄（一分，细研）　杏仁（半两，汤浸去皮尖双仁，研）　吴茱萸（半两）　粉脚（半两，细研）

右件药，捣细罗为散，以生麻油调，涂于两手心，合手于股内，夹药一宿，如未痊者，次夜更涂，兼吃蜜酒使醉，神效。

治久疥癣方。

白矾（半两，捣为末）　乱发（两鸡子大）

右件药，用清麻油一盏煎如稀饧，抓动炙涂，一两上立效。

又方。

燕子粪（微炒）　斑蝥（烧灰）

右件药等分，捣罗为末，油调涂之。

又方。

川乌头（七枚，生用）

右捣碎，以水三大盏，煎至一大盏，去滓，温温洗之。

治瘑疮诸方

夫瘑疮者，由腠虚风湿之气，折于血气，结聚所生也。多着手足间，递相对，如新生茱萸子，痛痒，把搔成疮，黄汁出，浸淫生长，拆裂时差时剧，变化生虫，故名瘑疮也。

治风瘑疥热肿，漏芦散方。

漏芦（一两） 羌活（二两） 川升麻（一两） 木通（一两，锉） 枳壳（二两，麸炒微黄，去瓤） 赤芍药（一两） 甘草（一两，炙微赤，锉） 川朴硝（二两） 防风（二两，去芦头）

右件药，捣筛为散。每服三钱，以水一中盏，煎至六分，去滓，每于食后温服。

治热毒风，皮肤生瘑疥，白花蛇散方。

白花蛇（一条，去皮骨，酒浸，炙令微黄） 蜂房（三两，微炙） 苦参（四两，锉） 防风（四两，去芦头） 丹参（三两） 栀子仁（三两） 薯蓣（三两） 秦艽（二两，去苗） 甘菊花（二两） 玄参（三两） 白蒺藜（二两，微炒，去刺） 独活（三两）

右件药，捣细罗为散。每于食后，以温酒调下二钱。

又方。

螺壳（一两，烂者） 乱发（半两，烧灰） 龙胆末（兰两） 胡粉（半两）

右件药，都细研为末，用油[9]脚调涂之。

治瘑疥癣疮，宜涂水银膏方。

水银（一两） 白矾（一两） 蛇床子（一两） 黄连（一两，去须） 藺茹（一两）

右件药，捣罗为末，以腊月猪膏七合，入水银和研，以水银星尽膏成，敷之神效。

治湿瘑疮方。

胡燕窠（一枚，取最大宽者，用抱子处，余处不用）

右捣细罗为散，先以水煎甘草，及入盐少许净洗，干便以窠末敷之，三两上便差，若患恶刺，以醋和裹之，日两易当愈。

又方。

右以别[10]枝，烧沥涂之。

又方。

生韭（一握，切研）

右以暖醋五合，浸良久，以布绞取汁，涂揩疮上，日三四度用之。

治瘑疮疥癣方。

苦参末（三两）

右以蜜调涂之。

治瘑癣及诸恶疮方。

右以白犬血一合，涂之立差。

治干瘑湿瘑疥癣方。

右取楝根，生葱白，猪脂和捣，涂之。

治瘑疮久不差诸方

夫瘑疮积久不差者，由肤腠虚，则风湿之气停滞，虫在肌肉之间则生长，常痒痛，故经久不差也。

治诸瘑疮，经久则生虫，藜芦膏方。

藜芦（二两，去芦头）　白矾（二两，烧灰，细研）　松脂（二两，细研）　雄黄（二两，细研）　苦参（二两，锉）

右件药，先捣藜芦苦参为散，入猪脂一斤相和，煎十余沸，绵滤去滓，次入松脂、雄黄、白矾等末，搅令匀，待冷，收于瓷盒中。旋取涂之，以差为度。

治瘑癣疮，经年久不差，宜用楝子汤洗方。

楝子（一斤）　地榆（五两）　桃皮（五两）　苦参（五两）

右件药，并细锉，以水二斗，煮取一斗，滤去滓，稍温，每日一度洗之。

又方。

硇砂（一分，细研）　大麻仁（三两，捣烂）　盐（一分，细研）　醋淀（一大盏）

右件药，都以醋淀和搅令匀，先以温浆水净洗，拭干敷药，每日二三上差，有孔穴多虫者皆效。

又方。

薰陆香（半两）　杏仁（半两，汤浸去皮尖）　硫黄（一分，细研）　黄蜡（一两）　腻粉（一分）　油（二[11]合）

右件药，细研如粉，先熬油沸，下蜡令消，次入诸药末，同煎如稀膏，候冷收于瓷器中，旋取涂之。

治瘑疥，百疗久不差方。

沉香　松节（各五两）

右件药，锉如指大，以布袋盛之，于麻油中浸半日，取出，用一小瓶，穿底作窍如指大，以松叶衬窍，入二味药，下面用小瓷盆子盛，四面用黄土泥固济，令厚五分，以火安瓶上烧，其沥当流入盆子内，收取，不住涂之。

治久瘑疥疮内，黄水汁出方。

右以羊蹄根，勿令妇人、小儿、鸡犬见，净去土，用白蜜相和捣，敷疮上。

治一切疥诸方

夫疥者，有数种，有大[12]疥，有马疥，有水疥，有干疥，有湿疥，多生手足，乃至遍体。大[13]疥者，作疮有脓汁，焮赤痒痛是也，马疥者，皮肉隐嶙起作根，搔之不知痛痒，此二者则重。水疥者，作瘖瘟如小瘭浆，摘破有水出，此一种小轻。干疥者，但痒，搔之皮起作干痂。湿疥者，作小疮，皮薄常有汁出，并皆有虫，人往往以针头挑得[14]，状如水内瘑虫。此悉由皮肤受风邪热气所致也。

治一切疥，遍身头面皆生，皮肤瘙痒，乌蛇散方。

乌蛇（二两，酒浸，去皮骨，炙令微黄）　漏芦（一两）　川大黄（二两，锉碎，微炒）　羌活（二两）　丹参（一两）　沙参（一两，去芦头）　玄参（一两）　五加皮（一两）　白附子（半两，炮裂）　白僵

蚕（一两，微炒）　麻黄（二两，去根节）　甘草（一两，炙微赤，锉）

右件药，捣细罗为散。每于食后，以薄荷汤调下二钱。

治一切疥，苦参圆方。

苦参（四两，锉）　玄参（二两）　栀子仁（二两）　枳壳（二两，麸炒微黄，去瓤）　黄连（二两，去须）　黄芩（二两）　独活（二两）　川大黄（二两，锉碎，微炒）　防风（二两，去芦头）　甘菊花（一两）

右件药，捣罗为末，炼蜜和捣五七百杵，圆如梧桐子大。每于食后，以温浆水下三十圆。

治一切风热生疮疥，枳壳圆方。

枳壳（四两，麸炒微黄，去瓤）　苦参（八两，锉）

右件药，捣罗为末，炼蜜和捣三二百杵，圆如梧桐子大。每于食后，以温酒下三十圆。

治一切疥疮不差，宜涂水银膏方。

水银（一分）　胡粉（一两，并水银点少水研令星尽）　蛇床子（半两末）　黄连（三分[15]，末）　硫黄（一分，细研）

右件药相和，以麻油和如稀面糊，每用先以盐浆水洗疮令净，以药涂之，干即更换，不过三两度差。

治一切疥，白矾散方。

白矾（烧为一两灰[16]）　硫黄（一两，细研）　胡粉（一两）　黄连（一两半，去须）　雌黄（一两，细研）　蛇床子（三分）

右件药，捣细罗为散，都研令匀，以猪膏和如稀面糊，每以盐浆水洗，拭干涂之。

治一切疥癣恶疮不差，附子膏方。

附子（一枚，锉[17]，捣为末）　鲫鱼（一枚，长五寸）　乱发（如鸡子大）　猪脂（四两）

右件药，先以猪脂煎鱼乱发令消，滤去滓，入附子末，熟搅膏成，旋取涂之。

治一切疥疮有虫，时作瘙痒，巴豆膏方。

巴豆（七粒，去皮研）　硫黄（半两，细研）　白矾（半两，烧灰）　芜荑（半两）　猪脂（三两）

右件药，捣罗为末，炼猪脂成油，入前药末调和令匀，每用莲子大，于手掌内援[18]涂之。

治一切恶疥疮，瘙痒不止，宜用此煞虫丹砂膏方。

丹砂（一两，细研）　雄黄（一两，细研）　雌黄（一两，细研）　乱发（一两）　白蜡（一两）　䕡茹（二两，捣末）　松脂（一两，细研）　猪脂（二升）　巴豆（十枚，去皮心，细研）

右件药，先以猪脂煎乱发令消尽，次下巴豆蜡松脂，煎十余沸，用绵滤去滓，稠即入雄黄丹砂等末，搅令匀，瓷盒内盛。不勒时候，用少多摩涂之，取差为度。

治一切疥，大黄膏方。

川大黄（一两）　干姜（半两，锉）　黄连（一两，去须）　藜芦（半两，去芦头）　䕡茹（一两）　莽草（一两）

右件药，捣细罗为散，入炼成猪膏一斤相和，同煎成膏，候冷旋取涂之。

治一切疥及风瘙，搔之痒成疮，苦参散方。

苦参（四两，锉）　丹参（四两，锉）　蛇床子（半斤）

右件药，捣细罗为散，先以温水洗疮，拭干后敷之。

又方。

硫黄（一两，细研）

右以生麻油调令匀，涂之。

又方。

苦参（五两，锉）

右以酒五升浸三日，每于食后，温服一中盏。

又方。

石灰（一升）

右以汤五升浸，取汁洗疮即差。

治干疥疮诸方

夫干疥者，但痒，搔之皮起作干痂。此风热气，深在肌肉间故也。

治干疥瘙痒久不差，黄芪圆方。

黄芪（二两，锉） 乌蛇（四两，酒浸，去皮骨，炙令黄） 川乌头（二两，炮裂，去皮脐） 附子（二两，炮裂，去皮脐） 茵芋（二两） 石南（一两） 秦艽（一两，去苗）

右件药，捣罗为末，炼蜜和捣三二百杵，圆如梧桐子大。每于食后，以荆芥汤下三十圆。

治遍身生疥，干痒，搔之皮起，秦艽圆方。

秦艽（二两，去苗） 黄芪（二两，锉） 漏芦（一两半） 乌蛇（四两，酒浸，去皮骨，炙令微黄） 防风（一两半，去芦头） 黄连（一两半，去须） 苦参（二两，锉） 川大黄（二两，锉碎，微炒）

右件药，捣罗为末，炼蜜和捣三二百杵，圆如梧桐子大。每于食后，以温酒下三十圆。

治干疥久不差，皮肤瘙痒方。

水银（一分，并胡粉点少水研令星尽） 胡粉（一两） 蛇床子（半两，捣为末） 黄连（一分，去须捣为末）

右件药，都以生麻油和如稀膏，每用药时，先以盐浆水洗疮令净，后以药涂之，干即更换，不过三五度差。

治皮肤风热生疥，干痒，宜涂皂荚膏方。

猪牙皂荚 腻粉 硫黄（细研） 臭黄（细研） 白矾灰 黄蜡 巴豆（去皮） 乌头（生用） 吴茱萸

右件药各一分，捣罗为末，都研令匀，先以麻油三二合，以慢火消蜡了，搅和令匀，日二涂之。

又方。

白矾（一两，烧灰） 硫黄（一两，细研） 黄连（一两半，去须末） 雌黄（一两，细研） 蛇床子（三分，末）

右件药，都研令匀，以炼了猪脂和如饧，每用，先以盐浆水洗令净，拭干涂之。

治疥疮生干痂，瘙痒不止方。

皂荚（一两） 臭黄（一两）

右件药，捣罗为末，以醋二升熬成膏，涂之。

又方。

猪脂（一斤）　巴豆（半两，去皮，研烂）　蜡（半两）　硫黄（一分，末）

右件药，先煎猪脂令沸，入巴豆煎候黄，次下蜡令熔，又下硫黄末，搅令匀，盛于瓷盒内。日三五度涂之。

治湿疥疮诸方

夫湿疥者，起小疮，皮薄常有黄水出。此风热气浅在皮肤间故也。

治湿疥常有黄水，瘙痒不绝，乌头散方。

川乌头（半两）　藜芦（半两）　白矾灰（半两）　马肠根（半两）　石菖蒲（半两）　硫黄（半两，细研）　杏仁（半两，去皮）　苦参（半两，锉）　腻粉（半两）

右件药，捣细罗为散，都研令匀。用时，先以桃汤洗，拭干后，用油浆水和涂之，三日一涂，不过三两上差。

治湿疥有黄水，皮肤瘙痒，黄连散方。

黄连（二两，去须）　蛇床子（半两）　水银（一两半）　赤小豆（一两）　糯米（一两）　胡粉（一两）

右件药，捣细罗为散，以生麻油和研，候水银星尽如膏，旋取涂之。

治湿疥久不差方。

硫黄（半两，细研）　蛇床子（一两）

右件药，捣细罗为散，同研令匀，夜间欲卧时，先以热盐浆水洗疮，拭干，取生麻油调涂之，于避风处，以绵被盖之，取汗为度。

又方。

硫黄（一两）　硝石（半两）

右件药同研如粉，以生麻油调涂之。

又方。

猪脂（五两）　芫花（一两）

右件药，于锅中煎五七沸，去滓，日用涂之。

治湿疥遍身方。

黄柏（微炒，锉）　绿矾　腻粉　硫黄（细研，以上各等分）

右件药，捣细罗为散，都研令匀，以生油调涂之。

又方。

硫黄（一钱）　腻粉（半两）　砒霜（半两）　斑蝥（十枚，微炒）

右件药细研，以口脂调涂之。

又方。

臭黄（二两，细研）　熟艾（二两）

右件药，以炼了猪脂半斤先煎艾，十余沸，滤去滓，入臭黄末，和令匀，收于瓷盒中。旋取摩涂，不得近眼。

又方。

皂荚　臭黄（各二两）

右件药，捣罗为末，以醋二升熬为膏，涂之。

又方。

巴豆（二枚，去皮）　乳头香　硫黄　水银（以上各一分）

右件药同研，令水银星尽，油调少许，安在手中，夜后合手便卧，神效。

治湿疥及恶疮方。

葶苈子（一两，炒令黑色）　白矾（一两，烧令沸定）

右件药，捣罗为末，用生油调涂之。

治湿疥常有黄水出方。

豆豉（一两，炒令烟出）

右细研，以生油调涂之。

治一切恶疮诸方

夫诸疮生身体者，皆是体虚受于风热，风热与血气相搏，故发疮也。风热夹湿毒之气者，则疮痒痛焮肿，而疮多汁，身体壮热，谓之恶疮也。

治一切恶疮，乌金散方。

附子　蛇蜕皮　干姜　故纸（多年者）　黄丹　川大黄　重台　藜芦　槟榔　旧绵絮　乱发　胡粉　蓼叶　榆皮　楸皮　（以上各一两）

右件药，并细锉，入瓷瓶中固济，烧令熟，取出捣罗为末，入麝香龙脑各一分，更于乳钵中细研，先以甘草一两，槌葱白七茎、白矾半两，以水二升，煎取一升，看冷暖，净洗疮后，干贴，日再贴之。

治一切恶疮，宜涂桑螵蛸散方。

桑螵蛸（半两）　地龙（半两）　乳香（半两）　麝香（一分，细研）　黄丹（半两）　黄柏（半两，锉）　粳米粉（一分）　腻粉（一分）

右件药，捣罗都研为散。每用，以不食井水和沙糖调药少许涂之。

又方。

楼葱（一斤，和须叶细切晒干，以慢火炒令黄色）　臭黄（一两，细研）　麝香（半两，细研）

右件药，都细研为散，先以热盐浆水洗疮，拭干，以生油调贴，逐日换之。

治一切恶疮及瘘疮等方。

蛇床子（末）　硫黄　腻粉（各等分）

右件药，合研为散，以生麻油调如糊，以盐汤净洗疮，拭干，即先以口脂涂之，然后敷药，不过三五度差。

治恶疮疼痛不可忍，宜敷黄连散方。

黄连（一两，去须）　槟榔（一两）　母丁香（半分）　麝香（半钱，细研）

右件药，捣细罗为散，入麝香研令匀，先用盐浆水洗，候干以药掺之。

治一切恶疮不可者，宜敷鹿角散方。

鹿角（一两，烧灰）　腻粉（半两）　百合（半两，生研）　木槿花（一两）

右件药，捣细罗为散，入腻粉百合生油，调涂，日再用之。

治诸恶疮，乌膏方。

雄黄（半两，细研）　雌黄（半两，细研）　芎䓖（半两，锉）　川升麻（半两） 杏仁（二十枚，汤浸去皮尖双仁） 胡粉（一分） 巴豆（二十枚，去皮心） 黄连（半两，去须，锉） 黄柏（半两，锉） 乌头（半两，锉） 乱发（如鸡子大） 松脂（如鸡子大） 水银（半两，与胡粉入少水同研星尽） 蜡（一两） 竹灰（半两）

右件药，以酒一盏，拌一时久，安铛于火上，先取炼了猪膏三升，急煎发令消，下诸药，以文火煎搅，候杏仁黄黑色，以绵滤滓，入研了真珠末二钱，雄黄粉等，搅令相得，收瓷盒中，每日二三上涂之。

又方。

皂荚（五挺，锉） 蜣螂（五枚，去头足） 砒霜（半分，细研） 密陀僧（一两，细研） 乳香（一两，细研）

右件药，先以醋一升于铛中，慢火煎皂荚、蜣螂十余沸，滤去滓，入诸药煎成膏，置于瓷盒中，每摊在故帛上贴之。

治一切恶疮及沙虱水弩甲疽，并皆治方。

蜣螂（十枚，端午日收者佳）

右件药，捣罗为末，以油调敷之。

又方。

藜芦（一两，去芦头，烧灰） 虎头骨（一两，烧灰）

右件药，合研令细，以腊月猪脂调涂，日再涂之。

治恶疮黄水出流，痛不止方。

右烧故鞍屉毡灰，细研，和腊月猪脂调涂之。

又方。

右取豉三合，炒令黄色，捣罗为末，用猪脂调涂之。

又方。

右取栝楼蒌一枚，烧为灰细研，每用，掺在疮上。

又方。

右取蜣螂二枚，取肠肚，安在纸中心，四面以醋面糊，贴于疮上。

治卒得恶疮方。

右用苍耳桃皮等分，细捣作屑，日二三度拓疮上。

治恶疮肿痛方。

右用白及以水煮取汁，洗疮讫，涂后膏，膏用桑叶，取东向者作末，腊月猪膏和涂之。

又方。

右烧篇竹灰，细研，以猪脂调涂之。

又方。

右羊粪干麻根等分，烧烟断，细研，以猪膏和涂之，日三五上。若疮有汁者，干掺之，以差为度。

又方。

右烧猪粪，入油研涂之。

又方。

右烧莨菪子末敷之。

又方。

右烧苦瓠子末敷之。

治久恶疮诸方

夫体虚受风热湿毒之气，则生疮，痒痛焮肿多汁，壮热，谓之恶疮。而湿毒气盛，体外虚内热，其疮渐增，经久不差，故为久恶疮。

治久患恶疮不可[19]者，牛角散方。

黄牛角（一分，烧灰） 麋角屑（一分） 白蔹（一分，炙令微黄） 麝香（半分，细研） 密陀僧（半分，微炒） 黄丹（半分，微炒） 蜣螂（一分，烧灰） 羌活（一两） 海桐皮（一两，锉） 仙灵脾（一两） 干地龙（一两，微炒）

右件药，捣细罗为散。每于食前，以温酒调下二钱。

治恶疮人不识，多年不可者，赤小豆散方。

赤小豆（炒熟） 糯米（微炒） 吴茱萸（炒熟） 黄连（去须） 黄柏（锉） 干姜 蛇床子（以上各半两）

右件药，捣细罗为散，以生油和如面脂。每用时，先煎槐枝汤洗疮令净，然后涂药，日再用之。

治久患恶疮，常出脓水，降真散方。

降真香（半两）　芜荑（半两，微炒）　白蔹（半两）　白芷（半两）　白及（半两）

右件药，捣细罗为散，先煎浆水放温，淋洗疮上，拭干，以散敷之。

又方。

铅丹（二两半，炒令紫）　松脂（二分）　麒麟竭（一两半，细研）　乱发灰（一分，细研）　绯帛灰（一分，细研）

右件药，先用清油四两，于猛火上熬令烟出，即下松脂、铅丹等，煎令色黑，下乱发、绯帛灰、麒麟竭末等，和令匀，膏成，涂故帛上贴，日二易之。

治久恶疮，砒霜膏方。

砒霜（一分，细研）　附子（一分，末）　苦参（一分，末）　硫黄（一分，细研）　黄蜡（一分）

右件药，用麻油二两煎，油熟下蜡，次下药末，和令匀成膏。每用，先以蒴藋柳枝煎汤洗疮，拭干，日二涂之。

治久恶疮，白膏方。

油（二两）　白蜡（一两）　腻粉（一分）　南粉（一分，细研）　密陀僧（一分，细研）　乳香（一分，细研）　杏仁（三七枚，汤浸去皮尖双仁，细研）

右件药，先于铫子内先炼油熟，下蜡令消，入诸药末，和匀成膏，日二三上涂之。

治久恶疮，黄水出流，松脂膏方。

松脂（一两半）　薰陆香（一两半）　白羊脂（一[20]分）　乱发灰（半两，细研）　生地黄汁（五合）　石盐（半两，细研）

右件药，先煎羊脂松脂薰陆香等洋，次下地黄汁煎令稠，即入发灰并盐，和令匀成膏，日二涂之。

治积年诸疮不差方。

右用鼠粘草根，细切熟捣，和腊月猪膏封之，日二换之。

治恶疮十年不差，似癞者方。

蛇蜕皮（一条）

右烧之研令细，以猪脂和敷之良。

又方。

苦瓜（一枚）

右以水煮汁，日三度洗之良。

治一切久恶疮不差，宜贴柏叶散方。

寒食收柏叶（烧灰，一两[21]） 露蜂窠（半两，微炙） 蜣螂（五枚，烧灰） 密陀僧（半两） 腻粉（一钱） 石灰（一钱）

右件药，捣细罗为散，浓煎浆水，淋洗疮后，用鸡子清调贴之。

治久恶疮疼痛，诸药未效，宜涂黄柏散方。

黄柏（一分，微炒） 黄丹（一分，炒令紫色） 密陀僧[22] 白狗粪（半两，烧灰） 腻粉（半两） 麝香（一[23]钱，细研） 麒麟竭（三钱）

右件药，捣细罗为散，都研令匀，先用甘草汤洗疮口，后用津唾调涂之。

治恶疮多年不差，浸淫入骨，或成骨疽，宜用此方。

右取七叶子捣令烂，以生油调，先洗疮，裛干，然后用敷之，初敷极痒，切不得触之。

又方。

右用刺蝟胆，湿即用胆汁涂之，如胆干，即研末掺在疮上，如疮口不合，只去尽脓，中心研一辨乳香安在疮内，即效。

治恶疮积年不差不痛，只入心痒方。

枯骨（多年者）

右件药，捣罗为末，以酥涂疮口，内外上掺此药，不过三五度，疮虫便死，其疮即差。

治一切久恶疮，马齿苋膏方。

马齿苋（一两，末） 白矾（一两，末） 皂荚（一两，末）

右件药，用好酥一升，慢火煎为膏，贴之。

治一切恶疮，年多不差者，宜用此方。

绿矾末（一两） 水银（半两）

右件药，以纸一张，安绿矾在上，入水银于中间，裹定，用盐泥封裹，候干，以文火养一宿，去泥及纸细研，入麝香末半分，和令匀，如疮干油调涂，湿即干贴之。

治无名疮诸方

夫无名疮者，非痈非疽非疥，状如恶疮，或差或剧，人不能名，故为无名疮也。此亦是风热搏于血气所生也。

治无名疮立验，蓼叶散方。

蓼叶　柏叶　黄丹　胡粉　附子　粟米　石胆　川大黄　白矾　蛇蜕皮　干蟾　晚蚕蛾　密陀僧　（以上各一两）　槟榼（一枚）

右件药，细锉，入瓷瓶中固济，烧令熟，取出捣罗为末，入龙脑、麝香各半分，更研令匀细，先以温汤淋洗，后敷贴，日二用之。

治一切恶疮，丁肿毒疮人不识者，地丁散方。

地丁　䗪虫　倒钩棘针　露蜂窠　蛇蜕皮　粟米　黍米　大麻仁　黑豆　赤小豆　乱发　折牛拳　射生箭　熟红帛　蚕纸（以上各半两）　朝生花（秋夏滞雨后粪堆或烂[24]水上生如小菌子者及时收之，半两）

右件药，都细锉，以蚕纸裹缠，水浸良久时，方滤出候干，于净地上，以炭火烧令烟绝，入新盆中，以盆子合之，候冷，细研罗为散。如患已成头，有脓水者，以散敷之即愈，如未成头，便以酒调一钱服之。

治恶疮不识名者，宜贴蔷薇膏方。

蔷薇（锉一升，春夏用枝，秋冬用根）　铅丹（十五两，炒令紫色）　松脂（十两，炼成者）

右件药，用油三升，先煎蔷薇待黑，即去滓，下松脂候消，绵滤过，下铅丹，文火煎搅勿停手，待色变凝成膏，以帛上摊贴，日二换之。

治诸恶疮及肿，人不识者，可用此白龙膏方。

腻粉（一分）　乳香（半两，细研）　湿百合根（一两，烂研）

右件药，相和研令匀熟。每用，先以盐浆水净洗疮，以厚纸涂药于上，日二贴之。

又方。

麝香（一钱，细研）　狗粪（一两）　谷精草（一两，烧灰）　蟾

（一两，烧灰） 腻粉（一钱）

右件药，捣细罗为散，都研令匀，以津调贴之，取差为度。

治应不识恶疮，或濈濈状者，蛇床散方。

蛇床子（半两，末） 硫黄（半两，细研） 水银（半两，以少熟枣瓤研令星尽）

右件药，都研令匀，以腊月炼成猪脂调如面脂，先以楮根浓煎汤洗疮，裛干涂之。

又方。

腊月猪脂（一斤） 乱发（如鸭子大） 生鲫鱼（一头长五寸者）

右件药，合煎令消尽，绵滤去滓，入雄黄、苦参末各半两，大附子一枚末搅令匀，候凝，日二涂之。

又方。

蛇床子（三两） 黄连（二两，去须）

右件药，捣罗为末，以猪脂和涂，日再用之。

又方。

右取鲫鱼一头不持洗，用乱发鸡子大，塞口中，用纸裹，炭火烧为灰，细研，别觅鲫鱼胆调涂之。

治反花疮诸方

夫反花疮者，由风毒相搏所为也。初生如饭粒，其头破则血出，便生恶状，渐大有根，脓汁出，肉反散如花状，因以为名反花疮也。

治反花疮，胭脂散方。

胭脂（一两） 胡粉（一两）

右件药，同研令细，先以温浆水洗疮，候干，然后以药敷之。

又方。

马齿苋（一斤）

右烧为灰，细研，以猪脂调涂之。

又方。

柳枝（半斤，细锉）

右以清麻油一斤，煎令黄焦，去滓，候冷，旋旋涂之。

治反花疮及诸恶疮久不差方。

鼠尾草根（细切，晒干）

右捣罗为末，用猪脂调涂之。

又方。

燕粪（一两）　胡粉（一两）

右件药，捣细罗为散，先以温浆水洗疮后，以药敷之。

又方。

鹁鸽粪（三两，炒黄）

右捣细罗为散，先以温浆水洗疮后，以药敷之。

治反花疮，并积年诸疮方。

右用鼠粘草根晒干，捣罗为末，以腊月猪脂调涂。

又方。

右取蜘蛛网贴疮，数易之神效。

又方。

右取马齿苋，烂捣封之。

治浸淫疮诸方

夫浸淫疮者，是心家有风热，发于肌肤也。初生甚小，先痒后痛而成疮，汁出侵溃肌肉，浸淫渐阔，乃至遍身。其疮若从口出，流散四肢者则轻，若从四肢生，然后入口者则重，以其渐渐增长，故名浸淫也。

治浸淫疮多汁，胡粉散方。

胡粉（研，炒黄）　甘草　䕡茹　黄连（去须，以上各半两）

右件药，捣细罗为散，日三四上以敷之。

又方。

鲫鱼（一枚长五寸者，去骨取肉）　豉（一百粒）

右件药，相和捣令极烂，敷于疮上。

又方。

苦瓠（一两）　蛇蜕皮（半两，烧灰）　露蜂房（半两，微炙）　梁上尘（一合）

右件药，捣细罗为散，以米粉为粥，调涂纸上贴之，数数易之。

又方。

戎盐（半两）　川大黄（一两，锉研[25]）　藺茹（半两）

右件药，捣细罗为散，以酒和涂之。

又方。

苦楝树枝并皮

右烧为灰细研，如疮湿，即干敷之，如疮干，以猪脂调涂之。兼治小儿秃疮等。

治月蚀疮诸方

夫月蚀疮者，生于两耳及鼻面间，并下部诸孔窍侧，侵蚀乃至筋骨，月初则疮盛[26]，月末则疮衰，以随月生，因名之为月蚀疮也。又小儿耳下生疮，亦名月蚀，世云：小儿见月以手指之，则令病此疮也，其生诸孔窍中，则有虫矣，久不差则变成瘘也。

治月蚀疮，腻粉散方。

腻粉（一两）　黄连（一两，去根末）　胡粉（一两，炒令微黄）　松脂（一两）

右件药，都细研，先以温浆盐水洗疮令净，拭干，以散敷之，如疮干，用生油调涂，以差为度。

又方。

吴茱萸根（二两）　地榆（二两）　蔷薇根（二两）

右件药，捣细罗为散，每用半两，投入汤中，候温洗之即差。

又方。

虾蟆（一枚，五月五日取[27]烧灰）　硫黄（一两）　白矾（一两，烧灰）

右件药，细研为散，用敷疮上，以差为度。

又方。

自死青蛙（一枚，烧为灰）　母猪蹄壳（一枚，烧灰）　救月杖（烧灰）

右件药，都细研，每用少许，以蜜调涂之。

治大人小儿，卒得月蚀疮方。

虾蟆（一枚，五月五日者烧灰）

右细研，以猪脂和涂之。

又方。

右于月望夜取兔粪，内虾蟆腹中，合烧为灰，细研敷之。

又方。

罗摩草

右捣取汁涂之。

又方。

地龙粪（一合，烧令通赤，细研）

右以猪脂和令匀，涂之。

又方。

救月蚀鼓皮（手许大）

右以酽醋渍一宿，取汁涂之，或烧为灰，细研，以面脂和敷之。

又方。

虎头骨（二两）

右捣碎，以猪脂一升煎之，以骨焦黄色，去滓涂之。

治甲疽诸方

夫甲疽之状，疮皮厚，甲错剥起是也。其疮亦痒痛，恒欲搔之，兼有汁出，其初皆是风邪折于血气所生，而疮里亦有虫也。

治甲疽皮厚肿痛，虾蟆散方。

虾蟆灰（半两）　杏仁（七枚，熬黑研如泥）　黄连（半分，末）　雄黄（半钱，细研）　白矾灰（半钱）　腻粉（半分）　鹿角（七寸，烧令熟，细研）　麝香（半钱，细研）　蚺蛇胆（半钱）

右件药，相和细研，以腊月猪脂调如膏，先以甘草、蛇床、槐白皮煎汤，洗疮，拭干，敷药，以油单裹，外更着绵帛裹之，三日，其剩肉剩甲皆当自落，三日一换。

治甲疽骨疽等方。

白矾（一两，烧令汁尽）　麝香（半两，细研）　芦会（半两）　蚺蛇胆（大豆大）

右件药，同研如粉。每用，先以温浆水洗疮，拭干敷之，重者不过三四度差。

治手指青点黯，作甲疽方。

芦会（半两）　麝香（半两）　绿矾（二两，烧灰）

右件药，合研如粉，以绢袋子盛，内所患指于袋中，以线缠定，不令动摇，以差为度。

治甲疽方。

蛇蜕皮（置净瓷器中以烛焰爇之火着，去烛匀烧令焦，取一两用之）　臭黄（一两）　绿矾（一分，烧熟）

右件药，都细研如粉，以铜盒子贮之，先以热小便二升，置于铜钞锣中，嚼三[28]十枚杏仁吐于小便中，搅令相得，以疮脚浸之，候痒，即以铜篦子洗拨去脓血，取烂帛裛之，候干，还以铜篦子敷散令满，以故帛虚裹疮指，入大袜中，每日一洗，依前法用，每洗待[29]药，软即拨去药，恐咬落疮筋，切慎房室，及运动气力，忌面蒜酒一切物无妨。

治男子妇人，风血毒气，攻手足指生甲疽疮，久不差者，努肉裹指甲疼痛，出血不定，宜用此缩肉干疮白矾散方。

白矾（半两）　石胆（半两）　麝香（一分）　朱红（一分）　麒麟竭（一分）

右件药，取白矾石胆，于铁器内一处，以炭火断过，入麝香、麒麟竭、朱红，同研令细，用少许干掺疮上，以帛子缠定，日三两度换之。

治甲疽方。

马齿苋（半两，干者）　木香（一分）　印成盐（一分）　朱砂（一分，细研）

右件药，捣细罗为散，都研令匀，日三四度敷之。

治甲疽疮神妙方。

薰黄（半分）　蛇蜕皮（烧灰，一分）

右件药，同研如粉。每用，先以温泔浸洗疮令软，以尖刀子割去甲裹干，以药敷之，上用软帛裹之，半日许，药湿即易之，一日即除其痛。

治甲疽，赤肉生甲边上裹甲者方。

右以白矾烧灰，细研敷之。

治甲疽肿烂，生脚趾甲边赤肉努出，时差时发方。

黄芪（二两，锉）

右以酒浸一宿，以猪脂五合，微火煎取三合，绞去滓，以涂之，日三两度，其瘜即消。

治甲疽疮烂立效方。

右以人苋浓煮汁，着少盐，浸脚一两日差，或用干者及根亦得。

治甲疽疮，甲际生努肉，痛楚不可忍方。

右用石胆烧令烟尽，细研为末敷之。

治因剪手足甲，傍成肿痛方。

右以干盐梅和皮核，烂捣裹肿处，一日后当微痒，更半日去梅当差。

治伐[30]指诸方

伐[30]指者，其指先肿，焮焮热痛，其色不黯，然后方于爪甲边结脓，剧者爪甲脱也，亦名伐[30]甲，亦名糟指，亦名土灶。夫爪者筋之余也，由筋骨热盛，气涩不通，故肿结生脓，而爪甲脱也。

治伐[30]指方。

右单煮川芒硝汤渍之。

又方。

右用猪脂和蚯蚓捣如泥，敷之，日四五度易之。

又方。

右烧铁令热，勿令赤，以烙之良。

又方。

右先刺去脓，炙鱼鲊皮令热，以裹缚指，令周匝，疼痛立止。

伐[30]指者，是五脏之气使然，流注于十二经脉，热冲于手指，不还即为伐[30]指也，宜用此方。

右用热汤急蘸之出，使满七度，便以冷水浸之讫，又复如此三度，即涂牛胆，后便以猪胆笼伐[30]指上，用物缠之。

又方。

右用粱米粉，铁铛中熬令赤，以众人唾和涂之，厚一寸即差。

又方。

右用小便和盐作泥，厚裹数易之，仍以针血出妙也。

又方。

右取梅核中仁，捣熟，以醇苦酒和敷之。

治手指忽肿痛不已者，名为伐[30]指方。

右以水和黄泥，泥指令周匝厚一寸许，内热灰中煨之，令燥，视皮皱即愈。

又方。

右以水煮地榆作汤渍之，半日便愈。

治漆疮诸方

夫漆有毒，人有禀性畏漆，但见漆便中其毒，喜面痒，然后胸臂胫腨皆悉瘙痒，面初起肿，绕眼微赤，诸所痒处，以手搔之，随手起赤痦瘟，消已生细粟疮甚微，中毒轻者，证候如此。其有重者，遍身作疮，小者如麻豆，大者如枣杏，脓焮疼痛，摘破少差，随次更生，若火烧漆，其毒气则厉着人急重，亦有性自耐者，每日烧煮，终不为害也。

治漆疮，遍身焮赤疼痛方。

沥清香（二两）　黄蜡（一两）　桂心（一两，末）　油（二两）

右件药，都一处熬作膏涂之。

又方。

右以新椒半两，以醋浆水一碗，印成盐五颗，煎六七沸，以绵蘸涂之。

又方。

右以黄栌木细锉，水浸熬取浓汁，去滓，熬为膏，入生油调涂之，当退下疮皮痛止也。

治漆疮方。

右用蛤粉，以新汲水调涂之。

又方。

右用川芒硝，和水涂之。

又方。

右取油麻子，捣令极烂，以蔓菁菜汁调涂之。

又方。

槲树皮（一斤）

右细锉，以水一斗，煎至六升，温温洗之。

治漆疮洗汤方。

生柳叶（三斤）

右以水一斗五升，煮取五升，适寒温洗之，日三上差。

又方。

干莲叶（一斤）

右以水一斗，煮取五升，洗之日再用之。

又方。

右以贯众捣细罗为散，以生麻油调涂之。

又方。

右以汉椒三[31]两，水五升，煮取三升，温温淋洗之。

又方。

右以白矾三两，细研投入热汤中，候温洗之。

又方。

榉树枝叶（二斤）

右细锉，以水一斗，煮取六升，淋洗疮上，兼以叶捣绞取汁涂之。

又方。

右以七枯草捣绞取汁五合，川芒硝一两，细研相和涂之。

又方。

右以生韭捣绞取汁涂之，

又方。

黄栌木（一斤，锉）

右以水一斗，煮取六升，去滓，温温淋洗便差。

又方。

右用鸡子黄涂之，干即再涂，不过三上差。

又方。

右以蟹黄涂之立差。

治夏月痱疮诸方

夫盛夏之月，人肤腠开，易伤风热，风热毒气搏于皮肤，则生痱疮，其状如汤之沸，轻者匝匝如粟粒，重者热汗浸渍成疮，因以为名，世呼为痱子也。

治痱子磨破成疮，宜用止痛生肌赤石脂散方。

赤石脂（半两，细研）　黄柏（半两，末）　白面（二两）　腊面茶（半两，末）　龙脑（半分，细研）

右件药，都研令匀，每使时用绵扑之。

治热痱疮方。

干炭灰（半合）　石灰（半合[32]，微炒）　枣叶（半斤）

右件药，捣细罗为散，先以温浆水洗疮，后以药敷之差。

治夏月痱子及热疮方。

葛粉（三两）　甘草（二两，生用为末）　石灰（一两，微炒）

右件药，相和，研令匀，用绵扑之。

又方。

粟米粉（五两）　白龙脑（一钱）

右件药，相和细研，先用枣叶汤洗，后以散扑之。

【校注】

① 着：日本抄本作"者"字。

② 钱：日本抄本作"两"字。

③ 三合：其下日本抄本有"盐（三合）"三字。

④ 一两：日本抄本作"一两半"。

⑤ 搏：日本抄本作"塼"字。

⑥ 瘙：日本抄本作"疮"字。

⑦ 内：日本抄本作"中"字。

⑧ 三：日本抄本作"一"。

⑨ 油：日本抄本作"泔"字。

⑩ 别：日本抄本作"荆"字。

⑪ 二：日本抄本作"三"。

⑫ 大：据文义疑作"火"字。

⑬ 大：日本抄本作"火"字。

⑭ 得：古同"得"。日本抄本作"皮"字。

⑮ 三分：日本抄本作"三分半"字。

⑯ 一两灰：日本抄本作"灰一两"。

⑰ 锉：日本抄本作"别"字。

⑱ 援：日本抄本作"搓"字。

⑲ 可：人卫本作"差"字。

⑳ 一：日本抄本作"三"。

㉑ 两：日本抄本作"斤"字。

㉒ 密陀僧：其下日本抄本有"一分"二字。

㉓ 一：日本抄本作"二"。

㉔ 烂：日本抄本作"烟"字。

㉕ 研：日本抄本作"碎"字。

㉖ 盛：日本抄本作"成"字。

㉗ 取：日本抄本作"中"字。

㉘ 三：日本抄本作"二"。

㉙ 待：日本抄本作"行"字。

㉚ 伐：据文义疑为"代"字。

㉛ 三：日本抄本作"一"。

㉜ 合：日本抄本作"两"字。

卷第六十六

治瘰疬结肿寒热诸方

夫瘰疬者，由风热毒气壅滞于胸膈之间，不得宣通，而搏于肝，肝主筋，故令筋蓄结而肿，多生于颈腋之间，浮于筋皮之中，有结核累累相连，大小无定，其初发之时，热毒肿结，故令寒热也。

治瘰疬结肿疼痛，时发寒热，连翘散方。

连翘（一两） 射干（三分） 玄参（三分） 赤芍药（半两） 木香（半两） 川芒硝（一两） 川升麻（三[①]分） 栀子仁（半两） 前胡（半两，去芦头） 当归（三分） 甘草（半两，炙微赤，锉） 川大黄（一两，锉，微炒）

右件药，捣筛为散。每服三钱，以水一中盏，煎至六分，去滓，温服，日三四服。

治瘰疬寒热，结肿疼痛，心胸壅滞，宜服沉香散方。

沉香（一两） 桑寄生（一两） 射干（一两） 川升麻（一两） 防风（三分，去芦头） 麝香（一分，细研） 连翘（一两） 薰陆香（三分） 藿香（三分） 川大黄（一两半，锉碎，微炒）

右件药，捣粗罗为散，入麝香研匀。每服四钱，以水一中盏，煎至六分，去滓温服，日三四服。

治瘰疬初生结肿，发歇寒热，玄参散方。

玄参（一两） 枳壳（一两，麸炒微黄，去瓤） 木通（一两，锉） 独活（一两） 犀角屑（半两） 川大黄（一两，锉碎，微炒） 杏仁

（一两，汤浸去皮尖双仁，麸炒微黄）

右件药，捣筛为散。每服三钱，以水一中盏，煎至六分，去滓温服，日三四服。

治瘰疬初结肿痛，寒热，四肢不安，栝楼子散方。

栝楼子（三分，微炒） 皂荚子仁（三分，微炒） 连翘（三分） 牛蒡子（三分，微炒） 牵牛子（三分，微炒） 何首乌（三分） 川大黄（一两，锉碎，微炒） 栀子仁（一两） 甘草（一两，生锉） 白螺壳（一两） 漏芦（一两）

右件药，捣细罗为散。每于食前，以温酒调下二钱。

治瘰疬结肿，寒热疼痛，心腹烦壅，石燕圆方。

石燕（一枚，细研） 真珠末（一钱） 麸金石（三分，细研） 木香（三[①]分） 井泉石（三分） 续随子（三分，去皮） 槟榔（一两） 郁李仁（一两，汤浸去皮，微炒）

右件药，捣罗为末，同研令匀，炼蜜和捣三五百杵，圆如梧桐子大。每于食前，以粥饮下十圆。

治瘰疬结肿不散，欲成脓，致寒热不通，连翘圆方。

连翘（一两） 川大黄（一两，锉碎，微炒） 沉香（一两） 薰陆香（一两） 牛蒡子（一两，微炒） 黄芪（一两，锉） 枳壳（一两，麸炒微黄，去瓤） 玄参（三分） 羌活（三分） 赤芍药（三分） 川升麻（三分） 占斯（三分） 芎藭（三分） 黄芩（三分） 皂荚子仁（四十九枚，炒黄焦） 红盐（一分，波斯者）

右件药，捣罗为末，炼蜜和捣三五百杵，圆如梧桐子大。每于食后，以温水下三十圆。

治瘰疬结肿，身体寒热，心胸壅滞，木通圆方。

木通（一两，锉） 玄参（一两） 连翘（一两） 川升麻（一两） 败酱（三分） 大麻仁（一两） 川大黄（二两，锉碎，微炒） 赤芍药（三分） 犀角屑（三分） 黑豆（一两，炒熟，去皮） 昆布（一两，洗去咸味）

右件药，捣罗为末，炼蜜和捣三二百杵，圆如梧桐子大。每于食后，以暖浆水[②]下三十圆。

治瘰疬生于颈腋，结肿寒热，宜用贴熁白蔹散方。

白蔹（半两） 甘草（半两） 玄参（半两） 木香（半两） 赤芍药（半两） 川大黄（半两）

右件药，捣细罗为散，以醋调为膏，贴于患上，干即易之。

治瘰疬结核诸方

夫瘰疬结核肿硬者，由脏腑壅滞，风热毒气，攻于肝，搏于筋脉，结聚成核也。则令增寒壮热，项强头痛，四肢不安，心神烦闷，其状多生于项腋之间，或如梅李，或似珠颗相连，其浮于皮肤之中，未着肌肉，可以药内消之，若肿硬坚盛不可消之，则以药外化为脓及血，令其溃散即易愈也。

治心膈久积热毒，肝气滞留，致项生瘰疬结核，五香散方。

沉香（一两） 木香（一两） 薰陆香（一两） 麝香（一分，细研） 丁香（三分） 羚羊角屑（三分） 连翘（一两） 子芩（三分） 川升麻（一两） 麦门冬（一两，去心） 赤芍药（三分） 玄参（三分） 当归（三分） 犀角屑（三分） 甘草（三分） 地骨皮（三分） 川大黄（一两，锉碎，微炒） 黄芪（一两，锉）

右件药，捣筛为散，入麝香研令匀。每服三钱，以水一中盏，入芦根五寸、生姜半分，煎至六分，去滓，不计时候温服。

治瘰疬结聚，颗块成疮，上攻头项疼痛，升麻散方。

川升麻（一两） 连翘（二两） 玄参（一两） 败酱（一两） 川大黄（二两，锉碎，微炒） 犀角屑（一两） 虎杖（一两） 紫葛（一两，锉） 桑根白皮（一两，锉） 甘草（一两，炙微赤，锉） 红雪（每服一钱汤成下）

右件药，捣筛为散。每服四钱，以水一中盏，煎至六分，去滓，不计时候温服。

治瘰疬结核肿硬，相连如珠颗，头项肩胛烦疼，斑蝥圆方。

斑蝥（一分，赤黑斑点者佳，去头翅足，炒过令者） 猪牙皂荚（一分，去黑皮，炙令黄）　蛇蜕皮（半两，微炒）　乌蛇（一两半，酒浸，去皮骨，炙令微黄）　天南星（半两，炮裂，去皮）　露蜂房（二两，烧灰）　川大黄（三分，锉碎，微炒）　麝香（一分，研）　威灵仙（半两）

右件药，捣罗为末，入麝香研令匀，炼蜜和捣三二百杵，圆如梧桐子大。每于空心，以粥饮下十圆，至辰巳间，病下如虾蟆衣及诸恶物。

治瘰疬成结颗核，肿痛不散，或破为脓水不绝，乌蛇圆方。

乌蛇（三两，酒浸，去皮骨，炙令微黄）　犀角屑（三分）　连翘（一两）　玄参（三分）　昆布（三分，洗去咸味）　牛蒡子（一两[③]）川大黄（一两，锉碎，微炒）　黄芪（一两，锉）　漏芦（一两）　甘草（三分，炙微赤，锉）　枳壳（三分，麸炒微黄，去瓤）　大麻仁（三分）　郁李仁（三分，汤浸，去皮微炒）　斑蝥（一分，以糯米拌，炒米微黄，去翅足）

右件药，捣罗为末，炼蜜和捣三五百杵，圆如梧桐子大。每服，不计时候，以清粥饮下二十圆。

治瘰疬结核肿硬，螺子圆方。

小螺子（一十八枚，去尖，微炒）　斑蝥（二十一枚，去头足，炒令黄色）　雀儿粪（六十三枚，白色者，微炒）　麝香（一钱，细研）

右件药，先捣罗前三味为末，入麝香研令匀，以好豉一合，烂捣研，和圆如绿豆大。每日空腹，以葱茶下五圆。

治瘰疬结核，肿硬疼痛方。

斑蝥（十四枚，去头足翅，糯米拌，炒令米黄）　雄鼠（二七枚，微炒）

右件药，同研令极细，入腻粉二钱，更研千遍，以绿豆面入新汲水，和圆如绿豆大。每服空心，以麝香酒下三圆。觉腹内痛，便以硝石末一钱，用酒一小盏，煎一沸，温温服投之，约一饮久，大小便当有如雀卵汁一合已来，下者，是效，宜服后药补之。

补药，雄黄圆方。

雄黄（一分，细研）　朱砂（一分，细研）　麝香（一分，细研）细辛（半两）　人参（半两，去芦头）

右件药，捣罗为末，入研了药令匀，炼蜜和圆如绿豆大。每于食前以温酒下三圆。

治瘰疬结核肿痛，令内消，朱砂圆方。

朱砂（一分，细研） 腻粉（一分） 粉霜（一分，细研）

右件药，同研令匀，用鸡子白和圆如梧桐子大。每于五更初，煎葱汤下三圆，良久当利，如未利再服之。

治瘰疬结核不散方。

雄鼠粪（一两，小者是） 皂荚针（一两，锉，炒黄） 槲白皮（十两，水八升，煎取三升）

右件药，捣罗为末，每服用药末一钱，至五更初暖药汁一小盏调服，服后便卧，良久当有大吐，如未吐更进一服，至日出吐病如小虾蟆相似，吐尽为效，与温粥食之。

又方。

腻粉（一钱） 精羊肉（二两，细切） 干姜（一钱） 凌霄花（取白者一两，微炒）

右件药二味，捣罗为散，入腻粉都拌肉，以湿纸裹三五重，火煨熟，取出一服吃了，以温酒下之，仍含生姜一片子，恐吐，日没时服，至二更取下恶物，五日一服，不过三服效。

治瘰疬及一切风气结核，坚硬疼痛，琥珀膏方。

琥珀（一两，细研） 丁香（三分） 木香（三分） 桂心（半两） 朱砂（半两，细研） 木鳖子（半两，去壳） 当归（半两） 白芷（半两） 防风（半两，去芦头） 木通（半两） 黄丹（七两） 垂柳枝（三两） 松脂（二两） 油（一斤二两）

右件药，先用琥珀丁香木香桂心朱砂五味，捣罗细研为末，其木鳖子以下六味，并细锉以油浸一宿，于净铛内以慢火煎，候白芷焦黄色漉出，次下松脂令消，绵滤过澄油清，却安铛内慢火熬，下黄丹，以柳木篦不住手搅，令色黑滴于水碗内，撚看硬软得所，入琥珀等末搅令匀，倾于瓷盒中。每使时，看大小火畔熔，以纸上匀摊贴之，每日两度换之。

治瘰疬结核，根源深固，肿硬疼痛，宜服白蔹散方。

白蔹（三分） 黄连（三分，去须） 川大黄（三分） 黄芩（三

分）　莽草（三分）　赤石脂（三分）　赤芍药（三分）

右件药，捣罗为末，以鸡子白旋调涂于故帛上贴之，燥即易之。

治瘰疬结核，外贴令自出方。

腻粉（一分）　粉霜（一分）　斑蝥（一分）　砒霜（一分）　燕子粪（一分，微炒）

右件药，都研令细，用腊月猪脂调匀，每用一小豆大，安在疬子上，用面胡纸封定，至六七日，有脓水下，至半月日自出，速用生肌膏贴之。

治瘰疬结核疼痛，坚硬如石，宜用此方。

蒜（三枚，捣如泥）　麝香（一分，细研）

右件药，同研令匀，涂于布上贴之，一日两易旋合为妙。

又方。

麝香（一钱，细研）　鲫鱼（二十枚，长一寸者，去肠肚了，每枚鱼儿腹内入和皮巴豆一枚）

右件药，入瓶子中以泥封，渐渐烧令通赤，候冷取出，入麝香同细研为散。每日空心，温酒调下半钱，良久，以热酒投之，遂下恶物，每日常服，下尽恶物，其病内消。

又方。

腻粉（半两）　鸡子（二枚，取白用之）

右件药，调和稀面糊，以慢火炒之，用火筋急搅，勿令粘着铫子，候焦黑色即住，入上好朱砂半两，同细研如面，大人即于五更以粥饮调下一钱，良久腹痛，便泻出病根，如枣核之类，便差，小儿十五以下，只可服半钱。

治瘰疬，发肿而坚结成核，宜用贴熁方。

莽草（一两）

右捣罗为末，以鸡子白和涂于帛上贴之，一日二易。

治瘰疬，项上生累累如梅李，宜速消之方。

海藻（一斤）

右用酒五升，浸数日，少少饮之。

治瘰疬结核，令内消方。

右取蚓虫随多少，微炒，捣罗为末，炼蜜和圆，如梧桐子大。每于空心，以温酒下三圆。

治瘰疬无问有头无头，宜用此贴方。

大蜘蛛（五枚，晒干）

右件药，细研，以酥调如面脂，每日两度贴之。

治瘰疬结核，宜用此灸法。

巴豆（一枚，去皮心）　艾叶（一鸡子大）

右件药相和，烂捣擘碎曝干，撚作炷，灸疬子上三壮，即止。

治瘰疬结核灸，葶苈饼子法。

葶苈子（二合）　豉（半斤，汤浸，令软）

右件药，都捣熟，捻作饼子如钱厚，安在疬子上，以艾炷如小指大，炙饼子上，五日一度，灸七壮。

治瘰疬结核肿硬，宜灸商陆饼子法。

商陆（三两）

右件药，捣令烂，捻作饼子如钱大，安置疬子上，以艾灸饼子上令热干住灸，三十壮差。

治瘰疬结核，宜灸莨菪根法。

莨菪根（一两，粗者）

右件药，切厚约三四分，安疬子上，紧作艾炷灸之，热彻则易，五六炷住，频频灸，当即减退矣。

治瘰疬在项上，内结成颗块及触处，但有结凝，宜急灸法。

独头蒜（一颗）

右件药，截两头留心，大作艾炷，称蒜大小，贴疬子上灸之，勿令破肉，但取热而已，七壮，易蒜，日日灸之，取消为度。

治瘰疬有脓诸方

夫瘰疬者，由结风于内，积热在肝，荣卫不和，胸膈壅滞，毒热搏于筋脉，结聚所成也。初得，即觉项边[4]磊磊状，若连珠，面色萎黄，皮肤壮热，久而不疗，被热上蒸，则化为脓也。

治瘰疬热肿，肉败生脓，连翘散方。

连翘（一两） 犀角屑（一两） 玄参（半两） 黄芪（一两，锉） 木通（半两，锉） 漏芦（一分） 杏仁（一两，汤浸去皮尖双仁，麸炒微黄）

右件药，捣筛为散。每服三钱，以水一中盏，煎至六分，去滓，食前温服。

治瘰疬出脓血不止，宜服此消死肉，散毒气，使疬子转动宽软，鳖甲散方。

鳖甲（一两，涂醋炙令黄，去裙襕） 桑螵蛸（五枚，微炒） 狼毒（二两，锉，醋拌炒黄） 䗪虫（五枚，细研）

右件药，捣细罗为散，入研了药更研令匀。每日空心日午近夜，各一服，以粥饮调下一钱。

治瘰疬头多，经久不差，脓血不止，疼痛，豆牛子散方。

豆牛子（豆叶上生者，二七枚，以糯米同炒，令米黄） 麝香（半钱，细研）

右件药，同研如面，别取枳壳末三钱，用水一盏，煎至四分，去滓，调下散子半钱，五更时服，良久觉腹痛，但只以枳壳汤细细呷之，即自止，有恶物从小肠出为效。

治瘰疬结肿生脓，宜服黄芪圆方。

黄芪（一两，锉） 木香（一两） 漏芦（一两） 枳壳（一两，麸炒微黄，去瓤） 玄参（一两） 犀角屑（一两） 桔梗（一两，去芦头） 牛蒡子（二两，微炒） 川大黄（一两，锉碎，微炒）

右件药，捣罗为末，炼蜜和捣三二百杵，圆如梧桐子大。每日空心及晚食前，以粥饮下二十圆。

治瘰疬结肿，穿溃生脓，枳壳圆方。

枳壳（一两半，麸炒微黄，去瓤） 玄参（一两） 漏芦（一两半） 川大黄（一两半，锉碎，微炒） 黄芪（二两，锉） 营实（一两） 牛蒡子（二两，微炒） 露蜂房（半两，微炙）

右件药，捣罗为末，炼蜜和捣三二百杵，圆如梧桐子大。每服不计时候，以粥饮下三十圆。

治瘰疬结肿有头，脓水不止，白蔹圆方。

白蔹（一两） 黄芪（一两，锉） 木香（一两） 枳壳（一两，麸炒微黄，去瓤） 玄参（一两） 乌蛇（二两，酒浸，去皮骨，炙令黄） 斑蝥（十四枚，去头足翅，以糯米拌，炒令米黄）

右件药，捣罗为末，炼蜜和圆，如梧桐子大。每日空心及晚食前，以粥饮下十圆。

治瘰疬结成颗块，疼痛，穿溃脓水不绝，不计远近皆差，薄荷圆方。

薄荷（一束，如碗大，阴干） 皂荚（十挺，长一尺二寸，不蚛者，去黑皮涂醋，炙令焦黄）

右件药，捣碎，以酒一斗，浸经三宿，取出曝干，更浸三宿，如此，取酒尽为度，焙干，捣罗为散，以烧饭和圆，如梧桐子大。每于食前，以黄芪汤下二十圆，小儿减圆服之。

治瘰疬生头，脓水不干，疼痛，宜贴蜂房膏方。

露蜂房（一两） 蛇蜕皮（半两） 玄参（半两） 黄芪（三分） 杏仁（一两，汤浸去皮尖双仁，研） 乱发（如鸡子大） 黄丹（五两）

右件药，细锉，用麻油一斤，先煎发及杏仁，候发消尽，即以绵滤去滓，却入铛中，将前药煎令焦黄，又滤去滓，下黄丹，以柳木篦不住手搅，候熬成膏，即倾于瓷盒中盛。旋取涂于帛上贴之。

治瘰疬脓水不绝，宜贴鼠灰散方。

蛇腹中鼠（一枚，烧灰） 虾蟆（一枚，炒灰）

右件药，捣罗为末，用生油调摊于帛上贴之，日一度换之。

治瘰疬穿破作脓，宜用此方。

右取五月五日时，麦麴堆上生者菌子七枚，熟捣，先以米泔净洗疮，拭干贴之，日二度换之，神效。

治风毒瘰疬诸方

夫风毒瘰疬者，由风邪之气在经脉，经脉否涩，结聚所成也。此皆由脏腑夙有风热，不得宣通，邪气客于肌肉，搏于气血，故留结为瘰疬也。

治风毒瘰疬，筋脉拘急，烦热疼痛，犀角散方。

犀角屑（三分）　防风（一两，去芦头）　羚羊角屑（三分）　薏苡仁（三分）　枳壳（一两，麸炒微黄，去瓤）　黄芩（三分）　酸枣仁（三分，微炒）　桂心（三分）　羌活（三分）　川升麻（一两）　甘草（三分，炙微赤，锉）　槟榔（一两）

右件药，捣粗罗为散。每服四钱，以水一中盏，煎至六分，去滓，每于食后温服。

治风毒瘰疬肿结，内消昆布散方。

昆布（一两，洗去咸味）　海藻（一两，洗去咸味）　枳壳（一两，麸炒微黄，去瓤）　牛蒡子（半两，微炒）　连翘（半两）　防风（半两，去芦头）　玄参（半两）　何首乌（一两）　牵牛子（半两，微炒）　甘草（半两，炙微赤，锉）　川大黄（半两，锉碎，微炒）　皂荚子（五十枚，微炒令黄）　牡荆子（一两）

右件药，捣细罗为散。每于食后，煎葱汤调下二钱。

治风毒气盛，项边生瘰疬，结硬或赤肿疼痛，皂荚圆方。

皂荚（四两，去黑皮，涂醋，炙黄焦，去子）　干蝎（半两，微炒）　干薄荷（四两）　白僵蚕（半两，微炒）　天麻（半两）　牛黄（半两，细研）　夜明砂（一两，微炒）　鹁鸽粪（二两，微炒）　蓬莪茂（一两）　麝香（一分，细研）

右件药，捣罗为末，入麝香牛黄同研令匀，炼蜜和捣三五百杵，圆如梧桐子大。每日空心及夜临卧时，以薄荷汤下二[⑤]十圆。

治风毒气留滞脏腑，攻注肌肉，于项腋生瘰疬，疼痛，乌蛇圆方。

乌蛇（二两，酒浸，去皮骨，炙微黄）　犀角屑（三分）　连翘（三分）　昆布（三分，洗去咸味）　川大黄（一两半，锉碎，微炒）　黄芪（一两，锉）　斑蝥（一分，以糯米拌，炒米黄为度，去头翅足）　漏芦（三分）　甘草（半两，炙微赤，锉）　牛蒡子（一两，微炒）　枳壳（一两，麸炒微黄，去瓤）　木通（一两，锉）

右件药，捣罗为末，炼蜜和捣三二百杵，圆如梧桐子大。每于食后，以牛蒡子汤下二十圆。

治风毒瘰疬，项腋下生如梅李枣核，肿痛，令内消皂荚圆方。

皂荚（二[⑥]十挺，十挺去黑皮，涂酥炙令焦黄，去子，十挺生搥烂，用好酒五升[⑦]绞取汁熬成膏） 何首乌（半斤） 干薄荷（半斤） 蜗牛子（四两，炒令微黄） 硇砂（一两，通白者） 附子（一两，炮裂，去皮脐） 天麻（一两） 精羊肉（四两，去脂膜薄切，炙令干） 天南星（一两，炮） 半夏（一两，汤洗七遍，去滑）

右件药，捣罗为末，入皂荚膏，和捣五七百杵，圆如梧桐子大。每日空心及晚食前，浸牛膝酒下一十圆，渐加至二十圆。

治风毒瘰疬，生于项间，肿硬，磊磊相连，疼痛，宜服斑蝥圆方。

斑蝥（二十枚，去头足翅，糯米拌，炒令米色黄） 水蛭（一分，炒黄色） 甘草（半两，炙微赤，锉） 黑豆黄（三分，生用） 麝香（半分，细研） 芫青（二十枚，去头足翅，糯米拌，炒令米色黄） 川大黄（半两，锉碎，微炒） 青蛇（二两，醋浸一宿，去皮骨，炙微黄）

右件药，捣罗为末，研入麝香令匀，炼蜜和圆如绿豆大。每日空心，以粥饮下三圆，如未有效加至五圆，当小便出如烂筋，如小便涩，以滑石末二钱，以水五合煎至三合，温服即利。

治风毒气滞，颈腋结成瘰疬，肿核不消，何首乌圆方。

何首乌（五两，九蒸九曝，捣罗为末） 干薄荷（四两，捣罗为末） 羊肉（半斤，去脂膜） 皂荚（三十挺不蚛者，十挺去黑皮，涂醋炙令黄色，捣罗为末，十挺烧候火焰将尽以碗合盖，候冷取出，捣罗为末，十挺搥碎，用新汲水五升挼取汁生绢滤过）

右件药，先将皂荚水煮羊肉令烂，后取肉细研，入诸药末，和捣一千杵，圆如梧桐子大。每服空心，以温酒下二十圆，薄荷汤下亦得。

治风毒瘰疬，结核肿硬疼痛，令内消，牛蒡子圆方。

牛蒡子（二两，微炒） 何首乌（二两） 干薄荷（二两） 雄黄（一两，细研） 麝香（一分，细研） 牛黄（一分，细研） 皂荚（七枚，搥碎）

右件药，捣罗为末，入麝香牛黄研合[⑧]匀，以水三升，浸皂荚一宿，挼取汁，慢火熬成膏，入前药末，和捣三二百杵，圆如梧桐子大。每于食后，以温酒下二十圆。

治风毒瘰疬，结硬肿痛，宜服此方。

玄参（二两）　夜明砂（二两，微炒）　皂荚（五挺，去黑皮，涂酥炙微黄，去子）

右件药，捣罗为末，炼蜜和圆，如梧桐子大，每于食后，以薄荷汤下二十圆。

又方。

乌蛇（二两，酒浸，去皮骨，炙令微黄）　牛蒡子（二[9]两，微炒）　何首乌（二两）

右件药，捣罗为末，炼蜜和圆，如梧桐子大。每于食后，以温水下二十圆。

治风毒瘰疬，令内消宜服此方。

何首乌（十两，九蒸九曝，捣罗为末）　皂荚（十挺，五挺去黑皮，涂酥炙令黄色，去子，捣罗为末，五挺水浸一宿，揉绞取汁二升）

右件药，用精羊肉一斤，细切，以前皂荚水同熬如膏，入何首乌末及皂荚末，和圆如梧桐子大。每日空心，以粥饮下三十圆。

治瘰疬风毒，结肿不散，丹参膏方。

丹参（二两）　蒴藋（二两）　秦艽（一两，去苗）　独活（一两）　川乌头（一两）　白及（一两）　牛膝（一两，去苗）　甘菊花（一两）　白术（一两）　汉防己（一两）　踯躅花（半两）　莽草（半两）　川椒（半两，去目及闭口者）

右件药，细锉，以酽醋一升，浸一宿，来旦以猪脂二斤，慢火煎令醋竭，勿令过焦，绵滤去滓，收于不津器中。日三度于患处涂之。

治风热肿毒，项生瘰疬，宜贴榆白皮散方。

榆白皮（锉）　槐白皮（锉）　赤小豆　大麦面　桑白皮（锉）　川朴硝　皂荚（去黑皮，涂酥，炙微黄焦，去子，以上各半两）

右件药，捣细罗为散，用鸡子清和如膏，以旧布上摊，可肿大小贴之，干即易之。

治风毒瘰疬，赤肿痛硬，宜用此方。

地菘（一斤）

右捣如泥，敷瘰疬上，干即易之，以差为度。

又方。

鼠粘子（一升，微炒）　荆芥穗（四两）

右件药，捣粗罗为散。每服三钱，以水一中盏，煎至五分，去滓，入竹沥半合，搅匀服之，日三服。

治瘰疬风毒结热，肿硬疼痛，未破方。

槲白皮切三合，右每用一合，以水一大盏，煎至五分，去滓，温服，良久当吐恶物，如人行十里未吐，再服。

又方。

右于三月内，取大槲叶一秤，锉令细，入大釜灶内，以水五斗，煎至一斗，滤去滓，却入小锅中，熬成膏。每服空心，以温酒调半两服之，良久当吐，未吐再服，吐出疬子根本为度。

治风毒所攻，绕项生瘰疬如连珠，宜服浸酒方。

海藻（五两，洗去咸味，焙干）　乌蛇（五两，酒浸，去皮骨，炙令黄色）　共贰味

右件药，捣粗罗为散。以酒七升，浸五七日，每服，取酒半盏饮之，日再服。

治风毒瘰疬，皂荚针散方。

皂荚针（一斗，不生子者）　牛蒡子（半斤）　共贰味

右件药，取皂荚针于盆中烧，候火盛时，撒牛蒡子于火中，候烟欲尽，以盆合之，冷定，捣罗为末，每于空心，以井华水调下三钱，良久利下恶物，如胶饧，永断根本，利了补治，三五日只可吃软粥饭。

又方。

牛蒡子三升，微炒，捣罗为散，用绢袋子盛，以无灰酒五升，渍二七日，每日空心温服一盏。

治风毒疬子，黄花蛇散方。

黄花蛇（一条，酒浸一宿，去皮骨，炙令黄色）

右捣细罗为散。每服空心，以粥饮调下一钱，服尽即歇十日，看未消减，即更作服之，如已损即止。

治气毒瘰疬诸方

夫气毒瘰疬者，由风热毒气攻于肺故也。肺主通行诸脏之气，若经络壅涩，则卫气凝滞不得宣行，邪热与气相搏，结聚与皮肤肌肉之间，而生瘰疬者也。又有忧愁不足，思虑于情，恚怒伤于心肝，气毒滞于胸膈，致脏腑否涩，气血凝留，亦因兹而成气疬也。

治气毒瘰疬，心膈壅闷，不下[10]饮食，槟榔散方。

槟榔（一两） 前胡（一两，去芦头） 人参（半两，去芦头） 赤茯苓（一两） 枳壳（半两，麸炒令黄，去瓤） 防风（半两，去芦头） 甘草（一分，炙微赤，锉） 沉香（半两） 牛蒡子（一两，微炒）

右件药，捣粗罗为散。每服四钱，以水一中盏，入生姜半分，煎至六分，去滓，空心及晚食前温服。

治气毒瘰疬，结肿疼痛，斑蝥散方。

斑蝥（半两，去头翅足，糯米拌，炒黄） 牵牛子（一两，生用） 雄雀粪（三分） 枳壳（一两，麸炒微黄，去瓤）

右件药，捣细罗为散。每服一钱，五更初，用粥饮调下，或有吐逆，即服枳壳汤投之，日午后当取下恶物。

治气毒瘰疬，生于颈腋，累累如桃李[11]大小不定，肿硬疼痛，蜗牛散方。

蜗牛壳（一钱，末） 皂荚子（煨去皮，取末三钱） 乳香（如莲子大一枚） 腻粉（二钱）

右件药，捣罗为末，用鸡子一枚，开取清去黄，调药末，却入壳内，以湿纸三五裹，于饭甑内蒸，候饭熟取出，空心以五味肉汁嚼下，后以暖水漱口，良久泻出青物，少年者只作一服，年老者分为二分，临时以意加减服之。

治气毒瘰疬，结硬疼痛，皂荚子圆方。

皂荚子（二十枚，炒熟） 巴豆（二枚，去皮心研，纸裹压去油） 乳香[12] 斑蝥（二枚，以糯米拌，炒米黄为度，去头翅足）

右件药，捣罗为末，用软饭和圆，如梧桐子大。每日空心，以温酒下二圆。

治气毒瘰疬，服之令内消，斑蝥圆方。

斑蝥（一两，去头翅足，以糯米拌，炒米黄为度） 麝香（半两，细研） 朱砂（半两，细研） 干姜（一分，生） 甘草（半两，生锉） 犀角屑（半两） 粟米（三合，微炒）

右件药，捣罗为末，入研了药令匀，以蜀葵根白皮杵自然汁，和捣一二百杵，圆如梧桐子大。每服，以蜀葵根汤下五圆，空心临卧服。

治气毒，心膈壅滞，颈项生瘰疬，咽喉不利，何首乌圆方。

何首乌（二两） 昆布（二两，洗去咸味） 雀儿粪（一两，微炒） 雄黄（半两，细研） 麝香（一分，细研） 皂荚（十挺，去黑皮，涂酥炙令黄，去子）

右件药，捣罗为末，入前研了药一处，同研令匀，用精白羊肉一斤，细切，更研相和，捣五七百杵，圆如梧桐子大。每于食后，以荆芥汤下十五圆。

治气毒瘰疬，结硬不消，日夜疼痛，海金花圆方。

海金花（一分） 丁香（一分[13]） 琥珀（一分，细研） 败龟（一分，涂酥，炙令黄） 甜葶苈（一分，隔纸炒令紫[14]色） 麝香（一钱，细研） 皂荚子（二千[15]枚，炒黄，捣罗为末，约重一斤）

右件药，捣罗为末，同研令匀，炼蜜和圆，如梧桐子大。每于食前，以温酒下十五圆，其病当从大小便下。

治气毒瘰疬，结肿疼痛，服之令内消方。

豆豉（二合，以汤浸一宿，研如稀膏以布绞汁去滓） 水蛭（一分，炒令微黄） 鹁鸽粪（一两，微炒） 夜明砂（一两，微炒） 当归（半两） 赤芍药（半两） 薰陆香（半两） 白矾灰（一分） 鸡子（二枚，去壳）

右件药，捣罗为末，入豉汁鸡子相和令匀，以油单裹，炊饭上蒸，候饭熟取出，入少蜜和圆，如梧桐子大。每于食前，以温酒下十圆。

治气毒瘰疬，肿硬疼痛，时发寒热，不思饮食，日渐羸瘦，皂荚圆方。

皂荚（五挺，去黑皮，涂酥炙微黄焦，去子） 蜗牛子（五十枚，炒令微黄） 雄黄（半两，细研） 何首乌（一两） 陈软枣（一两） 连

翘（一两） 麝香（一分，细研） 龙脑（一钱，细研） 芫菁（七枚，以糯米拌，炒米黄为度，去头翅足）

右件药，捣罗为末，入研了药令匀，炼蜜和捣三二百杵，圆如梧桐子大。每于食前，煎玄参汤下七圆。

治气毒瘰疬，心胸壅闷，颈项肿，发歇疼痛，不欲饮食，薄荷圆方。

薄荷（四两，干者） 木香（一两） 连翘（一两） 麝香（一分，细研） 皂荚（一十挺，长一尺不蚛者，以浆水三升浸三日，挼取汁煎为膏） 青橘皮（一两，汤浸去白瓤，焙）

右件药，捣罗为末，以皂荚煎和捣三二百杵，圆如梧桐子大。每日空心及晚食前，以荆芥汤下二十圆。

治气毒结聚，生瘰疬渐多，肿硬，宜用此药贴熁，令消烂自出方。

燕粪（一分） 斑蝥（一分） 芫菁（一分） 砒黄（一分） 青黛（一钱） 麝香（一钱） 水银（一皂荚子大） 猪脂（半两）

右以猪脂先研水银星尽，后入诸药同研令细，每用小豆大，安在疬子上，以醋面糊纸花子盖之，或先炙破，亦得经五七日，看疬子溃烂，红[16]丝脚断，即欻[17]欻揭纸花子，其疬子随药自出，后用煮猪蹄温汤洗却，别贴膏药止痛生肌。

治气毒瘰疬，结硬疼痛，不能消散者，宜服腻粉圆方。

腻粉（一钱） 定粉（半两，炒微黄） 夜明砂（一两，微炒） 桂心（半两） 斑蝥（一分，以糯米拌，炒米黄为度，去头翅足） 犀角屑（三分）

右件药，捣罗为末，同研令匀，用软饭和圆，如绿豆大。每于食前，以暖酒下五圆。

治气毒瘰疬，结肿未溃者，令内消方。

槲白皮（二[18]斤，细锉） 丁香（一两，末[19]） 麝香（半两，细研）

右以水五斗，于大釜中，先煮槲皮至一斗，去滓，更以慢火熬成膏，后入丁香等二味，搅令匀，收于瓷器中。每于食前，以温酒调下半匙。

治气毒瘰疬遍项及流注胁腋下，有头，疼痛，宜服天灵盖散方。

天灵盖（一两，带白[20]色者以茅香水洗五七度，涂酥炙令焦黄） 虎胫骨（一两，涂酥炙令黄焦）

右件药，捣细罗为散。每日空心，以葱酒调下二钱，晚食前再服。

又方。

蜗牛子（一百二十枚，活者，去壳，微炒干）　薄荷（二两，干者）　丁香（半两）

右件药，捣罗为末，炼蜜和圆，如梧桐子大。每于食前，以荆芥汤下二十圆。

治气毒结成瘰疬，肿硬如石，疼痛，硫黄圆方。

硫黄（一分，细研）　麝香（一分，细研）　鸡子（一枚，煮熟去白）　皂荚仁（一分，末）　斑蝥（二七枚，糯米拌，炒微黄，去头翅足）　牵牛子（一分，微炒，末）

右件药，同研，以软饭和圆，如小豆大。每于食前，以人参汤下五圆。

又方。

鹁鸽粪（一两）　雀粪（一两）　夜明砂（一两，微炒）　密陀僧（一两）

右件药，捣研为末，炼蜜和捣百余杵，圆如梧桐子大。每日空心，用粥饮下十圆。

又方。

五灵脂（三两，醋熬成膏）　皂荚（十挺，不蚛者去黑皮，涂酥炙令焦黄，去子）

右捣罗皂荚为末，以五灵脂膏和圆，如梧桐子大。每日早晨，以薄荷汤下十圆，夜临卧，以温酒下十圆。

又方。

木香（半两）　乌蛇（二两，酒浸，去皮骨炙微黄）　干蝎（一两，微炒）　皂荚针（三[21]两，炒令黄）　啄木鸟（一只，烧为灰）

右件药，捣罗为末，炼蜜和捣三二百杵，圆如梧桐子大。每服，以薄荷汤下十五圆，日三服。

又方。

皂荚子（一两，烧灰）　槲白皮末（一两）

右件药，同研令细。每于食前，以温酒调下二钱。

又方。

皂荚（一斤，不蚛者，去皮，涂酥炙令黄色，去皮子）

右件药，捣罗为末，以精羊肉半斤细切，研如糊，下药末相和，圆如梧桐子大。每于食前，以皂荚刺捣碎煎汤，下十五圆，服此药一月，即有大验。

治热毒瘰疬诸方

夫热毒瘰疬者，由人脏腑俱实，气血充盛，内有积热，不得宣通，热毒之气流于项腋之间，博于肌肉而生，故谓之热毒瘰疬也。

治肝膈热毒盛，攻项腋，生瘰疬，肿痛，心神烦闷，背胛急疼，四肢不利，连翘散方。

连翘（三分） 漏芦（三分） 知母（三分） 木通（一两，锉） 桂心（三分） 黄芩（三分） 柴胡（一两，去苗） 玄参（三分） 川大黄（二两，锉碎，微炒） 川朴硝（二两） 甘草（三分，炙微赤，锉）

右件药，捣筛为散。每服四钱，以水一中盏，煎至六分，去滓，每于食前温服，以利为度。

治热毒瘰疬，痈肿疼痛，宜用此散热毒，除根本，玄参散方。

玄参（三分） 连翘（一[22]分） 知母（三分） 当归（三分） 雄黄（三分，细研） 牵牛子（三分，微炒） 黑豆（三分，炒熟） 黄芩（三分） 犀角屑（三分） 赤芍药（三分） 矾石（三分，泥裹烧半日，细研） 地胆（一分，以糯米拌，炒米黄为度，去足翅） 斑蝥（一分，以糯米拌，炒米黄为度，去头足翅） 空青（三分，烧过，细研） 荏子（三分，微炒）

右件药，捣细罗为散，入研了药令匀，每日空腹，以温酒调下一钱，三五服后，小便出烂肉为效。

治热毒瘰疬肿痛已破，出脓水，宜服此散毒气，令内消，紫参圆方。

紫参（一两） 苦参（半两，锉） 连翘（一两） 丹参（一两）

腻粉（一分） 麝香（一分，细研） 滑石（一两）

右件药，捣罗为末，入研了药令匀，别用玄参半斤，捣碎，以酒二碗，浸三日，揉取汁，去滓，用皂荚子二百枚，煨熟，捣罗为末，用玄参酒熬皂荚子末成膏，和煎药末，圆如梧桐子大。每服，以黄芪汤下一圆，日加一圆，至患人岁数即住，每日却减一圆，至一圆有疮自干，有结内消。

治热毒结成瘰疬，日夜疼痛，甘草圆方。

甘草（一两，炙微赤，锉） 犀角屑（一两半） 黑豆（一两，炒熟） 麝香（半两，细研） 斑蝥（半两，以糯米拌，炒米黄为度，去头翅足）

右件药，捣罗为末，炼蜜和捣三二百杵，圆如梧桐子大。每日空心，以粥饮下七圆，服后觉疮痛即住药，其病当从小便出，即从盆子内看之，若小便涩，即服后木通散[23]。

又方。

木通（一分，锉） 葵子（一分） 滑石（一两）

右件药，捣细罗为散。每服，以葱白汤调下一钱，日三四服。

又方。

斑蝥（一分，以糯米拌，炒米黄为度，去头翅足） 水蛭（一分，炒令微黄） 预知子（一两） 犀角屑（一分） 黑豆（一百[24]粒，炒熟） 虻虫（一分，炒令微黄，去头翅足）

右件药，捣罗为末，以酒煮面糊和圆，如黍米大。大人每日空心，以温酒下五圆，小儿二圆。

治肝肺风毒，项生结核，痒痛，遍身顽痹，皂荚圆方。

皂荚（十两，去黑皮，涂酥炙令黄，去子） 独活（五两） 防风（三[25]两，去芦头） 天麻（五两） 干薄荷（五两）

右件药，捣罗为末，炼蜜和捣五七百杵，圆如梧桐子大。每于食后，煎槐白皮汤下二十圆。

治瘰疬夹风毒壅热，咽喉肿满，胸膈不利，麝香散方。

麝香（一分，细研） 皂荚子（四[26]两，炒黄捣末[27]） 腻粉（一分[28]） 铅霜（半两）

右件药，同细研为散。不计时候，以薄荷汤调下一钱。

治热毒瘰疬，结硬不消，雄鼠粪圆方。

雄鼠粪（二十一枚，研）　绿豆粉（二钱）　腻粉（一钱）　斑蝥（二十一枚，去头翅足，以糯米拌，炒令米黄为度，为末）

右件药相和，研令匀，以冷水和圆，如小豆大。每服空心，以温酒下二十圆，两日后再服，即病根并出。

治热毒瘰疬，内消地胆散方。

地胆（一分，去头翅足，以糯米拌，炒令米黄为度）　滑石（半钱）　川朴硝（一分，熬令汁尽）

右件药，捣细罗为散。每日空心，以粥饮调下半钱，服后小便中觉下恶物，即减地胆少许，十日见效。

又方。

鸡子（一枚，开一眼子）　斑蝥（二十枚，去头足，以糯米拌，炒令黄去米为末）　腻粉（一钱）

右件，鸡子去黄留白，入二味药在内，以纸盖之，蒸两炊久，取出，圆如小豆大。每日五更初，以温酒下五圆，当泻出病根，如服未效，即隔日再服。

又方。

斑蝥（十枚，去头翅足，糯米同炒令黄色）　川大黄（一两，锉碎，微炒）

右件药，捣细罗为散。每于食前，以温酒调下一钱。

又方。

皂荚子（三百枚，不蚛者汤浸经宿，用[29]麸炒黄，捣罗为末）　杏仁（一百枚，汤浸去皮尖双仁，麸炒微黄，捣如膏）

右件药，同研令匀，以炼蜜和圆，如梧桐子大。每于食前，以粥饮下三十圆。

治热毒瘰疬疮肿疼痛，宜用此方。

颗盐（一分，微炙）　黄丹（半两，微炙）　白矾（一两，烧令汁尽）　黄柏（一分，锉）　白蔹（一分）

右件药，捣细罗为散。每先用温盐浆水洗疮令净，拭干，以鸡子清调涂于帛上贴之。

治热毒瘰疬，斑蝥散方。

斑蝥（三枚，糯米拌，炒令黄色，去头翅足）　滑石（一分）

右件药，捣细罗为散，分为两服，空腹，以糯米粥饮调下，如人行十里再服，如觉小肠涩，即煎黑豆汤服，须臾小肠内取下烂肉片子，即差，未愈隔日再服。

治热毒瘰疬，食鸡子神验方。

鸡子（一枚）　腻粉（一两）

右件药，开破鸡子头，倾出，去黄，入腻粉，以鸡子白相和，却入壳内盛，用湿纸盖头，后更以五六重湿纸裹，于饭甑上蒸熟，入新汲水中浸，候冷去纸。不令水入，十岁以上到五十以下，分为三服，五更初用熟水下，若病在膈上即吐出虫，若病在下即泻出疬子，后以诃黎勒皮半两，捣末，用好茶相和，煎服神效。

治久瘰疬诸方

夫瘰疬久不差者，由风邪毒气，积蓄在于脏腑，搏于筋脉颈腋之间，毒气积结不得消散，或穴或疮孔，脓水不绝，或饮食触犯，或外因风冷所伤，日久月深，医药无效，遂令久不差也。

治瘰疬久经年月，脓水不止，时发焮肿，狼毒散方。

狼毒（一两，锉碎，醋拌炒黄）　鼠李根皮（一两）　昆布（三分，洗去咸味）　连翘（一两）　沉香（一两）　薰陆香（一两）　鸡舌香（一两）　詹糖香（一两）　丁香（一两）　薇衔（三分）　斑蝥（二十枚，以糯米拌，炒米黄为度，去头足翅）

右件药，捣细罗为散。每于食前，以荆芥汤调下一钱。

治瘰疬时久不差，结硬疼痛，鹳骨圆方。

鹳骨（一两，涂酥炙令微黄）　獭肝（一两半，微炙）　狸骨（一两半，涂醋，炙令微黄）　连翘（一两半）　射干（一两）　玄参（一两）　木香（一两）　沉香（一两）　犀角屑（一两）　丁香（三分）　麝香

（半两，细研） 朱砂（三分，细研，水飞过） 羚羊角屑（一两） 沙参（三分，去芦头） 沙参（三分，去芦头） 丹参（一两） 川升麻（一两） 甘草（一两，炙微赤，锉）

右件药，捣罗为末，入朱砂令匀，炼蜜和捣三五百杵，圆如梧桐子大。每于食前，以粥饮下三十圆。

治瘰疬久不差，流注胁腋，冲破皮肉，脓血不绝，斑蝥圆方。

斑蝥（一分，以糯米拌，炒米黄为度，去头翅足） 麝香（一分，细研） 水蛭（一分，微炙令黄） 芫菁（一分，以糯米拌，炒米黄为度，去头翅足） 甘草（半两，炙微赤，锉） 黑豆（一两，炒熟） 川大黄（一两，锉碎，微炒） 乌蛇（二两，酒浸，去皮骨，炙令微黄）

右件药，捣罗为末，入麝香研令匀，炼蜜和圆，如绿豆大。每日空心，以粥饮下三圆，如未觉，加至五圆，小便中当出如烂筋为效，如小便较涩，即以温水[30]调滑石末一钱服之。

治瘰疬经数年不差，地柏散方。

地柏（半两，炙令黄色） 玄参（三分） 川升麻（一两） 牛蒡子（一两，微炒） 犀角屑（一两）

右件药，捣细罗为散。每于食前，以温水调下一钱。

治瘰疬数年不差，根株渐大，流注四肢，宜服七神圆方。

斑蝥（三十枚，去头翅足，以糯米拌，炒米黄为度） 露蜂房（半两，烧灰） 蛇蜕皮（一条，烧灰） 蝟皮（一两，烧灰） 麝香（一分，细研） 雄黄（半两，细研） 朱砂（三分，细研，水飞过）

右件药，捣罗为末，入研了药令匀，煮枣肉和圆，如梧桐子大。每日空心，以糯米粥饮下七圆，如腹内觉有小痛及憎寒，即减两圆，百日之内差。

治瘰疬久不差，服此药于小便中出，似鱼脬鱼脑，臭秽，人近不得，雄黄圆方。

雄黄（一分） 水银（一分） 朱砂（三分，细研，水飞过） 腻粉（三分）

右件药，同细研，令水银星尽，用鸡子白和圆，如绿豆大。每日空心，以葱白汤下三圆，以差为度。

治瘰疬久不差，出脓水肿痛，日夜不已[31]，蜴蜥圆方。

蜴蜥（一枚，微炙）　芫菁（一十枚，以糯米拌，炒米黄为度，去头足翅）　麝香（一分，细研）　犀角屑（三分）　斑蝥（一十枚，以糯米拌，炒米黄为度，去头足翅）　大豆黄卷（三分）　甘草（三分，炙微赤，锉）　地胆（一十枚，以糯米拌，炒米黄为度，去头足翅）

右件药，捣罗为末，入麝香研匀，用软饭和圆，如绿豆大。每日空心，以粥饮下三圆，一月日效。

治瘰疬经久不差，常出脓血，疼痛不止，宜服此方。

斑蝥（一分，以糯米拌，炒米黄为度，去头足翅）　羚羊角屑（一两）　麝香（一分，细研）　甘草（一两，炙微赤，锉）

右件药，捣罗为末，用软饭和圆，如绿豆大。每服空心，以荆芥汤下七圆。

治瘰疬久经年月，成瘘疮者，麝香膏方。

麝香（一分，细研）　雄黄（半两，细研）　连翘（半两）　恒山（半两）　侧子（半两）　昆布（半两）　狼毒（半两）　黄芪（半两）　败酱（半两）　斑蝥（三十枚）　虾蟆灰（一两，细研）

右件药，细锉，以腊月猪脂一斤半，于净铛中炼十余沸，去滓，下诸药，以慢火煎搅，候黄芪黑色，绵滤去滓，收瓷盒中，后下麝香、雄黄、虾蟆灰，调令匀。每用故帛上涂贴，日三两度换之。

治积年瘰疬，恶疮，瘑疮，软节脓出及多年疮根蚀肉，肿痛不可医者，俱用此方。

青黛（一分）　砒霜（一分）　硇砂（一分）　麝香（一分）　粉霜[32]（一钱）

右件药，同入乳钵内，细研，以面糊和圆，如小麦粒大。若疮有头，即内疮口中，以面糊纸盖头，须臾药发疼痛，后至五七日出却疮根，便用生肌膏药封之，甚效。

治瘰疬经年不差，诸药无效者，宜服此方。

蛇蜕皮（一条，烧灰）　露蜂房（一两，烧灰）　蝟皮（一两，烧灰）　麝香（一分，细切）　斑蝥（二十枚，以糯米拌，炒米黄为度，去翅头足）

右件药，合研令细，炼蜜和圆，如梧桐子大。每食前，以皂荚子入汤下七圆。

治瘰疬经久不差，硇砂圆方。

硇砂（一分）　斑蝥（三七枚，以糯米拌，炒米黄为度，去头翅足）　干漆（半两，捣碎，炒令黄色）　水马（三七枚，去足，炒黄）　白芷（半两）　滑石（一两）　桂心（半两）

右件药，捣细罗为散。每服空腹，以粥饮调下一钱，晚食前再服。

治瘰疬久穿穴，伤风冷，脓水不住，宜用暖肌生肉，麒麟竭膏方。

麒麟竭（一分）　白蔹（一分）　黄连（一分）　槟榔（一分）　丁香（一分）　龙骨（一分）　麝香（一钱，细研）

右件药，捣罗为末，入乳钵内更研令匀，用野驼脂调如膏，涂于帛上贴之，日二用之。

治瘰疬肿硬疼痛，时久不差，宜用此方。

蝙蝠（端午日收之烧为灰，细研）

右如是翁疬即无头，母疬即有头，先以含水洗之，以纸纴子纴药于疮孔中，不过三五度即差，若是翁，即以密陀僧末少许，以面糊调贴之，即内消。

又方。

硇砂（一分）　密陀僧（一分，细研）　斑蝥（一分）　雄雀粪（一分）

右件药，捣罗为末，用软饭和圆，如麦粒大。曝干，入疮孔中，上用面糊帛贴之，五六日自落。

又方。

狸头蹄骨等

右件药，并涂酥炙黄，捣细罗为散。每于空心，以粥饮调下一钱。

又方。

右用狸头骨一枚，炙黄，捣罗为末，以粥饮调一钱服之。

又方。

右以猫儿两眼，阴干烧灰细研，以井华水调服。

又方。

右以干猫儿舌炙黄，捣罗为末，掺疮上。

又方。

右以野狐头烧灰细研，敷于疮上。

九瘘论

夫瘘者，皆由饮食着虫鼠余毒，或愁忧思虑，恚怒气逆，变化入于脏，出于筋脉，稽留不去所成也。九瘘者：一曰狼瘘，二曰鼠瘘，三曰蝼蛄瘘，四曰蜂瘘，五曰蚍蜉瘘，六曰蛴螬瘘，七曰浮疽瘘，八曰瘰疬瘘，九曰转脉瘘，故谓之九瘘也。

治狼瘘诸方

夫狼瘘者，由寒暑不调，饮食有毒，或大怒，气上不下之所生也。始发之时，在于颈项，在根出缺盆上转连耳，本其根在肝也。

治狼瘘发于颈耳，疼痛出脓水，空青散方。

空青（半两，烧过，细研） 蝟脑（半两） 蝟肝（一具，微炙） 芎䓖（半两） 独活（三分） 黄芩（半两） 干姜（一分，炮裂，锉） 当归（半两，锉，微炒） 斑蝥（一分，以糯米拌，炒米黄为度，去头足翅） 鳖甲（三分，涂醋炙令黄，去裙襕） 川椒（五十枚，去目及闭口者，微炒去汗） 莳香子（一分） 白矾（一两，烧灰）

右件药，捣细罗为散，入诸药研匀。每于食前，以暖酒调下一钱。

治狼瘘出脓水不绝，寒热，肢节烦疼，神效蝟皮散方。

蝟皮（一枚，炙黄） 川椒（三分，去目及闭口者，微炒去汗） 附子（三分，炮裂，去脐皮） 当归（三分，锉，微炒） 露蜂房（三分，微炙） 地榆（三分，锉） 木通（三分，锉） 苦参（一两，锉） 斑蝥（半两，以糯米拌，炒米黄为度，去头足翅） 鲮鲤甲（四枚，炙令黄） 桂心（半两） 细辛（半两） 㮫鸡（三分，炒黄） 川大黄（一两，锉碎，微炒） 蜈蚣（一枚，微炙） 雄黄（一两半，细研） 蛇床子（一两） 蛇蜕皮（半两，烧灰） 蜥蜴（一枚，炙黄） 薏苡仁（三分） 䕡茹（一两） 牡丹（三分） 龙胆（三分，去芦头） 鸡骨（一两，炙黄） 土瓜根（三分） 藋芦（三分） 白蒺藜（三分，微炒，去刺）

右件药，捣细罗为散。每于食前，以温酒调下一钱，以差为度。

治狼瘘颈项结肿，发歇疼痛，时作寒热，空青圆方。

空青（烧过，细研） 商陆 知母 狸骨（炙黄） 桔梗（去芦头） 矾石（泥裹烧半日，细研） 防风（去芦头） 荏子 白矾（烧令汁尽） 蛇蜕皮（烧灰） 白芷 赤芍药 斑蝥（以糯米拌，炒令米黄为度，去头翅足，以上各一分）

右件药，捣罗为末，炼蜜和圆，如梧桐子大。每日空心，以醋汤下三圆。

治狼瘘芫菁圆方。

芫青（二十枚，去头足翅，糯米拌，炒令黄色） 地胆（十枚，去头足翅，糯米拌，炒令黄色） 斑蝥（十枚，去头足翅，糯米拌，炒令黄色） 生犀角屑（如枣大） 黑豆黄（五十枚，炒熟） 牛黄（半枣大，细研） 蜈蚣（一枚，去足大者，炙令焦黄）

右件药，前六味捣罗为末，入牛黄研令匀，炼蜜和圆，如梧桐子大。初服药，隔夜少食，每至空心以温水下二圆，须臾可煮醋浆水薄粥，稍稍饮之，其瘘有形状，皆从小便中出，至日西甚虚闷，可煮蔓菁菜羹食之，如壮人，隔日一服，人弱隔两三日一服，服药后，疮差虫尽为度，若差，仍将息一月，药欲尽须预合，勿使断绝药气。

治狼瘘，鲮鲤甲散方。

鲮鲤甲（一两） 鸩鸟嘴（半两） 蝟皮（一枚） 犬牙（一分） 蜈蚣（一枚）

右件药，入一瓦罐子内，烧烟绝，便以盆合之，勿令成灰，候冷研令细，以腊月猪脂炼过，调敷疮上，日二换之。

治鼠瘘诸方

夫鼠瘘者，由饮食不择虫鼠之毒，而变化入于脏，出于脉，稽留脉内而不去，使人寒热，其根在胃。若出于颈腋之间，犹浮于脉中，而未内着于肌肉，而外为脓血者，易疗之也。

治鼠瘘寒热，蝟皮散方。

蝟皮（一两，炙黄） 踯躅花（三分，酒拌炒干） 龙骨（一两） 当归（三分，锉，微炒） 王不留行（三分） 土瓜根（三分） 鼠姑（三枚）

右件药，捣细罗为散。每于食后，以温酒调下一钱。

治鼠瘘鲮鲤甲散方。

鲮鲤甲（一分，炙令赤） 山龟壳（一分，炙令赤） 甘草（一分，炙微赤，锉） 桂心（一分[33]） 雄黄（一分，细研） 干姜（一分，炮裂，锉） 狸骨（一分，炙令黄）

右件药，捣细罗为散。每于空心，以温酒调下一钱，别用蜜和散，内疮中，无不愈者，先炙作疮，后与药贴更妙。

治鼠瘘着颈生，小者如杏，大者如杯[37]斑蝥散方。

斑蝥（十枚，去头足翅，糯米拌，炒令黄色） 牡丹（三分） 海藻（一两，洗去咸味，焙干）

右件药，捣细罗为散。每日空心及夜卧时，以葱白汤调下半钱，病根当于小便中出，如鱼脬，利后只得吃粥。

治鼠瘘及出脓水，项强头疼，四肢寒热，赤小豆散方。

赤小豆（一合，炒熟） 白蔹（一两） 露蜂房（一两，烧灰） 蛇皮（二尺，烧灰）

右件药，捣细罗为散。每于食前，以温酒调下一钱。

治鼠瘘，鳗鲡鱼圆方。

鳗鲡鱼（四两，炙令焦黄） 野猪皮（四两，炙令焦黄） 蘧麦（一两） 蟾蜍（一枚，五月五日者炙黄） 斑蝥（三十枚，去头足翅，糯米

拌，炒令黄色）　腊月猪脂（五合，炼成者）　巴豆（十五枚，去皮心膜，纸裹压去油）

右件药，除猪脂巴豆外，捣罗为末，用猪脂巴豆和捣千杵，圆如梧桐子大。每日空心，以米粥饮下二圆。觉者当寒热，不觉者，来日平明更服三圆，稍稍增之，慎热饮食，当有烦闷，其虫当从小便中出，盛而视之，乃有百数个便差也。

治鼠瘘，马齿苋膏方。

马齿苋（切碎，五升）　槲白皮（一斤，细切）　麝香（一分，细研）　杏仁（半斤，去皮尖油煎令黑，研如泥）

右件药，前二味，以水二斗煮取三升，澄清，次入麝香杏仁，熬搅成膏，瓷器中盛，密封。已成疮者，以泔清洗了，旋于帛上涂药贴，日三易之，未作疮如瘰疬者，以艾半升，薰黄干漆各枣许大，捣为末，和艾作炷灸之，三七壮，然后贴药。

治鼠瘘，死鼠膏方。

死鼠（一枚，中形者）　乱发（二两）　松脂（三两）　黄丹（六[34]两，炒令黄色）

右件药，用油一斤，以文火煎鼠发候消，以绵滤去滓，又入铛中，然后下松脂黄丹，以柳木篦搅令匀，膏成，于瓷器中盛。每用涂贴，日二易之。

治鼠瘘，发于颈，无头尾，如鼷鼠大，使人寒热，此得之于鼠毒，宜贴鲮鲤甲饼子方。

鲮鲤甲（一分）　龟甲（一分）　甘草（一分）　桂心（一分）　雄黄（一分，细研）　干姜（一分）

右件药，捣细罗为散，入雄黄同研令匀，炼蜜和作饼子，可疮子大小贴，日二换之。

又方。

干死鼠（一枚，中形者）　乱发（如鸡子，一枚者）

右件药，以腊月猪脂一斤半，于铛中煎令鼠发都消，绵滤过，每取涂疮，一分稍稍以酒服之，即愈。

治鼠瘘方。

死蛇腹中鼠（一枚）　腊月猪脂（半斤）

右件药，于铛内同煎令焦，去滓，瓷器中盛，旋取涂于疮上。

治鼠瘘，槲皮煎方。

槲树根北阴白皮（十片）　厕屋上雌雄鼠粪（各十四枚，微炒用末）

右件药，以水一硕，先煮槲皮取一斗，去滓重煎如饧，便入鼠粪及酒一升，搅匀，每日空心，以温酒调下半匙，服后得疮中虫出差也。

治鼠瘘穿穴成疮，痛不可忍方。

麝香（一分）　雄黄（半两）

右件药，细研为散，取蟾酥和内疮孔中。

治鼠瘘，猫脑骨散方。

猫脑骨（炙黄）　莽草（各等分）

右件药，捣细罗为散，敷疮，日两度换之。

治鼠瘘，半夏膏方。

半夏（一两，捣罗为末）　鲮鲕鱼脂（二两，煎了者）

右件药，一处调如膏，旋取敷疮上。

治鼠瘘，狐头散方。

野狐头（一枚，炙令黄）　狸头（一枚，炙令黄）

右件药，捣罗为末，先用浆水洗，拭干，以猪脂调敷之。

又方。

柞木皮（细锉，五升）

右件药，以水三斗，煎取二升，去滓，渐渐服之，令尽，当有恶物出即愈。

又方。

右取野狼粪烧为灰，细研敷之。

又方。

右取瓠花曝干，捣罗为末敷之。

又方。

右取死蛇一条，酒浸去肉，只取骨，微炒，捣罗为末，以生油调敷于疮上，必有大痛，以杏仁研为膏涂之，即止。

治蝼蛄瘘诸方

夫蝼蛄瘘者，由食果蓏[35]子不避有虫，即便啖食，内伤于肠，有毒不去，变化所生也。始发之时，在于颈上，状如蜗形，瘾疹而出，其根在大肠也。

治蝼蛄瘘，生于项间，肿硬疼痛，丹参散方。

丹参（二两） 蒴藋根（二两） 甘草（半两，炙微赤，锉） 秦艽（一两，去苗） 独活（一两） 牛蒡子（一两） 踯躅花（半两） 川椒（半两，去目及闭口者，微炒去汗） 牛膝（一两，去苗）

右件药，捣筛为散。每服三钱，以水一中盏，煎至六分，去滓，每日空心及晚食前服之。

治蝼蛄瘘，亭长散方。

亭长（六枚，去头足翅，糯米拌，炒令黄色） 川大黄（半两，锉碎，微炒） 细辛（半两） 桂心（一分） 鲮鲤甲（一两，炙令黄） 枫树中[36]虫粪（三指撮）

右件药，捣细罗为散。每日空心，温酒调下一钱，晚食前再服。

治蝼蛄瘘，疼痛出脓水，桂心圆方。

桂心（一分） 黄芪（半两，锉） 矾石（炼了者，一分） 独活（半两） 芎䓖（一分） 川大黄（半两，锉碎，微炒） 乌喙（半两，炮去皮脐） 川椒（一百粒，去目及闭口者，微炒去汗） 虎胫骨（半两，涂醋，炙黄）

右件药，捣罗为末，炼蜜和圆，如绿豆大。每日空心及晚食前以温浆水下二十圆。

治蝼蛄瘘，马齿苋膏方。

马齿苋（阴干，半两） 腊月淳麻烛烬（半两）

右件药，捣罗为末，以腊月猪脂和如膏，先暖泔清洗净，拭干涂之。

又方。

槲叶（烧灰，细研）

右以泔，别渍槲叶取汁洗疮，拭干，内少许灰于疮中。

治蜂瘘诸方

夫蜂瘘者，由食饮劳倦，渴乏，多饮流水，即蜂毒不去，变化所生也。始发之时，其根在颈，历历三四处，但肿溃生疮，状如痈形，差而复生，其根在脾也。

治蜂瘘发于颈项，累累相连，肿痛，宜服五香散方。

沉香　丁香　木香　薰陆香　川升麻　连翘　麝香

右件药，捣细罗为散，同研令匀。每服二钱，以水一中盏，煎至六分，每日空心及晚食前温服。

治蜂瘘生于项间，三五相连，如弹子，肿赤疼痛，皂荚圆方。

皂荚（八两，四两捶碎，以新汲水二升浸一宿，揉绞取汁，四两去皮，以酥一两涂炙令焦黄）　牛蒡子（一两半）　蜗牛（一两半，焙干）　牵牛子（一两半，微炒）

右件药，捣罗为末，取前皂荚汁，于银锅中，以慢火熬至一升已来，入药末更熬令可圆，即圆如梧桐子大。每日空心及晚食前，以黄芪汤下二十圆。

治蜂瘘有头，露蜂房散方。

露蜂房（一枚）　鳖甲（一分）　吴茱萸（一分）　川椒（二百粒）　干姜（一分）　雄黄（一分，细研）

右件药，捣罗为末，研入雄黄，以生油调涂疮口上，日三度用之。

治蜂瘘，赤小豆散方。

赤小豆（一两，炒熟）　白蔹（一两）　牡蛎（一两，烧灰）

右件药，捣细罗为散。每服，以温酒调下一钱，日三服。

又方。

右取鸦头烧灰，细研敷之。

又方。

蛇蜕皮　人粪（各一分，烧灰）

右件药，研入麝香一钱，以腊月猪脂和涂之。

又方。

右以死蜣螂烧为灰，细研，醋和涂之。

又方。

右以露蜂房烧灰细研，以腊月猪脂和涂之。

治蜂瘘初生，状如桃而痒，搔之则引大如鸡子，肿如覆手者，宜用此方。

右取盐炒，以帛子裹熨之，三四日差。

治蜂瘘若着鼻，内外结瘤，脓血出方。

露蜂房（一两，微炙）

右件药，捣细罗为散。每服空心，以粥饮调下一钱。

灸蜂瘘法。

右以硫黄随多少细研，每用如豆许大，安纸上燃烛烧令汁出，着疮口中，须臾间有气似蜂儿出，即差。

治蚍蜉瘘诸方

夫蚍蜉瘘者，因寒腹中胪胀，所得寒毒不去，变化所生也。始发之时，在其颈项，使人壮热若伤寒，有似疥癣，屡屡孔出，其根在肺也。

治蚍蜉瘘发于颈上，初得壮热，后即成疮，出脓水疼痛，宜服桃白皮散方。

桃白皮（半两，锉）　川大黄（半两，锉碎，微炒）　知母（一分）　生干地黄（半两）　雌黄（一分，细研）　蝟皮（一两，炙令黄）　独活（半两）　青黛（一分，细研）　川椒（一百枚，去目及闭口者，微炒去汗）　白芷（一分）　松脂（半两）　赤芍药（一分）　海苔（一分）　当归（半两）　斑蝥（一分，以糯米拌，炒米黄为度，去头足翅）

右件药，捣细罗为散，都研令匀。每日空心及晚食前，温粥饮调下一钱。

治蚍蜉瘘，赤小豆散方。

赤小豆（一合，炒熟） 白蔹（一两） 露蜂房（一分，炙黄色） 蛇蜕皮（二尺，微炒）

右件药，捣细罗为散。每日空心，以温酒调下一钱，晚食前再服。

又方。

龟胆（二枚） 犬牙（三枚，炙令黄色） 琥珀（半两） 虺蛇头（一枚，炙令黄色） 雄黄（半两，细研） 猪牙（三枚，炙令黄色）

右件药，捣罗为末，以醋和匀，敷疮一宿神验。

治蚍蜉瘘，浮核不尽及诸息肉在肌中，藜芦散方。

藜芦（一两，去芦头，以鸡子一枚取白涂，炙令尽） 蔄茹（一两） 雄黄（二两，细研）

右件药，捣细罗为散，入雄黄末更研令匀，敷疮上，不得入眼。

治蛴螬瘘诸方

夫蛴螬瘘者，由恐惧愁忧思虑，哭泣不止，余毒变化所生也。始发之时，在其颈项，无头尾，如枣核，或移动皮中，使人寒热，心满，其根在心也。

治蛴螬瘘，结核肿痛，宜服玄参散方。

玄参（二两） 川升麻（二两） 独活（二两） 汉防己（一两） 甘菊花（一两） 连翘（三两） 犀角屑（半两） 川大黄（半两，锉碎，微炒）

右件药，捣筛为散。每服四钱，以水一中盏，煎至六分，去滓，每于食前温服。

治蛴螬瘘，发于颈，如枣核在皮中，不能消散，结肿疼痛，空青散方。

空青（三分，烧过细研） 当归（三分） 细辛（三分） 枸杞根（三分） 蝟皮（三分，炙令黄） 干乌脑（三大豆大） 斑蝥（一分，以糯米拌，炒米黄为度，去头足翅） 地胆（一分，以糯米拌，炒米黄为度，去头足翅）

右件药，捣细罗为散。每于食前，以温浆水调下一钱。

治蛴螬瘘，久不差者，芫菁散方。

芫菁（四十枚，去头足翅，糯米拌，炒令米黄，去米） 海藻（二两，洗去咸味） 地胆（二十枚，去头足翅，以糯米拌，炒令米黄，去米） 昆布（二两，洗去咸味） 雄黄（一两，细研） 狸胆（一两，炙令黄色） 牡蛎（一两，烧灰） 木香（半两）

右件药，捣细罗为散。每日空心及夜卧时，以温酒调下一钱，病当从小便出，如烂筋相似。

治蛴螬瘘，神验犀角圆方。

犀角屑（三分） 麝香（半两） 甘草（半两，炙令微黄） 生黑豆黄（半两） 斑蝥（一分，去头足翅，以糯米拌，炒米黄为度，去米）

右件药，捣罗为末，炼蜜和圆，如绿豆大。每日空心以粥饮下十圆，其病根，当从小便中差。

又方。

蜗牛壳（一两，以牛乳半斤[37]炒令干，细研） 川大黄（三分，捣为末）

右件药相和，研令匀。每日空心，以温酒调下一钱，即于大便中泻出恶物。

治浮疽瘘诸方

夫浮疽瘘者，因恚结驰思，往反变化所生也。始发之时，在于颈亦在腋下，如两指，无头尾，使人寒热欲呕吐，其根在胆也。

治浮疽瘘，发于颈腋，大如两指，结硬，四肢寒热，宜服犀角散方。

犀角屑（一两） 木通（一两半，锉） 赤芍药（一两半） 柴胡（一两半，去苗） 连翘（一两） 枳壳（一两半，麸炒微黄，去瓤） 桔梗（一两半，去芦头） 恶实（二两，炒令黄色） 甘草（三分，炙微赤，锉）

右件药，捣细罗为散。每服四钱，以水一中盏，煎至六分，去滓，每于食前温服。

治浮疽瘘，或生于颈，或发于腋，肿硬如指，久即穿溃，有脓，商陆散方。

商陆（一两） 曾青（一分，细研） 黄芩（一两） 防风（一两，去芦头） 白矾（一两，烧令汁尽） 人参（一两，去芦头） 小蓟根（一两） 石胆（一分，细研） 甘草（一两，炙微赤，锉） 雌黄（一两，细研） 赤芍药（一两） 白芷（一两） 茬枝（一两） 知母（一两） 桔梗（一两，去芦头） 雄黄（一两，细研） 狸骨（一两，炙令黄色） 银星矾石（一两，烧赤，醋淬七遍） 地胆（一分，去头足翅，糯米拌，炒令米黄，去米） 斑蝥（十枚，去头足翅，糯米拌，炒令米黄）

右件药，捣细罗为散，入研了药更研令匀。每日空心及临夜卧时，以淡醋调下一字，三十日知愈，七十日平复，甚者百日，无复所苦，凡服药宁从少起，过度即令人淋沥，淋沥则减服之。

治浮疽瘘，犀角圆方。

犀角屑（一分） 水蛭（一分，微炒令黄） 甘草（一分，炙微赤，锉） 黑豆（半合，炒熟，去皮）

右件药，捣罗为末，炼蜜和圆，如绿豆大。每日空心，以温酒下三圆，至三日小便内当下恶物，此是病出，尽即自止，如未止，即不得住药，无不神效。

治浮疽瘘，穿溃出脓水不止方。

雄黄（一分，细研） 白矾（一分，烧灰） 龙胆（一[38]分，去芦头） 细辛（半两） 川大黄（半两） 地胆（半分[39]，糯米拌，炒令米黄为度） 石决明（一分，细研） 续断（一分） 菴蕳根[40]（一分）

右件药，捣细罗为散，以傅患上，日四五度用之。

治瘰疬瘘诸方

夫瘰疬瘘者，因强力入水，久坐湿地，或新沐浴，汗入头中流在颈上之所生也。始发之时，在其颈项，恒有脓水，使人寒热，其根在肾也。

治瘰疬瘘，生于项上，结肿有脓，宜服斑蝥散方。

斑蝥（十枚，去头足翅，以糯米拌，炒令米黄为度） 真珠（半两，细研） 蝟皮（半两，炙令黄） 雄黄（一分，细研）

右件药，捣细罗为散。每日空心，以温酒调下半钱，午后再服。

治瘰疬瘘，发于项腋，多头作孔，当[41]出脓水，露蜂房圆方。

露蜂房（一两） 续断（一两） 矾石（一两，泥裹烧半日） 犀角屑（半两） 空青（半两，烧过，细研） 雄黄（一分，细研） 桔梗（半两，去芦头） 狸头（一枚，烧为灰） 麝香（一分，细研） 川大黄（一两，锉碎，微炒） 斑蝥（一分，以糯米拌，炒米黄为度，去头足翅）

右件药，捣罗为末，入研了药令匀，炼蜜和捣二三百杵，圆如绿豆大。每于食前，以粥饮下十圆。

治瘰疬瘘，蜴蜥圆方。

蜴蜥（一枚，炙熟） 芫菁（五十枚，去头足翅，以糯米拌，炒令米黄为度） 麝香（一分，细研） 犀角屑（三分） 斑蝥（三十枚，去头足翅，以糯米拌，炒令米黄为度） 地胆（三十枚，去头足翅，糯米拌，炒令米黄为度） 黑豆黄（三分） 甘草（三分，炙微赤，锉）

右件药，捣罗为末，以粟米饭和圆，如绿豆大。每日空心，以暖酒下一圆，一百日效。

治瘰疬肿破成瘘，宜用此方。

麝香（一分，细研） 胡粉（一两） 黄丹（一两，微炒）

右件药，都研令匀，取暖浆水净洗疮，用软帛拭干，以蜜调摊于故帛上贴，日二换之。

治瘰疬成瘘，神效楸叶煎方。

楸叶（十五斤，秋分前后令人将袋上树旋摘，内袋中，不得令鸡犬孝子女人师僧等见）

右用水一硕，于净釜中煎楸叶，取汁三斗，又重换锅，煎至一升已成煎矣，盛于不津器中。凡患者，先取麻油半合，蜡一分，酥一栗子大，同消如面脂，又取杏仁七粒，生捣如膏，米粉二钱，同放面脂中搅令匀，先涂疮上，经两日已来，净拭去，以篦子均涂楸叶煎满于疮上，仍以软帛裹之，两日一度，拭去旧药，更上新药，不过五六上，已作头者，便生肌平复，如未穴者，即内消，神秘后，即全在将息。

又方，

砒霜（半两）　粉霜（半两）

右件药，细研，用面糊和圆，如大豆大。安在瘑子头上，着面糊纸子封着，候瘑子出，便以生肌膏贴之。

治瘰瘑瘘，作数孔，蛇床子膏方。

蛇床子（三两，末）　黄蜡（二两）　乱发灰（半两，细研）　大麻油（四两）

右件药，以文火养油，先煎蛇床子十数沸，滤去滓，次下发灰并蜡，熬成膏，旋取摊于帛上贴之。

治瘰瘑瘘，服莨菪子方。

莨菪子（三两，淘去浮者，炒熟）

右件药，用醇醋一升，浸一宿，晒干，再入酒渍[42]一宿，又晒干，重以酒半升净洗，又晒干。每日空心，取三指撮，以井华水下之，服后食三五匙饭压之，十日差。

治转脉瘘诸方

夫转脉瘘者，因[43]饮酒大醉，夜卧不安，多惊欲呕，转侧失枕之所生也。始发之时，在其颈项脉转，身如振，使人寒热，其根在于小肠也。

治转脉瘘，发于颈项，寒热有脓，宜服连翘散方。

连翘（一两半）　玄参（一两半）　木香（一两半）　川升麻（一两）　枳壳（一两半，麸炒微黄，去瓤）　昆布（一两半，洗去咸味）　川大黄（二两，锉碎，微炒）　大麻仁（二两）

右件药，捣细罗为散。每日空心，以粥饮调下一钱。

治转脉瘘，发于颈肿痛，寒热，出脓水不止，斑蝥圆方。

斑蝥（一分，以糯米拌，炒米黄为度，去头足翅）　人参（三分，去芦头）　地胆（一分，以糯米拌，炒米黄为度，去头足翅）　当归（三分）　川升麻（三分）　麦门冬（一两，去心，焙）　白术（三分）　川大黄（三分，锉碎，微炒）　钟乳粉（三分）　桂心（三分）　甘草（一分，炙微赤，锉）　防风（半两，去芦头）　续断（三分）　麝香（一分，细研）　白矾（一两，烧令汁尽）

右件药，捣罗为末，入研了药令匀，炼蜜和捣三二百杵，圆如梧桐子大。每服，以温酒下十圆，日三服。

治转脉瘘，漏芦膏方。

漏芦（二斤）　藁本（二斤）　白马粪（半斤）　白牛粪（半斤）　白猪粪（半斤）　白鸡粪（半斤）　白羊粪（半斤）

右件药，漏芦藁本细锉，诸粪等各于石上烧作灰，细研，以炼了猪脂二斤煎，以乱发一两半，令发消尽，乃下漏芦等，煎五六沸，滤去滓，再煎成膏，倾于瓷盒内盛。每用时，先以盐汤洗，新帛拭干，然后敷膏，当以帛裹，勿使冷风吹着，每日两上贴之。

治风瘘诸方

夫风瘘者，由风邪在经脉，经脉结聚所成，或诸疮得风不即差，变作瘘也。其得风者，是因疮遇冷，脓汁不尽乃成也。其风在经脉者，初生之时，其状如肿，有似覆手，搔之则皮脱赤汁出，乍肿乍减，渐渐生根，结石附着骨间，不知首尾，后溃成瘘，若至五十日不消不溃，变成石肿，名为石痈。久久不治，令人寒热，恶气入腹，绝闷，刺心及咽项皆肿，不治者死也。

治风瘘出赤水，肿痛，宜服内消槲皮散方。

槲皮（一分，炙黄）　玄参（一分）　苦参（一分，锉）　蝉壳（五枚）　斑蝥（二七枚，去头足翅，糯米拌，炒令米黄为度）　白僵蚕（四十九枚，微炒）

右件药，捣细罗为散。每日空心，以盐茶调下二钱，良久，以盐茶投之，小便内当取下恶物。

治风瘘赤肿，出脓汁不止，神效斑蝥圆方。

斑蝥（一分，去头足翅，糯米拌，炒令米黄为度） 连翘（二两） 乌蛇（三分，去皮骨酒浸一宿，炙令黄） 玄参（三分） 漏芦（三分） 荏子（一分） 空青（三分，烧过细研） 川大黄（一两，锉碎，微炒） 牛蒡子（一两半，微炒） 黑豆黄（一分）

右件药，捣罗为末，入空青研令匀，炼蜜和捣三二百杵，圆如绿豆大。每日空心及夜卧时，以温酒下五圆，渐加至十圆。

治风瘘，松脂煎方。

松脂（一两，细研） 硫黄（一两，细研） 狼毒（半两） 白蔹（二两） 猪脑（一具）

右件药，先用水二升，煮猪脑取汁半升，又以水三升，煎狼毒白蔹取汁半，滤去滓，与猪脑汁一处，煎令稠，次下松脂硫黄末，搅令匀。每用，以绵裹如大豆大，内疮中，七日差，至三七日病本悉除。

治风瘘，消肿化脓，露蜂房膏方。

露蜂房（半两） 蛇蜕皮（半两） 玄参（半两） 黄芪（半两，锉） 蛇床仁（一分） 乱发（半两） 黄丹（五两） 黄蜡（二两） 杏仁（一两，汤浸去皮尖双仁，细研）

右件药，除黄丹、蜡、杏仁、乱发外，粗捣，以绵裹，用油三两浸一宿，别用油半斤，内杏仁及乱发，煎令发消尽，后下诸药，同煎十数沸，绵滤，更下于铛中，然后下黄丹及蜡，又煎六七沸，用柳篦子急搅令匀，滴于水中不散成珠子，即倾于瓷器中盛。每取帛上涂贴，日一换之，以差为度。

治风瘘结肿，常出恶脓水，宜贴赤小豆散方。

赤小豆（一分） 黄药（一分） 硝石（一分，细研） 川大黄（一分） 木鳖子（三枚，去头） 猪牙皂荚（五枚，涂酥炙黄）

右件药，捣细罗为散，以不语津调涂，干即易之。

治风瘘方。

露蜂房（一枚，炙令黄色）

右件药，捣细罗为散。每用一钱，以腊月猪脂调令匀，涂疮孔上。

治蚁瘘诸方

夫蚁瘘者，由饮食有蚁精气毒入五脏，流出经脉，多着颈项，濈濈生疮，微肿核细而乃遍于身体也。

治蚁瘘，鲮鲤甲散方。

鲮鲤甲（二两，炙令黄色）　矾石（一两，泥裹烧半日）　赤足蜈蚣（二枚，炙令黄色）　雄鸡膊黄皮（一具，炙干）

右件药，捣细罗为散，以三年醋调敷于疮上。

治蚁瘘，蝟皮散方。

蝟皮（一枚，炙令黄色）　蝟肝（一具，炙令干）　蝟心（一具，薄切，炙干）

右件药，捣细罗为散。每日空心以温酒调下一钱，晚后再服。

又方。

雄黄　雌黄（各等分）

右件药细研敷疮上。

又方。

苦瓠（四枚，大如盏者）

右件药，各穿作一孔如指大，置汤中煮十数沸，取无节竹筩[44]长一尺许，内一头于瓠中，以柱疮上，冷则易之。

又方。

右取雄鸡粪烧为灰，细研，敷疮，日三度用之。

又方。

右取鲮鲤甲二七[45]枚，烧灰细研，以腊月猪脂调成膏，敷疮口上。

又方。

右以死鼠烧作灰，细研敷疮口上。

治一切瘘诸方

夫一切瘘者，谓瘘病初发之由不同，至于瘘成，于状亦异，今以一方而治之者，故名一切瘘，非是诸病共成一瘘也。复有三十六种经方，不依次弟，显其名因也。又有蜣螂蚯蚓等诸瘘，非九瘘之名，此即应是三十六种瘘之数也，但瘘病之生。或因寒暑不调，故血气壅结所作，或由饮食乖节，狼鼠之精，入于腑脏，毒流经脉，变化而生，皆能使血脉结聚，寒热相交，久则成脓而溃漏也。其生身体皮内者，亦有始结肿，与石痈相似，所可异者，其肿之中，按[46]之垒垒[47]有数脉，喜发于颈边，或两边具起，便是瘘证也。亦发两腋下，及两颞颥之间，初作喜不痛不热，若不时治，即生寒热也。所发之处而有轻重，重者有二：一则发口上腭，有结核，大小无定，或如桃李大，此虫之窠止在其中；二则发口之下，无有结核，而穿溃成疮，又虫毒之居，或腑脏无定，故瘘发身体，亦有数处，其相应通者多死。

治一切瘘，斑蝥圆方。

斑蝥（三十枚，去头足翅，糯米拌炒令米黄）　蜥蜴（三枚，炙令黄）　地胆（四十枚，去头足翅，以糯米拌炒令米黄）

右件药，捣罗为末，炼蜜和圆，如黑豆大。每日空心及晚食后，以温酒下二十圆。

治一切疮瘘，神验伏翼粪圆方。

伏翼粪（四两，微炒）　斑蝥（三分，去头足翅，以糯米拌炒令米黄）　皂荚子（一两，炒黄）

右件药，捣罗为末，炼蜜和圆，如梧桐子大。每日空心，以皂荚白皮涂醋炙微黄，捣末煎汤下一圆，服至三圆，病根并于小便中出。

治一切瘘，天灵盖膏方。

天灵盖（一分，净洗，涂醋炙黄）　虎下颔骨（一分，炙令黄）　腊月猪脂（四两）　附子（一分，炮裂，去皮脐）　人参（一两，去芦头）　铁精（一分）　川乌头（一分，炮裂，去皮脐）

右件药，捣罗为末，用猪膏和令稀稠得所，可涂之，四畔不得侵着疮内。

治一切瘘，煅落铁屑膏方。

煅落铁屑（半两）　虎粪[48]（半两，曝干）　鹿角（一两，烧灰）　狗头连齿骨（二两，炙令黄）

右件药，捣罗为末，用猪脂调成膏。每用，看疮大小涂，日三两度用之。

治一切瘘方。

右取吐出蛔虫，烧灰细研，先以甘草汤洗疮，后掺之。

又方。

斑蝥（三七枚，去头足翅，糯米拌炒[49]米黄为度）　真珠末（半两）　蝟皮（半两，炙黄）　雄黄（半两，细研）

右件药，捣细罗为散，入研了药令匀。每服食前，温酒调下半钱。

又方。

马齿苋（阴干，一两）　腊月鼠灰（半两）

右件药，同细研，以腊月猪膏和匀，先以暖泔清洗疮，拭干敷之，日二用之。

又方。

右取成炼松脂末，填疮孔[50]满，日三四度，七日差，大验。

又方。

七月七日日未出时，取麻花，五月五日取艾，等分合捣作炷，用灸疮百壮，神效。

又方。

右以霜下后瓠花，曝干为末敷之。

又方。

右以死蛇白矾各一两，烧灰细研敷之。

治诸恶瘘方。

右取故布裹盐如弹圆，烧令赤，酒调服之。

又方。

右取白马通，水和绞取汁，每服一合。

又方。

杏仁二两，去皮，以水研取汁，每服二合，温温[51]服之。

治一切恶瘘，中冷瘜肉方。

狐粪（不限多少，正月者）

右件药，阴干，捣罗为末。每于食前，以新汲水调下一钱。

治一切瘘，众方不差，宜用此方。

牡蒙（三两）

右件药，捣罗为末，以汤和适寒温，薄涂疮上，冷即再涂。

治蚯蚓瘘方。

地龙粪　鸡粪（等分，微炒）

右件药，捣罗为末，以社[52]猪下颔髓和敷之。

治蝎瘘，五孔皆相通，宜用此方。

右捣茅根汁注孔中。

又方。

半夏（一分）

右捣罗为末，以甲煎调涂之。

治蝗蠕瘘方。

右取蛇腹中蛙，烧灰细研敷疮上。

又方。

右取甜瓜根，捣罗为末敷之，至差，慎口。

治虾蟆瘘方。

右以五月蛇脑及野猪脂敷之。

治蛇瘘方。

右取蛇蜕皮烧灰，细研，以腊月猪脂和敷之。

治雀瘘方。

右取母猪粪，以腊月猪脂和敷之，虫出如雀形。

又方。

右取桃花随多少，曝干，捣罗为末，以腊月猪脂和敷之。

治蟹瘘，蝼蛄膏方。

蝼蛄（一十四枚，烧为灰，研如粉）　蝇（一十枚，研）

右件药，以炼雄猪脂和作膏，着疮中。

治蛙瘘方。

蛇腹中虾蟆（一枚）

右件药，烧作灰细研，少敷疮上，日二用之。

治蜣螂瘘，牛粪膏方。

黑牛粪（五两，烧灰细研）　腊月猪脂（四两，炼成者）

右件药，相和令匀，先用盐汤洗，拭干涂膏，日再换之。

又方。

右取蜣螂曝干，捣罗为末，干掺疮上，日二用之。

治冷瘘诸方

夫冷瘘者，亦是谓得风冷久不差，因成瘘，脓汁不绝，故为冷瘘也。

治冷瘘疮，及瘰疬瘘疼痛，生肌丁香膏方。

丁香（三分）　没药（三分）　安息香（三分）　麝香（一分，细研）　当归（三分）　乳香（三分，细研）　附子（三分，去皮脐）　白芷（三分）　桂心（三分）　雄雀粪（四十粒）　芜荑仁（三分）　黄丹（三分，微炒）　麻油（一斤）

右件药，都细锉，入油，以慢火煎，候白芷黄焦色，去滓，下黄丹，更微微煎，搅勿住手，膏成，收于不津器中，频取贴之。

治冷瘘及骨疽疮，一切癣数年不差者，宜用此方。

附子（一分，生用末）　硫黄（半分，细研）　腻粉（一分）

右件药，都研令匀，以生油调涂之甚效。

治多年冷瘘疮，宜敷青黛散方。

青黛（一分，细研）　麝香（一钱，细研）　莨菪子（一分）　藺茹（一分）

右件药，捣罗为末，都研令匀，用一捻，内疮孔中，更以后雄黄膏贴之。

治积年冷瘘，出黄水不差者，宜用雄黄膏方。

雄黄（半两，细研）　清油（三两）　乱发（半两）　硫黄（半两，

细研）　黄蜡（半两）

右先以油煎乱发，令焦尽，去滓，便入硫黄、雄黄及黄蜡，以慢火熬搅为膏，摊帛上贴之。

治冷瘘及诸瘘疮，丹砂膏方。

丹砂（三分，细研）　川大黄（一两）　雄黄（三分，细研）　苦参（一两）　黄连（一两，去须）　莽草（三分）　茴茹（一两）　矾石（三分，细研）　雌黄（三分，细研）

右件药，细锉，入腊月猪脂一升二合，以慢火煎大黄等，黄焦，绞去滓，下丹砂、雄黄、矾石、雌黄末，更煎，搅令匀，入瓷盒中盛，旋取贴之。

又方。

蜣螂（三枚）　麝香（一钱，细研）　松脂（一两）　干蟾（一枚）

右件药，捣罗为末，入少蜜，和捻作饼子，先净洗疮上贴之，以差为度。

又方。

皂荚（一两）　藜芦（一两）

右件药，都烧为灰，细研渐渐敷之。

又方。

朱砂（一分）　砒黄（一分）

右件药，同研令细，以硬米饭和圆，如麻子大，填入疮口内，旬日便差。

治久瘘诸方

夫久瘘者，是诸瘘连滞经久不差，或暂差后复发，或移易三两处，更相应通，故为久瘘也。

治久瘘疮，斑蝥圆方。

斑蝥（一两，以糯米拌，炒米黄为度，去头翅足）　伏翼粪（四两，微炒）　皂荚花（一两，微炒）

右件药，捣罗为末，炼蜜和圆，如梧桐子大。先用皂荚涂酥炙微黄，捣罗为末，用半钱煎汤，每日空心，下一圆，壮者二[53]圆，其瘘根并于小便中出。

治久瘘移易三数处，皆生疮孔者方。

蝙蝠粪（一两半） 白僵蚕（半两） 雄蚕蛾（半两） 乳头香（半两） 蜀茶末（半两）

右件药，捣细罗为散。敷疮上，以差为度。

又方。

乌蛇（一两半，酒浸，去皮骨，炙令微黄） 蒺藜子（三分） 曲头棘针（半两） 马齿苋（三分，墙上者） 头发（半两，烧灰） 雄黄（一分，细研） 绯帛（半两，烧灰）

右件药，都捣研为末，以酒调，内疮中，看干，即更着，以差为度。

治积年瘘疮及一切恶疮救急者，五帛膏方。

五方帛（各一寸） 乱发（二两，洗令净） 黄芩（一两） 紫菀（一两，洗去苗土） 莨菪子（一两） 倒钩棘刺（一两） 乳香（二两） 石盐（一两） 黄蜡（二两） 麝香（一两，细研） 黄丹（七两） 胡粉（一两） 生麻油（一升） 松脂（二两，与乳香着油同捣如膏） 水银（一两，等[54]胡粉点少水研令星尽）

右件药，各捣研讫，先将酒入于铛中，炼烟少出，即下五方帛乱发，用武火煎发帛消尽，后下黄芩等四味，良久，下松脂乳香二味，又搅，良久下麝香黄蜡，又熟搅，次下黄丹胡粉石盐水银，又微用火急搅勿住手，取一碗冷水，点看，硬即收之。每用摊于故帛上贴，日二三换之。

治瘘疮多年不差，出于胸前或胁肋脚胫间者，无不效者。

右取江淮多年破船上泥缝脂灰，不限多少，捣罗为末，以鸡子清和作团，用炭火烧令通赤，待冷，准前团烧之，如此三遍，即捣细罗成散，入麝香少许，以生油调涂，以差为度，年多者不过一月涂，即平复。

治久瘘，生九孔者方。

露蜂房（炙黄为末）

右以腊月猪脂和涂于疮孔上，神效。

又方。

右取栀子烧成灰，细研，以羊髓调涂之。

【校注】

① 三：日本抄本作“二”。

② 暖浆水：日本抄本作“温水”二字。

③ 一两：其下日本抄本有“微炒”二字。

④ 边：日本抄本作“遏”字。

⑤ 二：日本抄本作“三”。

⑥ 二：日本抄本作“三”。

⑦ 五升：其下日本抄本有“挼”字，此处脱文。

⑧ 合：日本抄本作“令”字。

⑨ 二：日本抄本作“三”。

⑩ 下：日本抄本作“可”字。

⑪ 李：日本抄本作“子”字。

⑫ 乳香：各本均无剂量，待考。

⑬ 分：日本抄本作“两”字。

⑭ 紫：日本抄本作“黄”字。

⑮ 千：日本抄本作“十”字。

⑯ 红：日本抄本作“经”字。

⑰ 欵：同“款”。

⑱ 二：日本抄本作“三”。

⑲ 末：日本抄本作“半”字。

⑳ 白：日本抄本作“血”字。

㉑ 三：日本抄本作“二”。

㉒ 一：日本抄本作“三”。

㉓ 散：其下日本抄本有“方”字。

㉔ 百：日本抄本作“两”字。

㉕ 三：日本抄本作“二”。

㉖ 四：日本抄本作“二”。

㉗ 捣末：日本抄本作“细研”二字。

㉘ 分：日本抄本作“钱”字。

㉙ 用：其下日本抄本有“熬”字。

㉚ 水：日本抄本作“酒”字。

㉛ 已：日本抄本作“止”字。

㉜ 粉霜：日本抄本作“粉草”字。

㉝ 一分：日本抄本作“半两”字。

㉞ 六：日本抄本作“三”。

㉟ 蓏（luǒ 裸）：草本植物的果实。

㊱ 中：日本抄本作“甲”字。

㊲ 斤：日本抄本作“升”字。

㊳ 一：日本抄本作“三”。

㊴ 分：日本抄本作“两”字。

㊵ 菴蔄根：此三字底本无，据日本抄本补。

㊶ 当：日本抄本作“常”字。

㊷ 渍：日本抄本作“浸”字。

㊸ 因：日本抄本作“由”字。

㊹ 筩：同“筒”。

㊺ 七：日本抄本作“十”字。

㊻ 挼：日本抄本作“按”字。

㊼ 垒垒：日本抄本作“累累”二字。

㊽ 粪：日本抄本作“粉”字。

㊾ 拌炒：其下日本抄本有“令”字。

㊿ 孔：其下日本抄本有“令”字。

51 温：日本抄本作“酒”字。

52 社：据文义疑为“牡”字。

53 二：日本抄本作“三”。

54 等：日本抄本作“并”字。

卷第六十七

治从高坠下伤折诸方

治从高坠下，落马坠车，辗着踠损，骨碎筋伤，内损，恶血攻心闷绝，坐卧不安，宜先须按摩，排正筋骨后，宜服止痛散血蒲黄散方。

蒲黄（一两） 当归（三分） 桂心（三分） 延胡索（一两） 芎䓖（三分） 赤芍药（一两） 菴䕡子（三分） 没药（一两） 附子（一两，炮裂，去皮脐） 栗子（二两，去壳阴干） 川大黄（一两，锉碎，微炒） 芸苔子（一两）

右件药，捣细罗为散。每服，以温酒调下二[①]钱，不计时候频服。

治从高坠损，车辗马坠，筋骨蹉跌，甚者大小肠不通，皆被瘀血，与卫气不和，致令不通，宜服葵根散方。

葵根（一两） 木通（三分，锉） 蘧麦（三分） 甘草（半两，炙微赤，锉） 川大黄（三分，锉碎，微炒） 粗葱叶并根（一两）

右件药，捣粗罗为散。每服四钱，以水一中盏，煎至六分，去滓，不计时候，温温调下滑石末一钱。

治从高坠下，落马车辗，一切伤折，理血止痛，附子散方。

附子（一两，炮裂，去皮脐） 没药（一两） 蒲黄（一两） 当归（一两） 芎䓖（一两） 姜黄（一两） 赤芍药（一两）

右件药，捣细罗为散。不计时候，以温酒调下二钱。

治从高坠损，骨折筋伤，宜服接骨草散方。

接骨草（二两） 紫葛根（一两，锉） 石斛（一两，去根，锉） 巴戟（二[①]两） 丁香（一两） 续断（一两） 阿魏（一两，面裹，煨面熟为度）

右件药，捣细罗为散。不计时候，以温酒调下二钱。

治从高坠损，恶血在骨节间，疼痛，宜服此方。

荆芥（二两） 芸苔子（一两） 川芒硝（一两） 藕节（二两，阴干） 马齿苋（二两，阴干）

右件药，捣细罗为散。每服，用苏枋木半两，以酒一大盏，煎至五分，不计时候，调下二钱。

治从高坠下，伤损疼痛，干地黄散方。

生干地黄（一两） 当归（一两，锉，微炒） 附子（一两，炮裂，去皮脐） 川大黄（半两） 续断（半两） 桂心（一两） 琥珀（半两） 枳壳（半两，麸炒微黄，去瓤） 桃仁（一两，汤浸去皮尖双仁，微炒）

右件药，捣细罗为散。不计时候，以温酒调下一钱。

治从高坠下，车马诸伤，踠折疼痛不可忍，芎䓖散方。

芎䓖（一两） 延胡索（一两） 桃仁（一两，汤[②]去皮尖双仁，微炒） 泽兰（半两） 虎胫骨（一两，涂酥，炙令黄） 肉桂（二两，去粗皮） 当归（二两，锉，微炒） 生干地黄（一两） 附子（一两，炮裂，去皮脐）

右件药，捣细罗为散。不计时候，以温酒调下二钱。

治从高坠下，伤损筋骨，打破皮肉疼痛，没药散方。

没药（一两） 当归（一两，锉，微炒） 麒麟竭（一两） 蒲黄（一两） 牡丹（一两） 骨碎补（一两） 橘仁（一两，微炒）

右件药，捣细罗为散。不计时候，以温酒调下二钱。

治从高坠下，伤损，腹中血瘀滞疼痛，宜服桃仁散方。

桃仁（半两，汤浸去皮尖，生研，令细） 当归（一分，捣末） 牵牛子（半两，生，捣末） 琥珀末（一分） 腻粉（一分）

右件药，都研令匀，分为三服，生地黄二两，生姜一两切细，炒令紫色，入小便一小盏，酒一大盏，煎至一大盏，去滓，空心调下一服，当取下恶血，疼痛立定。

治从高坠下，大便下血不止方。

当归（三分，锉，微炒）　川大黄（三分，锉碎，微炒）

右件药，捣细罗为散。不计时候，以温酒调下二钱。

治堕落车马伤折诸方

治一切揻损，落马辗着伤折等，宜服接骨散恶血，骨碎补散方。

骨碎补（一两）　蒲黄（一两）　木香（半两）　延胡索（一两）　当归（半两，锉，微炒）　桂心（半两）　芎䓖（半两）　槟榔（一两）

右件药，捣细罗为散。不计时候，以温酒调下二钱。

治落马坠车，踠折骨碎，筋伤压损，疼痛不止，五骨散方。

鲮鲤项骨（一两）　猕猴项骨（一两）　虎项骨（一两）　黄犬项骨（一两）　野猫项骨（一两）　天雄（半两，炮裂，去皮脐）　肉苁蓉（半两，酒浸一宿，刮去皴皮，炙干）

右五味骨细锉，用酒醋各半升，浸一宿漉出，炙令黄色，候冷入二味药，同捣细罗为散。不计时候，用温酒调下二钱。又将黄米半升作糊，入散药一[③]分，调令匀，涂贴骨折筋伤处，疼痛立止。

治一切揻损，落马车辗，失坠伤折疼痛，虎骨散方。

虎胫骨（二两，涂酥，炙令黄）　桂心（一两）　牛膝（一两，去苗）　菴䕡子（一两）　续断（一两）　栗子（二两，去壳炒令黄）　泽兰（一两）　郁李仁（一两，汤浸去皮，微炒）

右件药，捣细罗为散。不计时候，以温酒调下二钱。

治落马坠车诸伤，踠折，遍身疼痛，宜服当归散方。

当归（一两，锉，微炒）　附子（半两，炮裂，去皮脐）　桂心（半两）　泽兰（半两）　芎䓖（一两）　槟榔（一两）　甘草（半两，炙微赤，锉）　川椒（半两，去目及闭口者，微炒去汗）

右件药，捣细罗为散。不计时候，以温酒调下二钱。

治坠落车马伤折，内损疼痛，赤芍药散方。

赤芍药（一两） 买子木（三分） 夜合花（三[④]分） 当归（三分，锉碎，微炒） 骨碎补（三分） 芎䓖（一两） 桂心（一两） 质汗（一两）

右件药，捣细罗为散。不计时候，以温酒调下二钱。

治坠车落马伤损，筋骨疼痛，皮肉破裂，出血不止，牡蛎散方。

牡蛎（一斤[⑤]，以湿纸裹后却以泥更裹，候干，用大火烧通赤） 白矾（三两，烧令汁尽） 黄丹（三两） 腻粉（一两） 雄黄（一两，细研） 雌黄（半两，细研） 麝香（二钱，细研） 麒麟竭（一两）

右件药，都细研为散，仍于烈日中摊晒半日，后入瓷瓶子中盛。如有坠损及骨折筋断，用生油稠调涂之，如已成疮，干敷之，立效。

治坠落车马，筋骨疼痛不止，没药鸡子酒方。

没药（半两，研末） 生鸡子（三枚） 细酒（一升）

右先将鸡子开破，取白去黄，盛碗内，入没药，以酒暖令热，投于碗中令匀，不计时候温服。

又方。

延胡索（一两）

右件药，捣细罗为散。不计时候，以豆淋酒调下二钱。

治踠折破骨伤筋诸方

治坠车落马，踠折筋伤，骨碎，瘀肿疼痛，黄芪散方。

黄芪（三两，锉） 赤芍药（三两） 川椒（一两，去目及闭口者，微炒去汗） 干姜（一两，炮裂，锉） 川大黄（一两，锉碎，微炒） 当归（二两，锉，微炒） 续断（二两） 川乌头（半两，炮裂，去皮脐） 附子（二两，炮裂，去皮脐） 桂心（二两） 熟十地黄（二两） 木通（二两，锉）

右件药，捣细罗为散。不计时候，以温酒调下二钱。

治踠折骨碎筋伤，宜服接骨补筋，腽肭脐散方。

腽肭脐（一两，酒刷，炙微黄） 熟干地黄（一两） 芸苔子（一两） 桂心（半两） 桑根白皮（一两，锉） 没药（一两） 当归（一两，锉，微炒）

右件药，捣细罗为散。不计时候，以温酒调下二钱。

治踠折筋骨疼痛，延胡索散方。

延胡索（一两） 橘子仁（一两） 蒲黄（一两） 虎胫骨（一两，涂酥，炙令黄） 芸苔子（一两） 桂心（半两） 牵牛子（三分，一半微炒，一半生用） 当归（一两，锉，微炒）

右件药，捣细罗为散。不计时候，以温酒调下二钱。

治踠折，筋骨伤损疼痛，桂附散方。

桂心（一两） 附子（一两，炮裂，去皮脐） 白僵蚕（一两，微炒） 蒲黄（一两） 茅根（一两，锉） 古铜末（一两） 当归（一两，锉，微炒）

右件药，捣细罗为散。不计时候，以温酒调下二钱。

治踠折伤损，落马坠车蹉跌，筋骨俱碎，黯肿疼痛，烦闷，宜服补筋骨，益精髓，通血脉，止疼痛，沉香圆方。

沉香（一两） 肉苁蓉（一两，酒浸一宿，刮去皴皮，炙干） 牛膝（一两，去苗） 当归（一两，锉，微炒） 虎胫骨（二两，涂酥，炙令黄） 栗子（二两，去壳炒黄） 木香（一两） 骨碎补（一两） 附子（一两，炮裂，去皮脐） 腽肭脐（一两，酒刷，微炙） 甘草（一分，炙微赤，锉） 续断（一两半） 熟干地黄（一两） 独活（一两） 白芷（一两） 刘寄奴（一两） 芎䓖（一两） 黄芪（一两，锉） 桃仁（一两，汤浸去皮尖双仁，麸炒微黄） 牡丹（一两） 败龟（一两，涂醋，炙微黄） 川大黄（一两，锉碎，微炒）

右件药，捣罗为末，炼蜜和捣三二百杵，圆如梧桐子大。不计时候，以温酒下三十圆。

治伤折踠损及理血，补骨髓，琥珀圆方。

琥珀（一两） 鳖甲（一两，涂醋炙令黄，去裙襕） 牛膝（三分，去苗） 白芍药（三分） 白蒺藜（三分，微炒，去刺） 当归（一两，锉，微炒）　黄芪（一两，锉）　附子（三分，炮裂，去皮脐）　桂心（三分）　菴䕡子（三分）　鹿茸（三[⑥]分，去毛，涂酥，炙微黄）　川大黄（三分，锉碎，微炒）

右件药，捣罗为末，炼蜜和捣三二百杵，元[⑦]如梧桐子大。不计时候，以温酒下三十圆。

治踠折伤筋损骨，疼痛不可忍，宜用接骨膏方。

猕猴项骨（二两）　水獭骨（一两）　猫儿项骨（二两）　龟壳（二两）

右件诸骨等，都细捣，入瓶子内，不得透气，烧为灰，碾为末，入腽肭脐末半两，每用二钱，以小黄米粥相和，摊在油单子上，裹伤折处，三日一易。

曾有人伤折，宜用生龟，寻捕得一龟，未用之间，患人忽然睡，梦见龟告言曰：勿相害，吾有奇方可疗，于梦中龟授此方。

生地黄（一斤，切）　藏瓜姜糟（一斤）　生姜（四两，切）

右件药，都炒令匀热，以布裹罨[⑧]伤折处，冷即易之，极妙也。

治伤折骨碎，割刺皮肉，有疮口，出血不止方。

茅根灰（三两）　牛皮胶灰（二两）　麻籸灰（二两）

右件药，细研为末，敷疮口上，止血甚效。

又方。

干蝙蝠（三枚，烧灰）　代赭（一两，烧令紫色）　头发（三两，烧灰）　红蓝花（一两，入盐一分炒令黄）　蝟皮（一两半，烧灰）

右件药，捣细罗为散，敷疮口上，其血立止为效。

治踠折，四肢骨碎筋伤，蹉跌疼痛方。

豉（三升）

右以水五升，渍豉一宿，取汁，温服一中盏，日三服效。

又方。

右以鹿角，不限多少，用桑柴灰汁煮，令微软，滤出曝干，捣罗为散。每服，以暖酒调下二钱，日三服。

治踠折骨损，痛不可忍方。

右以大麻根[⑨]及叶，捣取汁，饮半升，无生麻，煮干麻汁服，亦主坠损打扑瘀血，心腹烦满短气良。

治踠折，四肢骨碎及筋伤，蹉跌疼痛方。

右以生地黄，不限多少，熟捣，用醋熬令热，乘热摊于所伤处，上以帛系定，每日换之。

治压笮坠堕内损诸方

治被重物压笮，伤筋骨，疼痛，瘀血不散，没药散方。

没药（二两） 虎胫骨（二两，涂酥，炙黄） 当归（二两，锉，微炒） 延胡索（二两） 补骨脂（一两） 白芷（一两） 生干地黄（一两，微炒） 川大黄（一两，锉，微炒） 蒲黄（一两，微炒） 独头栗子黄（一两，干者）

右件药，捣细罗为散。不计时候，以温酒调下二钱。

治被压笮损，瘀血在腹中，疠痛不出，心胸短气，大小便不利，宜服此方。

荆芥（半两） 川大黄（一两，锉碎，微炒） 芎䓖（一两） 当归（一两，锉，微炒） 蒲黄（二两） 桂心（一两） 木通（一两，锉） 桃仁（四十枚，去皮尖双仁，微炒）

右件药，捣细罗为散。不计时候，以温酒调下二钱。

治压笮伤损筋骨，或坠堕内损，瘀血攻心[10]腹胀满，闷乱，下恶血，芸苔子散方。

芸苔子（一分） 川大黄（半两，锉碎，微炒） 没药（一分） 蒲黄（一分） 水蛭（七枚，炒令微黄） 腻粉（一分） 生地黄汁（四合） 生姜汁（一合[11]） 酒（二合）

右件药，除汁药外，捣细罗为散，研入腻粉令匀，先将地黄生姜等汁，及酒，同煎三两沸，调散药二钱，空心服之，当转下恶血，疼痛立定。

又方。

硇砂（三分，研入） 腻粉（二钱，研入） 虻虫（七枚，去翅足，炒微黄） 水蛭（七枚，炒令微黄） 干漆（半两，捣碎，炒令烟出）

灶突墨（半两）

右件药，捣细罗为散。不计时候，以温酒调下二钱。

治或为兵杖所加，木石所伤，血在胸背及腹胁中痛，气息出入有妨，宜服此方。

青竹茹（鸡子大二枚，炒令焦）　乱发（鸡子大二枚，烧灰）

右件药，捣细罗为散。以酒一中盏，煮三沸放温，和滓服，日三服。

治刀刃所伤，内损大肠及两胁肋，并腹肚伤破，大便从疮口中出，并中大箭透射，伤损肠胃，又治产后伤损，小肠并尿囊破，小便出无节止，此方神验，饵至一服，其药直往损处，补定伤痕，隔日开疮口看之，只有宿旧物出，即无新恶物出，疮口内用长肉散子，作烬子引散药入疮里面，候长肉出外，其痕自合，宜服地榆绢煎方。

地榆（八两，洗净，捣罗为末）　绢（一疋，小薄者）

右件绢，用清水洗净绢糊，用炭灰淋清汗二斗，煮绢，以灰汁尽为度，绢已烂熟，擘得成片，段五寸至三寸，即取出压尽灰汁，入于清水内，洗三五度，令去灰力尽，重入锅内，以水二斗，入地榆末煎煮熟烂，以手指撚看，不作绢片，取入砂盆研之，如面糊得所，分减二服，用白粳米粥饮调，空心服之，服了仰卧，不得惊动转侧，言语，忌一切毒食，只得食熟烂黄雌鸡，白米软饭，余物不可食之，其余一服，至来日空心，亦用粥饭调服，其将养一月内，切须慎护。如是产后所伤，服此药绢一疋，分作四服，每服用粥饮一中盏调服之，日二服，此方济命神验。

治从高坠下及为木石所笮，凡是伤损血瘀，凝积气欲绝者，皆治之方。

右取净土五升，蒸之令溜，分半，用故帛裹，以熨伤损之上，勿令太热，恐熨破皮肉，冷则易之，取差乃止，凡有损伤，皆以此法[12]治之神效，气欲绝不能言者亦差。

治一切伤折恶血不散诸方

治伤折，下瘀血，当归散方。

当归（三分，锉，微炒）　蒲黄（半两）　芸苔子（半两）　生姜汁

（一合） 好酒（五合） 生地黄汁（三合） 腻粉（一分）

右件药，捣罗为末，先煎生姜地黄汁，并酒等，三两沸，然后都下药末，和调令匀。分为三服，每日空心服之，当转下腹内恶血了，便宜服补药。

治伤折，化瘀血为水，白马蹄散方。

白马蹄（三两，烧令烟尽） 栗子黄（一两，阴干） 桂心（三分） 蒲黄（一两） 龟壳（二两，涂酥，炙微黄）

右件药，捣细罗为散。每服，以温酒调下二钱，日三服。

接筋骨，通瘀血，止疼痛，槟榔散方。

槟榔（一两） 刘寄奴（一两） 桑寄生（一两） 熟干地黄（一两） 赤芍药（三分） 当归（三分，锉，微炒） 龟壳（一两，涂酥，炙令微黄） 桃仁（一两，汤浸去皮尖双仁，麸炒微黄）

右件药，捣细罗为散。不计时候，以温酒调下二钱。

接骨化瘀血，琥珀散方。

琥珀（一两） 生玳瑁（一两） 当归（一两，锉，微炒） 蒲黄（一两） 生干地黄（一两） 京三棱（一两，煨锉）

右件药，捣细罗为散。不计时候，以温酒调下二钱。

治伤折内损，瘀血不散，麒麟竭散方。

麒麟竭（一两） 败蒲（一两半，烧灰） 牡丹（一两） 蒲黄（一两） 当归（一两，锉，微炒） 桂心（一两） 芎䓖（一两） 赤芍药（一两） 没药（一两） 骨碎补（一两）

右件药，捣细罗为散。每服，以温酒调下二钱，日三服。

治伤损，内有瘀血不散，疼痛，令内消方。

生银（一两，捣碎，细研） 雄黄（一分，细研） 婆娑石（一分[13]，细研）

右件药，都研令细。不计时候，以温酒调下半钱。

治伤损，腹内，膈上，四肢，瘀血不散，恶闻人声，气塞不通，蒲黄散方。

蒲黄（一两） 当归（一两，炒微黄） 桂心（一两） 生干地黄（二两） 续断（一两） 白芷（一两） 甘草（半两，炙微赤，锉） 藕节（二两）

右件药，捣细罗为散。不计时候，以温酒调下二[14]钱。

治扑损筋骨，恶血不散，迷闷疼痛，小便血下，芍药散方。

赤芍药（一两） 当归（一两，锉，微炒） 续断（一两） 白芷（一两） 生干地黄（一两） 黄芩（一两） 甘草（一两，炙微赤，锉） 牛膝（一两，去苗） 蒲黄（一两）

右件药，捣细罗为散。不计时候，以温酒调下二钱。

接骨续筋，散瘀血，止疼痛，通神散方。

羊胫炭（五两，烧令遍赤入醋蘸，如此七遍） 木香（一两） 没药（一两） 当归（一两，锉，微炒） 生干地炒（一两） 刘寄奴（一两） 桂心（一两） 补骨脂（一两，微炒） 黑豆（二合，炒熟） 赤芍药（一两） 桑根白皮（一两，锉） 川大黄（一两，锉，微炒） 败龟（一两，涂酥，炙微黄）

右件药，捣细罗为散。不计时候，以温酒调下二钱。

治犬[15]伤损后，化恶血，理好血，止疼痛，牛黄散方。

牛黄（一分，细研） 琥珀（一两） 真珠（一分，细研） 牡蛎（一两，烧为灰） 龙脑（一分，细研） 朱砂（一两，细研，水飞过） 麝香（半两，细研） 金箔（五十片，细研） 银箔（五十片，细研） 桂心（一两） 当归（一两，微炒） 蒲黄（一两）

右件药，捣细罗为散，都研令匀。不计时候，以桃仁汤调下二钱。

治伤损后，腹中疼痛，瘀血不出，令人短气，大小便不通，荆芥饮子方。

荆芥（一两） 川大黄（二两，锉碎，微炒） 芎䓖（一两） 蒲黄（一两） 当归（一[16]两，锉，微炒） 桂心（一两） 甘草（半两，炙微赤，锉） 䗪虫（三十枚，去翅足，微炒） 桃仁（一两，汤浸去皮尖双仁，麸炒微黄）

右件药，细锉和匀，分为十服。每服，以水一大盏，煎至五分，去滓，每于食前温服，候下尽恶血为度，后便服补益圆散。

治伤折内损，瘀血不散，败蒲散方。

败蒲（一两半，烧灰） 牡丹（一两） 当归（一两，锉，微炒） 芎䓖（一两） 赤芍药（一两） 豉心（一合） 蒲黄（半两） 生干地黄（一两） 川朴硝（一两） 陈橘皮（半两，汤浸去白瓤，焙） 桃仁

（一两，汤浸去皮尖双仁，麸炒微黄）

右件药，捣粗罗为散。每服四钱，以水一中盏，煎至六分，去滓，不计时候温服。

治从高坠下及落车马，胸腹中有恶血，喘息不得，桃仁散方。

桃仁（一两，汤浸去皮尖双仁，麸炒微黄） 蒲黄（一两半） 川大黄（一两，锉碎，微炒） 川硝石（一两） 甘草（一两，炙微赤，锉）

右件药，捣粗罗为散。每服四钱，以水一中盏，入枣二枚，煎至六分，去滓，不计时候温服。

治伤损后，腹内有恶血不散，疠刺疼痛，大小便不通，桃仁散方。

桃仁（一两，汤浸去皮尖双仁，麸炒微黄） 川大黄（一两半，锉碎，微炒） 虻虫（十枚，去翅足，微炒） 水蛭（十枚，炒令微黄） 川朴硝（一两半） 桂心（一两） 当归（一两，锉，微炒） 甘草（半两，炙微赤，锉）

右件药，捣粗罗为散。每服三钱，以水一中盏，煎至六分，去滓，不计时候温服，以利下恶物为效。

治伤损，瘀血不散疼痛方。

蒲黄（四两） 附子（一两）

右件药，捣细罗为散。以温酒调下二钱。

治车马坠扑伤损，恶血冲心，迷闷，宜服下血蒲黄鲤鱼散方。

蒲黄（三两） 鲤鱼鳞（五两，烧灰） 芸苔子（一两，末） 生干地黄汁（五合）

右件药，先将蒲黄、芸苔子于砂盆内，以慢火炒，旋滴地[17]于内，炒令汁尽，以干为度，并鱼鳞灰一时研罗为散。不计[18]，以童子热小便调下二钱。

治扑打坠损，恶血攻心，闷乱疼痛方。

水仙子（不限多少，收阴干捣罗为末，此即新出水未[19]荷叶是也）

右件药，每于食前以童子热小便一小盏调下三钱，以利下恶物为度。

又方。

大干荷叶（五片）

右件药，烧令烟尽，细研为末。每于食前用童子热小便一小盏调下三钱，日三服，利下恶物为效。

治马坠，有瘀血聚于腹胃之中，不便服药，多有击血结成颗块，冲心，夜合枝散方。

夜合枝（一两）　杏枝（一两）　赤芍药（一两半）　乱瓜子（一两）

右件药，捣粗罗为散。每服五钱，以水酒各半大盏，煎至五分，去滓，温服，日三四服。

又方。

买子木（一两）　红雪（一两半）　东日桃枝（三两）　当归（一两）　赤芍药（一两半）　桃仁（一两）

右件药，捣筛为散。每服四钱，以水一中盏，入生姜半分，煎至六分，去滓，温服，日三四服。

治车马坠损，瘀血不散，攻刺疼痛方。

延胡索（一两）　肉桂（半两）　蒲黄（一两）

右件药，捣细罗为散。每服用竹沥半盏调下二钱。

治从高坠损，心胸恶血不散，杉木节散方。

杉木节（七两，细锉）　苏枋木（五两，细锉，以水一斗煎取一升去滓）　醋（五合，入于苏枋木汁内）

右件药，将杉木于一砂盆内，以慢火炒，旋旋滴苏枋木醋汁相和，炒令汁尽，停冷，捣细罗为散。每服，以童子热小便调下三钱，日三四服，化下恶血，醒醒神效。

治从高坠损，恶血攻心，胸膈烦闷，宜服松节散方。

黄松木节（五两，细锉）

右用童子小便五合，醋五合，于砂盆内，以慢火炒，旋滴小便并醋，以尽为度，炒令干，捣细罗为散。每服，以童子热小便，调下二钱，日三四服。

治[20]高坠所伤，心下瘀血，法炼红花散方。

红蓝花（一十两，以好醋二升浸二宿滤出，火焙令干，又入醋内，又焙令干，以醋尽为度）

右件药，捣罗为末。每服，用童子热小便，调下三钱，日三服。兼治妇人月经不匀，产后诸疾，血晕闷绝，或狂语者，并与二服，便心胸爽利，开眼识人，神效。

治坠损，瘀血不散，肉色青黑方。

深掘灶中心取好黄土三升，于铛中，以水拌熬热，以青布裹于痛处熨之，令[21]即频易。

治骨折筋伤后，恶血攻，筋骨疼痛不止，白僵蚕圆方。

白僵蚕（一两，微炒）　当归（一两，锉，微炒）　桂心（一两）　补骨脂（一两，微炒）　神曲（一两，炒令微黄）　芎䓖（半两）　薯蓣（半两）　半夏（一两，汤浸七遍去滑）　槟榔（一两）　白附子（半两，炮裂）　赤芍药（一两）　芫花（半两，醋拌，炒令干）

右件药，捣罗为末，炼蜜和捣三二百杵，圆如梧桐子大。每服，以温酒下二十圆，日三服。

治伤折，止疼痛，散瘀血，神曲圆方。

神曲（三两，捣碎，以醋少许拌，炒微黄）　肉苁蓉（一两，酒浸一宿，刮[22]去皴皮，炙干）　虎胫骨（二两，涂酥，炙微黄）　海桐皮（一两，锉）　白僵蚕（二两，微炒）　芎䓖（一两）　半夏（一两，汤洗七遍，去滑）　红蓝花（一两）

右件药，捣罗为末，炼蜜和捣三二百杵，圆如梧桐子大。每服，以温酒下三十圆，日三服。

治诸伤折，踠损蹉跌，筋骨疼痛，散瘀血，泽兰圆方。

泽兰（二两）　赤芍药（一两）　当归（一两，锉，微炒）　白芷（一两）　蒲黄（二两）　芎䓖（一两）　细辛（一两）　延胡索（一两）　牛膝（一两，去苗）　天雄（一两，炮裂，去皮脐）　桃仁（一两，汤浸去皮尖双仁，麸炒微黄）　桂心（一两）　川大黄（半两，锉碎，微炒）　生干地黄（一两）　续断（一两）　皂荚（一两，去皮涂酥，炙令焦黄，去子，别捣罗为末）

右件药，捣罗为末，用酒醋各一升，先将皂荚末煎成膏，入前药末和圆，如梧桐子大。不计时候，以温酒下三十圆。

治伤折疼痛诸方

治伤折疼痛，青肿滞血，宜服当归散方。

当归（一两，锉，微炒）　桂心（一两）　败蒲（二[23]两，烧灰）　没药（一两半）　赤芍药（一两）　骨碎补（一两半）　桃仁（一两，汤浸去皮尖双仁，麸炒微黄）　川大黄（一两，锉碎，微炒）

右件药，捣细罗为散。每服，以温酒调下二钱，日三四服。

治伤损筋骨，疼痛不可忍，宜服止痛麒麟竭散方。

麒麟竭（一两）　没药（一两）　当归（一两，锉，微炒）　白芷（二两）　赤芍药（一两）　桂心（一两）

右件药，捣细罗为散。每服，以温酒调下二钱，日三四服。

治伤折疼痛，接骨散方。

栗黄（一斤，嗮[24]干）　雄黑豆（半斤，炒熟）　桑根白皮（一斤，锉）　没药（二两）　麝香（半两，细锉）

右件药，捣细罗为散。每服三钱，以醋一中盏，煎至半盏，用浆水二合，解服不过[25]，三服疼痛立止。

治伤折疼痛，接骨止痛，桃仁散方。

桃仁（一两，汤浸去皮尖双仁，麸炒微黄）　桂心（一两）　当归（一两，锉，微炒）　延胡索（一两）　川大黄（二两，锉碎，微炒）　阿胶（二两，捣碎，炒令黄燥）　乱发（如鸡子大）　生干地黄（一两）　芎䓖（一两）　川椒（半两，去目及闭口者，微炒去汗）

右件药，捣罗为末，用酒二升，先煎发并阿胶如糖，用绵滤去滓，然后下诸药末，调令匀，焙干，捣细罗为散。每服，以温酒调下二钱，日三四服。

治一切伤折，疼痛不可忍，附子散方。

附子（一两，炮裂，去皮脐）　败龟（二两，涂酥，炙微黄）　虎胫骨（二两，涂酥，炙微黄）　当归（一两，锉，微炒）　芎䓖（一两）　桂心（一两）　没药（一两）　泽兰（一两）　乱发灰（一两）　甘草

（半两，炙微赤，锉） 麝香（一分，细研） 槟榔（一两）

右件药，捣细罗为散，入麝香，研令匀。不计时候，以温酒调下二钱。

治伤折，辟外风，止疼痛，海桐皮散方。

海桐皮（一两，锉） 防风（二两，去芦头） 黑豆（一两，炒熟） 附子（一两，炮裂，去皮脐）

右件药，捣细罗为散。每服，以温酒下二钱，日三四服。

治伤折疼痛不可忍，欲蛇龟酒方。

欲蛇龟（一枚） 糯米（五升，蒸作酿饭） 好酒（二斗）

右细锉龟，酿饭，同入酒瓮中，牢封一七日后，即每暖一中盏服之，日可三五服。

治伤折疼痛，筋骨未合，肌肉未生，宜服延胡索散方。

延胡索（一两半） 桂心（一两半） 没药（一两半） 黄芪（一两半，锉） 当归（一两，锉，微炒） 白蔹（一两） 桑寄生（一两） 熟干地黄（二两半）

右件药，捣粗罗为散。每服四钱，以水一中盏，煎至五分，去滓，温服，日三四服。

治伤折疼痛，不可忍痛方。

当归（一两半） 白芷（一两） 桂心（一两） 吴茱萸（一两）

右件药，捣细罗为散，锉生龟一枚，入散，捣令匀，用封裹伤折处。

治伤折，筋骨疼痛，内固接骨丹方。

古字钱（二两，先于火内烧令通赤，醋内焠，如此十度） 自然铜（一两） 硫黄（一两）

以上三味，都捣罗为末，后入告车瓶子内，以坯子泥封瓶口，候干，倒下瓶子，簇火烧令通赤，候冷取出，捣罗，入水银一两同研，水银星尽后，使白薄纸裹药，似毬子，后用盐一斤，入臼内滴水捣烂，裹药毬候干，入糠火内烧七日，冷了出之，细研，后入。

朱砂末（一分） 麝香末（一分） 犀角末（一分）

右都研令匀，取生地黄，研绞取汁，于银器中熬为膏，和前药末，圆如酸枣大。如有患者，以温酒半盏，入地黄膏一钱，搅令匀，下药一粒，服了如吐清绿水，或泻清绿水三二合，勿怪，是病也，更宜频服，好差为度。

治伤折筋骨后，疼痛不止，宜服散瘀血，理新血，续筋骨，止疼痛，地黄金粉煎方。

生地黄（三[26]斤，净洗令干，却入酒内浸二复时，取出纸袋盛，火焙令干为粉） 天雄（二两，炮裂，去皮脐） 桂心（一两） 当归（一两） 芎䓖（一两） 桃仁（一两，汤浸去皮尖双仁，微炒）

右件药，捣罗为末，入金粉内和令匀，用酒一斗，以文火煎成稠煎。每日空心，午前夜卧时，各以温酒调下一匙头。

治伤折处疼痛方。

右以麸和醋，蒸过，裹所伤之处，痛立止。

治马坠诸方

治马坠车辗，踠折呼叫，疼痛，声音不绝，宜服骨碎补散方。

骨碎补（一两） 当归（一两半，锉，微炒） 牡丹（一两） 虎胫骨（一两，涂酥，炙令黄） 白芷（一两） 芎䓖（一两） 赤芍药（一两） 败蒲（一两，烧灰）

右件药，捣细罗为散。每服，以暖酒调下二钱，日四五服。

治马坠伤折，止痛，败龟散方。

败龟（一两，涂醋，炙令黄） 虎胫骨（一两，涂酥，炙令黄） 当归（一两半，锉，微炒） 牡丹（一两） 赤芍药（一两） 熟干地黄（一两） 桂心（一两） 续断（一两）

右件药，捣细罗为散。每服，以温酒调下二钱，日三四服。

治马坠伤损，止痛，虎骨散方。

虎胫骨（三两，涂酥，炙微黄） 败龟（一[27]两，涂醋，炙微黄） 当归（一两，锉，微炒） 阳起石（一两，酒煮半日，细研） 姜黄（一两） 骨碎补（一两） 自然铜（一两，细研） 赤芍药（一两） 甜瓜子（一两） 没药（一两）

右件药，捣细罗为散。每服，以暖酒调下二钱，日三四服。

治马坠损伤，神异立效方。

桃仁（四十九枚，汤浸去皮尖双仁，烂研） 川大黄（一两，锉碎，微炒） 败蒲（一握，烧灰） 麻甑带（一握，烧灰） 乱发（一鸡子大，烧灰）

右件药，捣筛。以无灰酒三大盏，煎至一盏，去滓，分为二服，食前服之。

治马坠扑损，内有败血，疞刺，疼痛不可忍者，没药散方。

没药（末） 麒麟竭（末） 黄丹（微炒） 白矾（烧灰，以上各一分）

右件药，都研为散。不计时候，以温酒调下一钱。

治马坠伤损筋骨，疼痛，内有瘀血，腹中疞刺不可忍，败蒲散方。

散蒲（一握，细锉） 旧麻甑带（一握，细锉） 乱发（一鸡子大，烧灰） 当归（一两，锉，微炒） 赤芍药（半两） 桂心（半两） 桃仁（四十九枚，汤浸去皮尖双仁，微炒）

右件药，捣筛为散。每服四钱，以水一小盏，酒一小盏，煎至一盏，去滓，不计时候热服。

治马坠伤损，腰肋疼痛不可忍方。

益州麻布（一尺，烧灰细研） 蒲索（一握，烧灰细研，此索船家名涩索，如无即以蒲黄代之） 川大黄（三两，细切，如豆大）

右件药，先以酒一大盏半，浸大黄一宿，煎三五沸，去滓，入前药灰搅匀，微温分为二服，如人行三二里再服，当利出恶血片为效。

治被马坠损，肿疼痛不可忍方。

羊脑（一合） 龟甲（一两半，屑） 生地黄（三两，切）

右件药，以酒醅和捣如泥，微热，裹损处，冷即易之。

又方。

桑根白皮（一斤，细锉）

右件药，以水三大盏，酒一大盏，煎取一盏，去滓，以故乌毡，可损处大小，搵药汁裹，冷即易之，十遍痛止肿消。

又方。

右取好土和醋，蒸令热，封裹损处，斯须疼痛立止。

治马坠崩血，腹满短气方。

黑豆（二合，炒熟，捣碎）

右以水一大盏，煎取五分，去滓，不计时候温服。

治马坠拗损方。

桑根白皮（五斤，锉）

右件药，捣罗为末，以水一斗，煎成膏，涂于损处，立便不痛，以后亦无宿血，终不发动也。

治落马后，心胸有积血，唾吐不止方。

干藕节（五两）

右件药，捣细罗为散。每服，以温酒调下三钱，日三四服。

治马坠，杏枝酒方。

东引杏枝（不限多少）

右件药，细锉，每服半两，以酒一大盏，煎至五分，去滓，每于食前温服。

治一切伤折烦闷诸方

治骨折筋伤，恶血攻心，烦闷，蒲黄散方。

蒲黄（三分）　芎䓖（半两）　当归（半两，锉，微炒）　桂心（半两）　白芷（一分）　细辛（一分）

右件药，捣细罗为散。每服，以生姜酒调下二钱，日三四服。

治伤折，瘀血在内，烦闷刺痛，荆芥散方。

荆芥（一握）　淡竹茹（一鸡子大）　当归（一两，锉，微炒）　地黄汁（一合）

右件药，以水一大盏半，煎至七分，去滓，下地黄汁，分为二服，常于食前服之。

治因伤折后，惊悸，心神烦闷，宜服定魂魄，镇心圆方。

虎睛（一对。用生羊血浸一宿滤出阴干）　金箔（五十片，细研）　银箔（五十片，细研）　朱砂（二两，细研，水飞过）　茯神（半两）

羚羊角悄（一两）　远志（半两，去心）　人参（半两，去芦头）　麦门冬（一两，去心，炮[28]）　蒲黄（一两）

右件药，捣罗为末，用枣肉，入炼蜜同和，捣三五百杵，圆如梧桐子大。每于食后，并夜卧时，以茯神汤下三十圆。

治从高坠下，伤折疼痛烦闷，啼叫不得眠卧方。

右以鼠粪烧为灰，细研，以猪脂和涂痛上，即以物急裹之。

治坠损吐唾血出诸方

治从高坠下，犯伤五脏，微者唾血，甚者吐血，兼金疮伤肉者，宜服阿胶散方。

阿胶（二两，捣碎，炒令黄燥）　熟干地黄（一两）　赤芍药（一两）　干姜（半两，炮裂，锉）　当归（一两，锉，微炒）　芎劳（一两）　艾叶（一两，微炒）　甘草（半两，炙微赤，锉）

右件药，捣粗罗为散。每服三钱，以水一中盏，煎至五分，去滓，温服，日三四服。

治坠损伤内，或时唾血，心烦疼痛，宜服此方。

蒲黄（一两）　生地黄（四两）

右件生地黄，入童子小便三合，烂研，绞取汁，于银器中，入蒲黄相和，慢火煎一两沸，分为三服，常于食前服之。

治从高坠下，伤于五脏，微者唾血，甚者吐血及金疮伤经，血出不止，宜服艾叶散方。

艾叶（三分，炒）　白芍药（三分）　熟干地黄（一两）　干姜（半两，炮裂，锉）　阿胶（一两，捣碎，炒令黄燥）　甘草（一分，炙微赤，锉）

右件药，捣粗罗为散。每服五钱，以水一大盏，入竹茹一分，煎至五分，去滓，温服，日三四服。

治从高坠下，伤折踠损，内伤五脏，微者唾血，甚者吐血，宜服阿胶圆方。

阿胶（二两，捣碎，炒令黄燥）　肉苁蓉（一两，酒洗一宿，刮去皴皮，炙干）　艾叶（一两半，微炒）　川椒（一两，去目及闭口者，微炒去汗）　白芍药（一两）　当归（一两，锉，微炒）　芎䓖（一两）　延胡索（一两）　熟干地黄（一两）　桂心（一两）　川大黄（一两，锉碎，微炒）　牛膝（一两，去苗）　牡丹（一两）　附子（一两，炮裂，去皮脐）　黄芪（一两，锉）

右件药，捣罗为末，先用酒一升，煎三五沸，将一半药末入酒内，调如面糊，以慢火煎令稠，入余上药末，和捣三二百杵，圆如梧桐子大。每服，以豆淋酒下三十圆，日三四服。

治被打损伤腹中有瘀血诸方

治打损瘀血在脏，攻心烦闷，牡丹散方。

牡丹（一两半）　蓭蕳子（一两半）　桂心（一两）　当归（一两，锉，微炒）　鬼箭羽（一两）　益州麻布（一尺，烧灰）　败蒲（一两，烧灰）　赤芍药（一两）　蒲黄（半两）　川大黄（三两，锉碎，微炒）

右件药，捣筛为散。每服五钱，以酒一大盏，煎至五分，入川芒硝一分，搅令匀，空心温服，如人行三二里再服，可三服，当利出瘀积，宿血出尽永差。

又方。

桃仁（一两，汤[29]去皮尖双仁）　桂心（一两）　蓭蕳子（一两）　川大黄（二[30]两，锉碎，微炒）　荷叶蒂（三七枚）

右件药，捣筛为散。每服五钱，以水一大盏，煎至五分，入朴硝一分，搅令匀，空腹分为二服，以利下恶血为度。

治打伤内损，腹中有瘀血，疼痛烦闷，宜服此方。

蒲黄（二两）　当归（一两，锉，微炒）　桂心（一两）

右件药，捣细罗为散。每服，以温酒调下二钱，日三四服。

又方。

刘寄奴（一两）　延胡索（一两）　骨碎补（一两）

右件药，都捣粗罗为散。分为五服，每服，以水一小盏，童子小便一小盏，同煎至一盏，去滓，每于食前温服。

治打损及伤坠，腹内有瘀血，䗪虫散方。

䗪虫（三十枚，微炒）　虻虫（十枚，去翅足，微炒）　水蛭（十枚，微炒）　桂心（半两）　桃仁（五十枚，汤浸去皮尖双仁，麸炒微黄）　川大黄（一两，锉碎，微炒）

右件药，捣粗罗为散。每服二[31]钱，以酒水各半中盏，煎至六分，去滓，每于食前温服。

又方。

虻虫（一分，微炒）　牡丹（一两）　生干地黄（一两）

右件药，捣细罗为散。每于食前，以暖酒调下二钱。

又方。

生地黄汁（三合）　川大黄（一分，锉碎，微炒，捣罗为末）

右件药，入酒三合相和，微暖顿服之，每日空心一服，不过三日，即下恶血。

治打损，聚血腹中，不散，烦闷方。

豉（三[32]合）　青竹茹（一两）

右件药，分为二服。每服，以水一大盏，煎至五分，去滓，温服，日三四服。

治伤损散瘀血，大黄散方。

川大黄（半两，锉碎，微炒）　桃仁（一分，汤浸去皮尖双仁，麸炒微黄）　乱发（如一鸡子大，用四寸布裹同烧为灰）

右件药，捣细罗为散。每服，以温酒调下二钱，日三四服。

又方。

川大黄（一两，锉碎，微炒）　桂心（三分）　桃仁（三分，汤浸去皮尖双仁，麸炒微黄）

右件药，捣细罗为散。每服，以温酒调下二钱，日三四服。

治被损，瘀血不散方。

右用生地黄汁一中盏，酒半盏相和，煎三五沸，食前温服。

治因打损，腹中瘀血不散方。

白马蹄（烧令烟尽）

右捣，细罗为散，每服，以温酒调下二钱，日三四服。

又方。

菴蕳子（二两）

右件药，捣细罗为散。每服，以热酒调下二钱，日三四服。

又方。

右用大麻根和叶，捣取汁，每服三合。

治打扑损诸方

治扑打损，神验膏方。

头醋（一斗）　不蚛皂荚（十挺，去皮子）　芫花（二两）　白矾（一两）

右件药，搥皂荚令熟，并芫花，同于净锅内，入醋煎三分去二，以新绢绞去滓，洗锅净却入汁，次入白矾，煎如饧，于瓷盒内贮之，凡有损处，以好纸上摊令匀，贴，日一换之，三两上差。

治打扑损疮，多时不差，黑狗头骨散方。

黑狗头骨（一两，炙令微黄）　天灵盖（一两，涂酥，炙令黄）　生牛皮（一两，烧灰）　天南星（一两，炮裂）

右件药，捣细罗为散。每服，以温酒调下二钱，日三四服。

治打扑损伤后，止疼痛，补虚损，石斛圆方。

石斛（一两，去根）　牛膝（一两，去苗）　狗脊（三分，去毛）　杜仲（一两，去皴皮，炙微黄，锉）　肉苁蓉（一两，汤浸一宿，刮去皴皮，炙干）　鹿茸（半两，去毛，涂酥，炙微黄）　附子（一两，炮裂，去皮脐）　桂心（一两）　萆薢（三分，锉）　羌活（二分）　木香（一两）　牡丹（一两）　人参（三分，去芦头）　黄芪（一两，锉）　山茱萸（三分）　防风（半两，去芦头）　芎䓖（半两）　槟榔（一两半）　熟干地黄（一两）

右件药，捣罗为末，炼蜜和捣五七百杵，圆如梧桐子大。每服，以温酒下三十圆，日三服。

治打扑，头破脑出，中风口噤方。

右用大豆二升，熬去腥，勿使太熟，捣末蒸之气遍，合甑下，于盆中以酒一斗淋之，每服，暖一中盏，拗口灌之，如人行三二里，再服，以效为度。

治打扑伤损，疼痛方。

甜瓜子（二合）　橘子仁（二合）

右都微炒，捣细罗为散。每服，以暖酒调下二钱，日三服。

治被打，头面青肿方。

右炙肥猪肉，热拓于上立差。

又方。

右炙猪肝贴之，干即易之。

又方。

右用新羊肉封之。

又方。

右用大豆黄末，水调涂之。

又方。

右用墙上朽骨，以唾，于石上磨涂之，干即再涂。

治打搕损，疼痛不可忍方。

右用夜合花，捣罗为末。每服，以暖酒调下二钱，日三四服。

治一切伤损止痛生肌诸方

凡因伤折落马，车辗压损，一切伤，皮破肉作疮者，宜用止痛定脓生肌，麒麟竭散方。

麒麟竭（一两）　生人牙齿（半两）　密陀僧（半两）

右件药，捣罗为末，以鸡毛拂于疮口内，却用膏药贴之，不得经者[33]风水。

干疮止痛长肉，黑神散方。

乱发（二团如鸡子大，烧令烟尽）　露蜂房（三分，烧令烟尽）　腻粉（一分）　突厥白（三分，为末）　腊月猪脂（一两）

右件药，细研令熟，用猪脂和令匀，以柳木篦子涂于疮上，立效。

干疮止痛，生肌长肉，及金疮止血散方。

风化石灰（十[34]两，细研，用小便浸三日三夜后滤出，晒干为末）　麒麟竭（三两，为[35]末，炒令紫色）　鸡子（十枚，取白和风化灰为三团，入炭火内烧令红色，取出于地上出火毒一宿）

右件药，都细研为末，旋旋掺于疮上，神效矣。

长肉止痛，生肌，槟榔散方。

槟榔（一两）　黄连（一两，去须）　木香（一两）

右件药，捣细罗为散，薄贴于疮上，止痛，干疮神效。

干疮长肉止痛，紫藤香散方。

紫藤香（二两）　马齿苋（十两，阴干）　薯蓣（二两）　黄丹（二两，以猪脑髓和为圆，以火煅令通红，地上出火毒一宿）

右件药，捣细罗为散，凡有伤损，疮痕久不较[36]者，敷之即干。

治伤折疼痛，去腹脏内伤损，毒气不散，止痛生肌，黄芪散方。

黄芪（一两，锉）　赤芍药（一两）　熟干地黄（一两）　干姜（一分，炮裂，锉）　附子（半两，炮裂，去皮脐）　续断（半两）　桂心（一两）　当归（一两，锉，微炒）　木通（半两，锉）

右件药，捣细罗为散。每服，以温酒调下二钱，日三四服。

治从高坠损，有疮口，止痛干疮长肉散方。

黄连（一两，去须）　槟榔（一两）　木香（一两）　麒麟竭（半两）　密陀僧（一两，细研）

右件药，捣细罗为散。于疮口上薄敷之，立效。

又方。

石灰（三两）　盐（一两半）　铜青（一两半）

右件药，都捣细入沙瓶内，以泥固济瓶四畔，候干，以十斤炭火，断[37]半日取出，埋地内三日，出火毒后，捣罗为末，敷疮，生肉干疮口立效。

治一切伤折淋㵳诸方

治从高失坠及一切伤折，筋伤骨碎，瘀血结痛，淋㵳，顽荆散方。

顽荆（三两）　蔓荆子（二两）　白芷（二两）　细辛（二两）　防风（二两，去芦头）　桂心（二两）　芎䓖（二两）　丁香皮（二两）　羌活（二两）

右件药，捣筛为散。每度用药三两，盐半匙，葱白连根七茎，用浆水一斗，煎十余沸，去滓，通手淋㵳痛处，冷即再换，淋㵳了，宜避风，暖盖。

又方。

黑豆（二升[38]）　乳香（三两）　白矾（三两）　接骨草（五两）　桑根白皮（三两，锉）

右件药，捣罗为末，每用浆水一斗、药末三两，煎五七沸，去滓，通手淋㵳患处，冷即换之。

治伤折，踠损蹉跌，筋骨俱伤，黯肿疼痛，无疮口，宜用熨药方。

生地黄（一斤，细切）　生姜（半斤，细研[39]）（艾叶（三两）　芫花（五[40]两）　川椒（三两，去目）　松脂（五两）

右件药，捣筛，入前二味搅和令匀，分为三分，用醋三合，于炭火炒令热，用熟布裹熨痛处，冷即再炒熨之。

又方。

生姜（一斤）　芫花（五两）　白芷（三两）　桑根白皮（三两）　故乌毡（一尺）　盐（五两）

右件药，都细锉，用醋一升，炒令热，以绢裹熨痛处，冷即再炒熨之三二十度。

治伤折车辗，落马蹉跌，筋脉俱伤，疼痛不可忍，先用通和血脉，止痛淋㵳，当归汤方。

当归（二两）　顽荆（二两）　藁本（二两）　蔓荆子（二两）　白

芷（二两）　芎䓖（一两）　丁香皮（一两）

右件药，捣筛为散，每度用药三两，入盐半匙、葱白一握、浆水一斗，煎十余沸渐添，淋疠痛处，日二用之。

治伤折筋骨疼痛，淋煠，桂附散方。

桂心（一两）　附子（一两，去皮脐，生用）　白矾（二两）　细辛（一两）　白芷（一两）　五加皮（二两）　桑叶（二两）

右件药，捣筛为散，每度用药三两，入葱连根十茎，以水一斗，煎十余沸渐添，淋煠立效。

治伤折后，或人脚膝腰胯，被冷风攻击疼痛，行李不得，淋煠虎骨汤方。

虎胫骨（二两）　松木节（十两）　樟木节（十两）　川椒（一两，去目）　桑根白皮（二两，锉）　五加皮（二两）　白矾（二两）

右件药，捣筛为散，每度用药三两，以水一斗，煎十余沸，渐渐用淋疠痛处，立效。

治伤折疼痛，淋煠芎䓖汤方。

芎䓖（一两）　泽兰（一两）　甘草（二两）　川椒（一两，去目）　当归（一两）　吴茱萸（一两）　桑根白皮（二两，锉）　松脂（三两）　黑豆（一升，捣碎捣入松脂内，微炒令香）

右件药，捣筛为散。每度，用药三两，以水一斗，煎十余沸，淋疠痛处，立效。

治伤折，瘀血不散，芫花熨药方。

芫花（三两）　生地黄（二斤）　牛膝（二两，去苗）　生姜（四两）　桑根白皮（三两）　艾叶（二两）　川椒（一[41]两，去目）　白芷（二两）　当归（一两）　蚕砂（三[42]两）

右件药，都细锉，以醋拌炒热，用青布裹熨之，立效。

治伤折，踠损蹉跌，筋伤骨碎，黯[43]肿疼痛，筋脉急肿，展缩俱难，坐卧不得，宜用熨方。

生地黄（二斤，切研）　川椒（一两，去目，捣末）　生姜（半斤，细切）　白矾（一两，捣末）　乳香（二两，捣末）　蚕砂（五两）　芫花（二两）

右件药相和，于铛中，用醋拌炒令热，以青布裹熨痛上，并四向筋急肿痛处，冷即重炒熨之，熨后便用接骨止痛膏，封贴，如是伤折骨碎，即先须依法度，排正碎骨及蹉跌归源后，用绵裹柳木篦系缚夹正，便服补益圆散神效。

治伤折，法炼黑豆熨药方。

生黑豆（三升，用醋二升浸一宿）　葱并根（二十茎，细切）

右件药，用青布裹，分作两裹，入汤内煮，乘热替换熨痛处，立效。

治一切伤折疼痛贴熁诸方

凡一切伤折并蹉跌，骨碎压肿，晓夜疼痛不可忍，宜用应验涂贴，猢狲骨熁膏方。

猢狲骨（二两）　穿山甲骨（二两）　狗食系骨（二两）　膃肭脐（三[44]两）　虎胫骨（二两）　野狸骨（二两）　水獭骨（二两）　猫儿食系骨（二两）

右件诸骨等，粗捣，以米醋拌，入瓶子，以泥密封头，令干，以大火烧令稍熟为度，候冷取出，捣罗为末，瓷器中密盛，每用时，先以醋煮黄米粥，看损折痛处大小，入药末半钱，调令匀，摊于油单子上，裹之，上面以绵裹系缚，重者不过三度验，其伤折处，骨先以法度排正后，即封裹，如贴药时疼痛，先用温酒调药末半钱服之，药入口其痛处立定，热如火熁神效矣。

治伤折接骨，穿山甲骨贴熁膏方。

穿山甲骨（三两，涂醋，炙令黄）　桂心（一两）　当归（一两）　生地黄汁（三合）　飞麪（一匙）　附子（一两，去皮脐，生用）　生姜汁（五合）

右件药，捣细罗为散，热暖地黄生姜汁，调散五钱令匀，摊于绢上，乘热裹贴损折痛处，急系缚，每日换之。

接骨，木鳖子贴熁膏方。

木鳖子（二两，去壳）　川椒（一两，去目）　虎胫骨（一两）　龟甲（一两）　松节（三两，细锉，醋一升，炒令醋尽）

右件药，捣细罗为散，用小黄米半升，作稠粥，调药五钱，摊于绢上，封裹损折处，立效。

接骨，桂附贴熁膏方。

桂心（一两）　附子（一两，去皮脐，生用）　乳香（一两）　川椒（一两，去目）　白矾（一两）　吴茱萸（一两）　生姜汁（五合）　酒（五合）

右件药，捣细罗为散，先将姜汁并酒，煎取七合，入药末，调令匀，于油单子上摊，贴于患处，急裹缚之，其痛立定。

治伤折，浮肿疼痛膏方。

厚朴（二两，去粗皮）　槟榔（一两）　白芷（二两）　桂心（二两半）　当归（三两，锉，微炒）　芎䓖（一两）　没药（半两）　麒麟竭（半两）　朱砂（三分，细研）

右件药，捣细罗为散，以酒二升，熬药成膏，于帛上摊贴于痛处，立效，如食前，热酒调下二钱，亦佳。

治伤折后，多时骨未归臼，软骨涂药方。

海桐皮（二两）　五加皮（一两[45]）　远志（一两，去心）　木鳖子（二两，去壳）　陈橘皮（二两）　百合（一两）

右件药，捣罗为末。每用，以米醋调如膏，匀摊于帛上贴之。

又方。

乳香（二两）　骨碎补（一两）　盐梅肉（三两，炒令干）　绿矾（二两）　川朴硝（一两）　川椒（一两，去目）　桔梗（一两，去芦头）　白矾（一两，烧令汁尽）

右件药，捣细罗为散，煎米醋调如膏，匀摊于帛上贴之，每日一易。

治伤折踠损，蹉跌，黯肿，皮肉疼痛，涂贴方。

绿豆末（五两）　桂心（二两）　附子（二两，生）　吴茱萸（一两）　当归（一两，锉，微炒）　川椒（二两，去目）　蛇床子（二两）　松脂（二两）

右件药，捣罗为末，用生姜汁调如膏，贴于患处，干即再换，如有疮口，不可用之。

治伤折，止痛，消肿毒气，散瘀血，贴熁败龟膏方。

败龟（三两，涂醋，炙令黄） 百草霜（二两） 木鳖子仁（二两） 当归（二两，锉，微炒） 桂心（二两） 没药（三两） 芎䓖（二两） 川大黄（三两）

右件药，捣细罗为散，每用之时，先以好酒一升，煎至半升，下火，停酒稍冷，然后入药末一两，却于火上重煎，以匙不住搅成膏，摊于纸上贴之。

治伤折，筋骨疼痛不止，走马贴熁乳香膏方。

乳香（二两[46]） 蛇床子（一两） 皂荚（一两，炙，去皮子） 桂心（一两半） 附子（一两，生用） 芥菜子（三合） 赤小豆（三合）

右件药，捣罗为末，用生姜汁一中盏，调如膏，看伤损处大小，摊于油单上，封裹，候干即易之。

又方。

松脂（三两） 当归（一两，锉，微炒） 细辛（一两） 白芷（一两） 川椒（二两，去目）

右件药，捣细罗为散，用生地黄汁并醋相和，调如膏，临时看患处大小，涂贴，每日换之。

治一切伤折膏药诸方

治伤折，蹉跌筋骨，黯肿疼痛，及伤外风，风毒偏风，口面不正，但是伤风等，宜用此软筋骨，润皮肉，止疼痛，神验摩风麝香膏方。

麝香（一两，细研） 虎胫骨（一两） 细辛（一两） 防风（一两，去芦头） 独活（一两） 桂心（一两） 当归（一两） 芎䓖（一两） 白芷（一两） 白僵蚕（一两） 生干地黄（一两） 白及（一两） 白术（一两） 川椒（一两半，去目） 附子（一两，去皮脐，生用） 旋复花（一两） 赤芍药（一两） 连翘（一两） 甘菊花（一两） 木鳖子（一两，去壳） 天南星（一两） 栝楼根（一两半） 乌蛇（一两半） 牛膝（一两，去苗） 踯躅花（一两） 甘松香（一两）

石斛（一两，去根） 野驼脂（十两） 棘针（二两） 蜡（五两） 腊月猪脂（二斤） 醋（三升） 好酒（三[47]升）

右件药，净洗晒[48]干，细锉，入酒醋中浸三宿，滤出阴干，却入腊月猪脂驼脂内，以慢火煎，候白芷黄焦，药成，以绵滤去滓，入麝香末调匀，以瓷盒盛，有患者，火上熁手心，点药摩痛处五七度，亦用温酒调半匙服之，神效。

接骨止痛，雄黄暖膏药方。

黄丹（四十八两） 麻油（五斤） 猪脂（二斤） 松脂（一斤[49]） 羊脂（十两） 蜡（十两） 野驼脂（十两） 当归（二两） 乌蛇（二两） 生干地黄（二两） 连翘花（一两） 续断（二两） 白芷（一两） 露蜂房（一两） 川乌头（一两，去皮脐） 细辛（一两） 棘针（一两） 芎䓖（一两） 羌活（一两） 人粪（一两，干者，烧灰） 紫草（一两） 虎胫骨（一两） 鲮鲤甲（一两） 蛸皮（一两） 莨菪子（一两） 吴茱萸（一两） 白蔹（三分） 紫葛（三分） 玄参（三分） 桑木耳（三分） 木通（三分，锉） 杏仁（三分，汤浸去皮尖） 青绯帛（各七尺，烧令烟尽） 白术（三分） 葱和根（三七茎） 槐树枝（四两） 杨柳枝（四两） 防风（三分，去芦头） 桑根白皮（三分） 赤芍药（三分） 香附子（三分）

以上药，先将油猪脂、羊脂、野驼脂，于锅内煎为油，入柳枝槐枝棘针葱紫草露蜂房，先于脂油内，以慢火煎半日，滤去滓，其余诸药，细锉入于熟油内，慢火半日，次入松脂蜡，更煎半日，滤去滓，净拭锅，内细罗黄丹，炒令紫色，热下药汁中，以柳枝搅，不令住，候色变紫成膏，住火，次入诸药。

雄黄（三两，细研） 丁香（三两[50]） 乳香（四两） 沉香（三两） 木香（三两） 桂心（三两） 麒麟竭（三两） 附子（三两，去皮脐）

以上捣罗为末，入膏中调令匀。

右件药，用瓷盒中盛，有患者，于绢帛上，微火摊，贴于折损处，一日一度换之。

治伤折接骨，散瘀血，止疼痛，抵圣膏方。

麻油（二斤） 羊脂（四两） 野驼脂（四两） 腊月猪脂（十两）

当归（二两） 乌蛇（二两） 生干地黄（二两） 连翘（二两） 续断（二两） 白芷（二两） 白蔹（一两） 白及（一两） 玄参（一两） 鲮鲤甲（一两） 蜎皮（一两） 露蜂房（一两） 桑木耳（一两） 木通（一两）

以上诸药细锉，并脂油等，煎半日去滓，然后下杏仁等。

杏仁（二两，汤浸去皮尖） 丁香（一两） 桃仁（二两，汤浸去皮尖） 沉香（一两） 木香（一两） 桂心（一两） 松脂（八两） 芎䓖（一两） 羌活（一两） 附子（一两，去皮脐） 蜡（五两）

以上细锉，下入前油内，以慢火再养半日，候药焦黄色，以绵滤去滓，即下后药。

黄丹（三十四两） 乳香（二两，末） 麒麟竭（二两，末）

右先以黄丹，内于锅中，炒令紫色，旋下油，用折[51]木篦搅，不得住手，待变紫色，即下乳香、麒麟竭末，搅令匀，停冷，凡有损折处，用微火熔，摊于绢帛上，封裹，神效。

治伤折接骨，贴熔灵龟膏方。

龟甲（五两） 川大黄（三两） 木鳖子（三两，去壳） 当归（二两，锉，微炒） 桂心（二[52]两）

右件药，捣细罗为散，每用时，先空煎酒一升，煎去一半，停稍冷，然后入药末一两，以柳木篦，不住手搅成膏，以油单子上摊贴伤损痛处，立效。

治从高坠下，落马堕车，踠折骨碎筋伤等，紫金膏方。

黄丹（二十四两） 麻油（二斤半） 猪脂（四两） 野驼脂（四两） 松脂（一斤） 乌蛇（半两） 白蔹（半两） 白芷（半两） 白及（半两） 连翘（半两） 续断（半两） 紫葛（半两） 牛膝（半两，去苗） 生干地黄（半两） 鲮鲤甲（半两） 蜎皮（半两） 露蜂房（半两） 木通（半两） 当归（半两） 桃仁（一两，汤浸去皮尖） 杏仁（一两，汤浸去皮尖） 乳香（一两） 丁香（一两） 木香（一两） 桂心（一两） 附子（一两，去皮脐，生用） 芎䓖（一两） 羌活（一两） 麒麟竭（一两）

右件药，细锉，入油脂内，并松脂，同以慢火煎养半日，候药焦熟，以绵滤去滓，用净锅，内细罗黄丹，炒令紫色，旋下熟药汁，以柳木篦不住手搅，候变紫色，即油力尽，滴于水中成珠子，手内看，不污人手，即停火，收于瓷盒中，用纸上摊贴痛处，日一换之。

治伤折，接骨止痛，腽肭脐膏方。

腽肭脐（二两）　当归（二两）　附子（二两，去皮脐，生用）　桂心（二[53]两）　羌活（一两）　芎䓖（一两）　麒麟竭（一两）　乌蛇（一两）　乳香（一两）　木香（一两）　续断（一两）　生干地黄（二两）　白芷（一两）　穿山甲（一两）　蝟皮（一两）　桃仁（一两，汤浸去皮[54]）　莨菪子（二两）　杏仁（一两，汤浸去皮）　紫草（一两）　棘针（一两）　柳枝（一两）　槐枝（一两）　赤芍药（一两）　白蔹（一两）　防风（一两）　细辛（一两）　葱白（十四茎，连须）　黄蜡（十[55]两）　密陀僧（一两）　沥清香（十[56]两）　驼脂（三两）　羊脂（三两）　猪脂（二十两）　清麻油（五斤）　黄丹（三斤[57]，炒令紫色）

右件药，细锉，先以猪羊驼脂等，于大锅内，文火煎，取清汁，去脂滓，后入麻油，煎令如鱼眼沸，次下棘针、柳枝、槐枝、葱白等四味，煎令黄焦，滤去滓，即下腽肭脐等药，以炭火养一七日后，绵滤去滓，却入锅内，旋下黄丹，用柳枝子搅不住手，候转紫色，摊[58]稠得所，即膏成，于瓷盒中盛，每用，于纸上摊贴伤损处。

治伤折，挺子膏方。

麒麟竭　没药　乱发灰　密陀僧　丁香　麝香　木香　腻粉　雄黄　雌黄　自然铜　（以上各一两）　黑狗肝胆（各一两，干者）

右件药，捣罗细研，先于铛中溶黄蜡，然[59]后入药末，熬炼成膏，取小竹筒子，热灌之，待冷方可取出，于黄丹中出色，若有患者，先以热水洗病上，用生油于漆楪[60]中磨药，涂痛处立效。

治伤折皮肉破，冷久不合，宜用长肉，合疮口，乳香暖膏方。

乳香（二两）　续断（二两）　当归（二两）　桂心（一两）　乱发（二两，烧灰）　沥清香（四两）　麒麟竭（二两）　薰陆香（二两）　莨菪子（一两）　麻油（七两）　黄丹（四两）　猪脂（四两，腊月者）

右件药，除麻油、猪脂、黄丹外，并细锉，捣罗为末，先煎油脂等令熟，停冷下药末，以柳木篦搅令匀，用慢火更煎半日，后下黄丹，搅令匀，调膏成，于瓷盒内盛，每用，于白熟绢上摊贴立效。

治伤折槐子膏方。

槐子（三两） 黄丹（二十四两） 头发（二两） 麻油（二斤半） 猪脂（一[61]斤） 蜡（五两） 水杨白皮（三两） 桑根白皮（一两） 皂荚（半两，去皮子） 巴豆（半两，去皮心） 天雄（一两，去皮脐） 当归（一两） 槐白皮（一两） 雄黄（半两，细研） 麝香（半两，细研）

右件药，细锉，入脂油内，以慢火煎养一日，焦熟后，用绵滤去滓，于净锅中炒黄丹，令紫色，即下熟药汁，用柳枝搅，莫令住手，候药成紫色，滴入水中成珠子，油力尽，即住火，入雄黄麝香和匀，放[62]于瓷盒中。凡有伤折，逐日摊贴痛处，极效。

治筋骨俱伤后，夹风疼痛，宜用摩风膏方。

羌活（半两） 防风（三分，去芦头） 芎䓖（一分[63]） 踯躅花（半两） 甘菊花（半两） 附子（一分，去皮脐） 桂心（三分） 汉椒（一两半，去目） 川乌头（一分，去皮脐） 当归（半两） 皂荚（一分，去皮子） 鲮鲤甲（三分） 甘草（一分） 白及（一分） 栝蒌根（一分） 紫葛（一分） 乌蛇（半两） 蝟皮（一分） 莽草（半两） 细辛（半两） 杏仁（一分，汤浸去皮尖双仁） 苦参（一两） 白蔹（半两） 蜡（五两） 露蜂房（一分） 猪脂（三斤，切）

右件药，细锉，以米醋二升，拌匀，经二宿后，以火微微炒之，令干，用猪脂和药，以慢火煎一日，以绵滤，于瓷盒内盛，不令水污着，如有伤折筋骨处，将用摩之神验矣。

治伤筋骨，肿痛不可忍，摩痛膏方。

丁香（半两，别捣罗为末） 麝香（半两，细研） 野驼脂（十两） 腊月猪脂（二十两） 羌活（半两） 芎䓖（半两） 木鳖子（一两，去壳） 防风（半两，去芦头） 栝蒌根（一两） 附子（一两，去皮脐，生用） 细辛（半两） 牛膝（半两，去苗）

右件药，细锉，以米醋二升，拌令匀，经三宿，内铛中炒令稍干，下野驼脂及猪脂等，以慢火煎，候诸药焦黄色，即住火，用绵滤去滓，后下丁香、麝香搅令匀，内瓷盒中盛，旋取摩之。

治搕打伤折，金疮生肌，薤白膏方。

薤白（两握） 白蔹（一两） 赤芍药（一两） 杏仁（一两，汤浸去皮尖双仁） 续断（一两） 芎䓖（一两） 白芷（一两） 郁金（一两） 生地黄（二两，切） 棘针（一两） 滑石（三两） 绯帛（一尺，烧灰） 青布（一尺，烧灰） 黄丹（二十四两）

右件药，除黄丹外，细锉，用麻油三升，先煎薤白、生地黄，后下诸药，以慢火煎半日，次下滑石、绯帛、青布灰等，再用慢火煎半日，以绵滤去滓，于净锅内炒黄丹，令紫色，旋下油内，以柳木枝不住手搅，成紫色，待油力尽，滴于水内成珠子，看不污人手，即停火，入盒中收，用纸摊贴痛上，日一换之。

治伤折疼痛，白金膏方。

桑根白皮（三两） 柳白皮（二两） 槐白皮（二两） 楼葱白（一握，切） 白芷（一两） 当归（一两） 乳香（一两） 黄丹（十六[64]两） 羌活（一两）

右件药，各细锉，用麻油二斤[65]，以搅[66]火煎油，次下三般白皮并葱，煎令焦黄色，去滓，即下诸药，煎半日，又去滓，次下黄丹，以柳枝子搅，令黑色成膏，以瓷盒贮。 每用时，即以故帛上摊，贴于疼痛损处。

【校注】

① 二：日本抄本作"一"。

② 汤：其下日本抄本有"浸"字。

③ 一：日本抄本作"八"字。

④ 三：日本抄本作"一"。

⑤ 斤：日本抄本作"两"字。

⑥ 三：日本抄本作"二"。

⑦ 元：日本抄本作"圆"字。

⑧ 罨（yǎn 掩）：覆盖，敷。

⑨ 根：日本抄本作"人"字。

⑩ 心：日本抄本作"令"字。

⑪ 合：日本抄本作"分"字。

⑫ 法：日本抄本作"方"字。

⑬ 分：日本抄本作"两"字。

⑭ 二：日本抄本作"一"。

⑮ 犬：日本抄本作"大"字。

⑯ 一：日本抄本作"二"。

⑰ 地：此处脱文，据文义疑为"地黄汁"。

⑱ 不计：此处脱文，据文义疑为"不计时候"。

⑲ 未：此处脱二字，据文义疑为"未张开"，

待考。

⑳ 治：其下日本抄本有“从”字。

㉑ 令：日本抄本作“冷”字，义长可从。

㉒ 刮：日本抄本作“锉”字。

㉓ 二：日本抄本作“一”。

㉔ �：日本抄本作“晒”字。

㉕ 过：日本抄本作“通”字。

㉖ 三：日本抄本作“一”。

㉗ 一：日本抄本作“二”。

㉘ 炮：日本抄本作“焙”字。

㉙ 汤：其下日本抄本有“浸”字。

㉚ 二：日本抄本作“一”。

㉛ 二：日本抄本作“三”。

㉜ 三：日本抄本作“二”。

㉝ 者：日本抄本作“著”字，义长可从。

㉞ 十：日本抄本作“七”。

㉟ 为：日本抄本作“去”字。

㊱ 较：减轻，差。

㊲ 断：据文义疑为“煅”字。

㊳ 升：日本抄本作“斤”字。

㊴ 研：日本抄本作“切”字。

㊵ 五：日本抄本作“三”。

㊶ 一：日本抄本作“二”。

㊷ 三：日本抄本作“半”字。

㊸ 點：日本抄本作“黯”字。

㊹ 三：日本抄本作“二”。

㊺ 一两：其下日本抄本有“半”字。

㊻ 二两：日本抄本作“一分”字。

㊼ 三：日本抄本作“二”。

㊽ 晒：日本抄本作“爆”字。

㊾ 斤：日本抄本作“升”字。

㊿ 两：日本抄本作“分”字。

51 折：日本抄本作“柳”字，义长可从。

52 二：日本抄本作“一”。

53 二：日本抄本作“三”。

54 去皮：其下日本抄本有“尖”字。

55 十：日本抄本作“一”。

56 十：日本抄本作“一”。

57 斤：日本抄本作“升”字。

58 摊：日本抄本作“稀”字，义长可从。

59 然：日本抄本作“热”字。

60 楪：古同“碟”。

61 一：日本抄本作“二”。

62 放：日本抄本作“收”字。

63 分：日本抄本作“两”字。

64 十六：日本抄本作“一三”。

65 斤：日本抄本作“升”字。

66 搅：日本抄本作“慢”字，义长可从。

卷第六十八

金疮论

夫金疮失血，其人当苦渴，然须忍之，常令干食，可与肥脂之物，以止其渴，又不得多饮粥，则血溢出，杀人也，又忌嗔怒及大言笑，思想阴阳，动作劳力。若食咸酸饮酒，热羹臛辈，皆使疮冲发，甚者即死，疮差后犹尔，出百日半年，乃稍复常尔。凡金疮伤天窗，眉角，脑户，臂里，跳脉，髀内阴股，两乳上下，心，鸠尾，小肠及五脏六腑俞，此皆是死处，不可疗也，又破脑出而不能语，戴眼直视，喉中沸声，口急唾出，两手妄举，亦皆是不疗。若脑出而无诸疾，亦难疗也。又疮卒无汁者，中风也，疮边自出黄汁者，中水也，欲作痉候，可急疗之，又痛不在疮处者，伤经也，亦死，又出血不止，前赤后黑，或自肌肉腐臭，寒冷坚急，其疮难愈者，亦死也。

治金疮诸方

夫被金疮所伤，其疮多有变动，若按疮边干急，肌肉不生，青黄汁出，疮边寒痛，肉消臭败，先出赤血，后出黑血，如熟烂者，及血出白汁随出，此候多凶，若中络脉，髀内阴股，天窗眉角，横断腓肠，乳上下及鸠尾小腹，尿从疮出，气如奔犴①，诸疮如是者，多凶少愈也，凡金疮出血太多，诊其脉虚细者生，数实者死，沉小者生，浮大者死，其所伤在阳处，失血过度，脉微缓者生，急疾者死也。

治金疮大散方。

右五月五日平旦，使四人出四方，各于五里内，采一方草木茎叶，每种各半把，勿令漏脱一事，日正午时切，碓捣，用石灰一斗捣令极烂，仍先选拣大实桑树三两株，凿作孔，令可受药，后分药于孔中，实筑令坚，后以桑树皮蔽之，用麻捣石灰密泥，令不泄气，更以桑皮缠之，令牢，至九月九日午时，出取阴干，百日药成，捣之，日曝令干，更捣绢罗贮之。凡有金疮伤折出血，用药封裹，勿令转动，不过十日差，不脓不肿，不畏风，若伤后数日始得用药，须暖水洗令血出，即敷之，此药大验，预宜多合之，金疮之要，无出于此，虽突厥质汗黄丹，未能及之。

治金疮，辟外风，止疼痛，当归散方。

当归（半两，锉，微炒）　川椒（半两，去目及闭口者，微炒去汗）　泽泻（半两）　芎䓖（一两）　附子（一两，炮裂，去皮脐）

右件药，捣细罗为散，金疮有折瘀血，以温酒调下一钱，日三四服止。

治金疮，止疼痛，辟风，干姜散方。

干姜（一两，炮裂，锉）　甘草（一两，炙微赤，锉）　桂心（一两）　当归（二两，锉，微炒）　芎䓖（四两）　川椒（二两，去目及闭口者，微炒去汗）

右件药，捣细罗为散。不计时候，以温酒调下一钱。

治金镞出后，疮疼痛不可忍，獭胆圆方。

獭胆　豮猪胆　鲤鱼胆（已[2]上各一枚，都为一处）　青黛　栝楼根　没药（以上各一分）　当归（半分，锉，微炒）

右件药，捣罗为末，与胆汁研和令匀，入瓷盒中盛，收经七日后用之，每用一圆，如小豆大，旋旋取任在箭疮内，疼痛立止矣。

治金疮，辟一切风冷，续筋骨，生肌止血立效方。

石灰（二升，捣生地黄青蒿汁和作团，焙之令赤，细研）　芎䓖　艾叶（熬黄）　狗头灰（细研）　地松　密陀僧（以上各半两）　黄丹（一两）　麒麟竭（三分，细研）

治金疮，止痛牡蛎散方。

牡蛎（半两）　石膏（一分）

右件药，捣罗更细研，用炼了猪膏调成膏，以封疮上，痛即立止。

治金疮，生肌破血补损，紫葛汤方。

紫葛（二两，细研）

右以顺流河水三大盏，煎取一盏五分，去滓，食前分温三服，以酒煎亦妙。

治刀伤斧斫等疮方。

右取黑毡，烧为灰，细研，敷伤损处，封裹勿动，直待生肌为妙。

治金疮止痛方。

右取马蹄烧灰，研令极细，不计时候，以暖酒调下二钱。

又方。

右取杨木白皮，熬令燥，捣细罗为散。不计时候，以温酒调下一钱，更以末敷疮中即愈。

又方。

右取雄黄末敷疮上，当有汗出即差。

又方。

右取贝齿末，以温酒调下一钱，并主中毒箭。

又方。

磁石

右捣罗为末敷疮上，止痛断血。

治金疮血不止诸方

夫金疮血出不断，其脉大而止者，三七日死。金疮血出不止，前赤后黑，或黄或白，肌肉腐臭，寒冷强急者，其疮虽愈亦难疗也。

治金疮血出不止，宜敷龙骨散方。

龙骨（三两）　当归（一两，微炒）　芎䓖（一两）　续断（一两）　熟干地黄（一两）　鹿茸（半两，去毛，涂酥，炙令微黄）　乌樟根（一

两）　突厥白（一两）

右件药，捣细罗为散，用敷疮上，血出即止，如服，即每服以温酒调下二钱，日三服。

治金疮疼痛，止血灭瘢，麒麟竭散方。

麒麟竭（一两）　突厥白（一两）　密陀僧（四两）　小鹰粪（二两）　石灰（一斤，以小便五升浸三日后飞陶[3]曝干）

右件药，捣细罗为散，瓷器中贮，封闭，勿令尘土污之，但是金刃伤损，厚敷散，以帛子封裹，勿令通风及沾水，三日后即开，不见瘢痕，凡金刃所伤，不令着风即差矣。

治金疮疼痛血不止，宜敷雄黑豆散方。

雄黑豆（半升，紧小者是也）　黄柏（半斤，锉）　芸苔子（四两）　桑根白皮（四两，锉）　黄连（二两，去须）　龙骨（二两）　乌贼鱼骨（四两）

右件药，捣细罗为散。每用敷疮上。

治金疮，刀箭所伤，血不止，日夜疼痛，川大黄散方。

川大黄（一两，锉，生用）　甘草（一两，锉，生用）　黄柏（五[4]两，锉）　甘菊花（一两）　旋覆花（一两）　桑根白皮（二两，锉）　槟榔（一两）　黄连（一两，去须）　白芷（一两）　蔓荆花（一两）

右件药，捣细罗为散，敷之神效。

治金疮，但刀斧伤损，出血不止，宜用此方。

石榴花（半斤）　石灰（一斤，炒）

右件药，捣细罗为散，敷疮上，以帛裹，勿令着风水，疮合即差。

治金疮血不止，宜敷石灰散方。

石灰（二斗，以小便浸五日细淘过）　大麻心（五两）　槲叶（一两）　桑叶（五两）　青蒿叶（半斤）　刺蓟（六两）　益母草（六两）　芸苔子（六两）

右以端午日收采相和，石灰内臼中，杵令烂，作片晒干，要用即旋捣罗为散，以敷疮上。

治金疮血不止疼痛方。

右以麒麟竭捣罗为末，敷疮上。

又方。

生栗子（一升，晒干）　干姜（三分，炮裂，锉）　白及（五两）

右件药，于端午日捣细罗为散，瓷器中贮。每用于疮上敷之，止血止痛极效。

又方。

右取白芍药锉炒令黄，捣细罗为末，敷疮上极效。

又方。

右以雄黄细研如粉，敷疮上即愈。

又方。

右以龙骨捣末细研，敷疮上。

又方。

右用桑根半斤，锉，以水一斗，煎取五升，不计时候，暖服一盏，服尽即效。

又方。

右以石灰捣为末，厚敷疮上，用帛子裹之，若疮口深不合者，内少许末，令疮渐渐合也。

又方。

右用干盐梅烧作灰，细研敷疮上即差。

又方。

右用盐，三指撮，急熬，以温酒调服立效。

又方。

右用槟榔黄连等分，捣末敷疮上，即血定矣。

治金疮，血出不止方。

右取车前叶捣烂敷之，血即立止，连根取用亦效。

又方。

右取小便，服三两盏即差。

治金疮内漏诸方

夫金疮通内血者，为内漏，两胁胀不能食者死，瘀血搏在于内，腹胀，脉牢大者生，其脉沉者死也。

治金疮内漏，瘀血在腹中，胀满，宜服虻虫散方。

虻虫（三十枚，去翅足，微炒） 桃仁（一两，汤浸去皮尖双仁，麸炒微黄） 桂心（一两半） 川大黄（三两，锉碎，微炒） 水蛭（三十枚，炒令微黄）

右件药，捣细罗为散。每服二钱，用童子小便一中盏，煎至五分，温温和滓服，日五服，夜三服，如卒无小便，用酒水代之亦得。

治金疮，内漏血入腹中方。

大麻子（一升） 葱白（二七茎）

右件药相和，捣令熟，以水三大盏，煮取一盏五分，去滓，分为三服，若血出不尽，腹中有脓血，更令服，当下脓血效。

又方。

蒲黄（二两） 当归（二两，末）

右件药相和，更研令匀，每服，以温酒调下一钱，日四五服。

又方。

虻虫（三[⑤]两，炒令微黄） 牡丹（二两）

右件药，捣细罗为散。每服食前，以温酒调下二钱，日四五服。

治金疮，内漏血，宜敷胡粉散方。

胡粉（三分） 干姜（一分，炮裂，锉） 生栗子（三分，阴干，去壳）

右件药，捣罗为末，用敷疮上即差。

治金疮，内漏血在腹不出方。

右以牡丹捣细罗为散，不计时候，以温酒调下二钱。

又方。

右挼青蒿敷之，大止血，并止疼痛。

又方。

右取猪膏毒捣敷之，断血生肉，除痛，消浮肿，或作汤，浸渍避风，并效。

又方。

右以马齿苋捣取汁，每服，暖饮一小盏即止，兼治恶血在腹中。

又方。

右以质汗末敷之，及用熟艾麝香末等分，敷之亦佳。

治毒箭所伤诸方

夫被弓弩所伤，若箭镞有毒药，入人皮脉，令人短气，须臾命绝，口噤唇干，血已断绝，腹满不言，其人如醉，未死之间，为不可治，若荣卫有瘀血，应时出，疮边温热，口开能言，其人乃可治。凡毒箭有三种：岭南夷俚，用焦铜作箭镞，次岭北诸处，以蛇虫毒螫物汁著管中，渍箭镞，此二种才伤皮，便洪肿沸烂而死，唯射猪犬得活，以其啖粪故也。若中之，便即食粪或饮粪汁，并涂疮即愈，不尔，须臾不可复救，网箭著宽处者，虽困[⑥]渐治必不死，若近胸腹，便宜速治，小缓毒入内，则不可救矣。

治猝中毒箭立解芦根散方。

芦根（一两，锉） 蓝叶（一两） 不灰木（二两，以牛粪火烧赤） 紫檀（半两）

右件药，捣细罗为散。不计时候，以蓝汁调下一钱，粥饮调服亦得。

治毒箭所伤，解毒雄黄散方。

雄黄（一分，细研） 芦根（半两，锉） 白蔹（半两） 大麻仁（一分，微炒）

右件药，捣细罗为散，都研令匀。每服，以温酒调下一钱，日四五服。

治毒箭所伤，皮内瘀肿疼痛，不可过时，宜服梨母子煎方。

梨母子（一斤，烂研[⑦]去核）盐麸子（五两） 蓝子（五两） 不灰木（三两，牛粪火烧赤） 独颗栗子（三两，干者） 甘草（二两，锉，生用） 黑豆（三两，炒熟） 黄连（二两，去须） 绿豆（三两，炒熟） 大粪灰（五两） 赤芍药（三两）

右件药，捣罗为末，用炼了蜜，入诸药，调为膏。每服，以温酒调下一茶匙，日三四服。

治毒箭疮，及马汗毒，宜敷不灰木散方。

不灰木（二两，以牛粪火烧赤）　密陀僧（一两）　黄柏（半两，锉）　腻粉（一分）　麝香（一分，细研）

右件药，捣细罗为散。每用时，先以盐水洗疮，后用药敷之，日一换之。

治中网箭，蓝子散方。

蓝子（五两）　川升麻（四两）　王不留行（四两）　甘草（四两，炙微赤，锉）

右件药，捣细罗为散。每服，以冷水调下二钱，日三服，又以水和涂疮，干则易之。

治中毒箭方。

右服蓝汁一中盏，以滓敷之，无蓝汁，温水渍青布汁，并灌疮中镞不出，捣死鼠肝涂之，鼠脑亦得用之，即出。

又方。

右以生地黄汁，煎作膏，每服，以热水调下半匙。

又方。

右以芦根煮汁，日饮三两盏效。

又方。

右以葛根煮汁，日饮三两盏效。

治箭镞金刃入肉及骨不出诸方

夫箭中于骨，骨破者，须出箭镞，仍应除碎骨尽，乃敷药，不尔者，疮未[8]不合，纵合常有疼痛，若更犯触损伤，便惊血沸溃即死也。

出箭头，雄黄圆方。

雄黄（一分）　蜣螂（一分，研）　不灰木（一分，以牛粪火烧令赤）　威灵仙（一分）　朝生花（一分）　鼠（一枚，去头取血）

右件药，捣罗为末，入鼠血，并炼蜜和圆，如黄米大，内疮口，其箭头，不计年远自出。

治箭头入肉，巴豆圆方。

巴豆（一枚，去皮） 腻粉（一钱） 砒霜（少许，细研） 磁石（半两，细研） 蜣螂（一枚）

右件药，捣罗为末，以鸡子清和为圆，如绿豆大，先以针拨破箭疮瘢，用儿孩儿奶汁，化一圆在拨破处，上用醋面纸封贴，当痒。痒极不可忍，其镞自出也，多年两上，当年者一上，皆出也。

又方。

雄黄（一分） 蜣螂（一分） 腻粉（一分） 砒霜（一分） 巴豆（一分，去皮）

右件药，都研为末，先以儿奶汁，湿筋头点药入疮内，当痒，不过三两上便出矣。

又方。

斑蝥（二七个） 蜣螂（一七个） 硇砂（一钱）

右件药，捣细罗为散，都入竹筒内，封头，然后入厕中，七日取出，后于阴地内埋之，七日取，于瓷盒内盛之。每用时，取少许于疮上涂之，其箭镞自出。

治金疮，箭头在肉中不出，半夏散方。

半夏（一两，汤洗七遍，去滑） 白蔹（一两） 牡丹（一两） 桑根白皮（二两，锉）

右件药，捣细罗为散。每服，以温酒调下一钱，日三服。

治金疮，箭不出方。

白蔹（一两） 半夏（一两，汤洗七遍，去滑）

右件药，捣细罗为散。每服，以温酒调下一钱，日三服。浅即十日出，深者二十日出。

治金疮，箭镞在骨中，远年不出，蛴螬圆方。

蛴螬（五枚，干者） 蝼蛄（三枚，干者） 赤小豆（一分） 赤鲤鱼鲊（一两） 硇砂（一钱） 红花末（三钱）

右件药，都研细，以鲊研和圆，如绿豆大。如疮口在，只于疮口内纴一圆，如无疮口，以针拨破，内药，不过三圆至五圆，箭头自动，轻摇即出。

治箭镞入骨，取不出，疼痛不可忍，宜用此方。

巴豆（三枚，去皮）　蜣螂（三枚，生用）

右件药相和，研令极细，涂所伤处，须臾痛定，微痒，但忍，待极痒不可忍，便撼箭镞拔之即出，速以生肌膏贴之，神效。

治金疮，刀箭入肉，骨碎不出，赤肿疼痛方。

马缰灰（一两）　弓弦灰（一两）

右件药相和，研令匀。每服，用蓼蓝汁调下一钱，日三服。

治箭头不出，宜服牡丹散方。

牡丹（半两）　盐（半两）　白蔹（半两）

右件药，捣细罗为散。每于食前，以温酒调下二钱。

治箭镞不出，立效方。

右用黑羊粪，捣末敷之，待疮口开，即以生鼠刺取血，滴疮口中，须臾即出。

治箭头在咽喉胸膈中，及诸处不出方。

右取鼠脑敷之，以鼠头血涂之，并效，亦治人针折不出。

又方。

右用蝼蛄脑涂之即出。

治箭镞入腹不出方。

右用小豆煮熟，取汁二升，和酒相次服之，服尽为度。

治箭入肉不出方。

右取蝼蛄捣取汁，滴在疮中，如此三五度，箭头自出。

治金疮伤筋断骨诸方

夫金疮，始伤之时，半伤其筋，荣卫不通，其疮难愈，已后令不仁也，若被疮截断，诸解身躯肘中，及腕膝髀，若踝际，亦可连续，须在急及热疗之，其血气未寒，碎骨不去，令人痛烦，脓血不绝，日久不能得安，诸中伤人脏者，十死一生。

治金疮，筋骨断令续，杜蘅散方。

杜衡（二两半） 蛇衔（二两） 地榆（二两，锉） 生干地黄（二两半） 干姜（半两，炮裂，锉） 川椒（半两，去目及闭口者，炒令汗出） 桂心（半两） 当归（一两半，锉，微炒） 芎䓖（一两半） 人参（一两，去芦头） 肉苁蓉（一两半，酒浸一宿，去皴皮，炙令干） 甘草（一两，炙微赤，锉） 赤芍药（一两半） 附子（一两，炮裂，去皮脐）

右件药，捣细罗为散。每服，不计时候，以温酒调下二钱。

治金疮，伤筋断骨，疼痛不可忍，骨碎补散方。

骨碎补（半两，去毛，麸炒微黄） 自然铜（半两，细研） 虎胫骨（半两，涂酥，炙令黄） 败龟（半两，涂酥，炙微黄） 没药（一两）

右件药，捣细罗为散。每服一钱，以胡桃仁半个，一处烂嚼，用温酒一中盏下之，日三四服。

治金疮，伤筋断骨疼痛，没药散方。

没药（一两） 当归（三分，锉，微炒） 地龙（三分，微炒） 肉桂（半两，去皴皮） 自然铜（三分，细研） 川乌头（半两，炮裂，去皮脐） 干姜（半两，炮裂）

右件药，捣细罗为散。每服，不计时候，以温酒调下一钱。

治金疮，弓弩所中，伤筋断骨，屈伸不得，宜服熟干地黄散方。

熟干地黄（三分） 续断（三分） 杜仲（三分，去粗皮，炙令黄，锉） 当归（一两，锉，微炒） 附子（一两，炮裂，去皮脐） 秦艽（一两，去苗） 故败弩筋（一两，烧灰）

右件药，捣细罗为散。每服，不计时候，以温酒调下二钱。

治刀箭伤筋断骨，止痛定血辟风，麒麟竭散方。

麒麟竭（半两） 黄柏（一两，锉） 甘草（一两，炙微赤，锉） 白芷（一两） 白蔹（一两） 白及（半两） 当归（一两，锉，微炒） 密陀僧（一两）

右件药，捣细罗为散。每用时，以少许干糁疮，立效。

治伤断筋骨，续筋方。

右取旋复根，捣汁滴疮中，仍用滓敷疮上，封之十五日，即筋骨便续。

治金疮，伤筋断骨，令还续方。

右多取蟹头中脑，及足中髓，熬之敷疮中，筋骨即续生，立效。

治金疮肠出诸方

夫金疮肠出者，谓矛箭所伤，若中于腹，则气激，则肠随疮孔出也。

治金疮肠出，磁石散方。

磁石（三两，烧醋淬七遍，捣碎，研如粉）　滑石（三两）　铁精末（三两）

右件药，捣细罗为散，粉于肠上后，别用磁石末，以粥饮调下一钱，日三四服。

治金疮腹破，肠胃突出却入法。

右取干人粪为末，以粉肠，即入矣。

治被伤腹，肠出不断者方。

作麦粥，取汁洗肠，推内之，恒研米粥饮之，二十日稍食粥糜，百日后乃差。

治金疮中风痉诸方

夫金疮风痉者，此由血脉虚竭，饮食未复，荣卫伤损，风邪乘虚入于五脏，五脏受寒，则令痉也。其状，口急背痛，摇头马鸣，腰为反折，须臾大发，气息如绝，汗出如雨。不时救者，皆难疗也。凡金疮卒无汗者，中风也。疮边自出黄汗者，中水也。并欲作痉，急治之，又痛不在疮处者，伤经络亦死尔。

治金疮中风痉，口噤不语，宜服赤箭圆方。

赤箭（一两）　桂心（三分）　防风（三分，去芦头）　巴豆（三分，去皮心，研，纸裹压去油）　吴茱萸（半两，汤浸七遍，焙干，微炒）　天南星（三分，炮裂）　白附子（半两，炮裂）　朱砂（一两，细研，水飞过）　干姜（一分，炮裂，锉）　附子（三分，炮裂，去皮脐）　干蝎（半两，生用）

右件药，捣罗为末，用酽醋三升，熬成膏，可圆即圆，如梧桐子大。每服，不计时候，以热葱酒下三圆，服后汗出为效。

治金疮中风痉，肢节筋脉拘急，虎骨散方。

虎胫骨（一两，涂酥，炙令黄）　黑豆（五合）　松脂（二[9]两）　桂心（三分）　桃仁（一两，汤浸去皮尖双仁，麸炒微黄）　败龟（一两，涂酥，炙令黄）　当归（一两，锉，微炒）　芎䓖（一两）　干蝎（一两，微炒）

右件药，先将松脂并黑豆，炒令熟，后和诸药捣细罗为散。每服不计时候，以温酒调下二钱。

治金疮中风痉，筋骨疼痛，续断散方。

续断（二两）　蛇衔草（二两）　地榆（一两，锉）　当归（一两，锉，微炒）　赤芍药（一两半）　细辛（一两）　干姜（一两，炮裂，锉）　肉苁蓉（一两半，酒浸一宿，刮去皱皮，炙令干）　桂心（一两）　川椒（三两，去目及开口者，微炒去汗）　熟干地黄（一两）　附子（一两，炮裂，去皮脐）　人参（一两，去芦头）　芎䓖（一两）　甘草（一两，炙微赤，锉）

右件药，捣细罗为散。每服，不计时候，以温酒调下二钱。

治金疮中风痉，内伤疼痛，蛇衔草散方。

蛇衔草（三分）　甘草（三分，炙微赤，锉）　芎䓖（三分）　白芷（三分）　当归（三分，锉，微炒）　续断（一两）　独活（一两）　泽兰（一两）　桂心（一两）　川乌头（三分，炮裂，去皮脐）

右件药，捣细罗为散。不计时候，以温酒调下二钱。

治金疮中风痉，角弓反张者方。

右取杏仁捣碎，蒸令馏，绞取脂，服一小盏，兼以摩疮上差。

又方。

右取蒜半升，破去心皮，以无灰酒二升，煮令极烂，细研，每服一合已来，须臾得汗即差。

治金疮中风痉，口噤不语方。

右取蔓菁子一升，净淘过，捣令极烂，以手撮为炷，以灸疮上三两度，热彻后即差矣。

治金疮中风痉方。

鸡粪（二两）　黑豆（一升，洗净，炒令焦黑[10]）

右件药，以酒三升，煎热，投药于酒中，更煎三五沸，去滓，时时随多少饮之令尽，得汗为佳，未汗即更作服，以汗出为度。

治金疮中风痉，角弓反张方。

右取莨菪根，可疮大小，截令平，如无大者，并缚数根截之，称疮为限，猪脂半两，盐末一鸡子大，相和，于火上温之，令膏盐相得，不用过热，热即伤肉，分为两炷，以暖疮上，冷即易之，为差为度。

又方。

生鸡子（三枚）　乌麻油（五合）

右件药，煎之稍稠，待冷，即以涂疮上，极妙矣。

治金疮中风痉方。

鸡粪（二升，炒黄）

右以绢袋盛，以好酒五升，浸半日久，温服一中盏，日三服，兼取莨菪根，烂捣作饼子，拓疮上，炙之令热彻，有黄水出即差矣。

治金疮中风痉，致肿方。

栎木根皮（五斤，锉）

右以水三斗，煎取一斗，去滓，入盐一两，渍肿处效。

治金疮中风痉，迷闷方。

右取雀儿粪一合，研之，以酒一大盏，调分温三服，腹内转动，当时愈，纵不能开口，即拗开灌下神妙。

治金疮中风痉，疼痛方。

盐（二两）

右用水一碗，煎令热，以匙抄看冷热，频频淋疮。

治金疮中风痉方。

生葛根（一斤，锉）

右以水五升，煮取三升，去滓，每热服一小盏，日三四服。

治金疮烦闷诸方

夫金疮损伤血气，经络空虚，则生于热，热则心神烦满，疼痛不安也。

治金疮烦闷，宜服生干地黄散方。

生干地黄（一两） 甘草（一两，炙微赤，锉） 白芷（一两） 当归（一两，锉，微炒） 桃仁（一两，汤浸去皮尖双仁，麸炒微黄） 羚羊角屑（一两） 续断（一两） 黄芩（一两） 赤芍药（一两） 芎䓖（三分） 桂心（三分）

右件药，捣细罗为散。每服，以温酒调下二钱，日四五服。

治金疮烦闷，不得眠卧疼痛，白薇散方。

白薇（一两） 栝蒌根（一两） 枳实（一两，麸炒微黄） 辛夷仁（一两） 甘草（一两，炙微赤，锉） 赤芍药（一两） 酸枣仁（二[11]两，微炒）

右件药，捣细罗为散。每服，以温酒调下二钱，日四五服。

治金疮，烦渴闷乱头痛，地骨皮散方。

地骨皮（一两） 石膏（二[12]两） 黄连（一两，去须） 麦门冬（一两，去心） 甘草（一两，炙微赤，锉） 生干地黄（一两）

右件药，捣粗罗为散。每服四钱，以水一中盏，煎至六分，去滓，温服，日四五服。

治金疮烦闷，酸枣仁散方。

酸枣仁（二两，微炒） 芎䓖（二两） 甘草（二两，炙微赤，锉）

右件药，捣细罗为散。每服，用温水调下二钱，日四服。

治金疮烦闷疼痛，大便不利，大黄圆方。

川大黄（二两，蒸三度） 桃仁（一两，汤浸去皮尖双仁，微炒） 枳壳（一两，麸炒微黄，去瓤）

右件药，捣罗为末，炼蜜和圆，如梧桐子大。每服，以温水下三十圆，日三服，以利为度。

又方。

右取茅根捣绞取汁，和酒各一中盏，分暖三服。

治金疮，烦满心闷方。

右用赤小豆一升，以生地黄汁渍之，熬燥复渍，满三日，候干，捣细罗为散。每服，以温酒下二钱，日四五服。

治金疮，腹中血留滞，满闷心烦方。

右用生地黄，捣汁取一升，川芒硝一两半，相和，搅令匀，不计时候，暖服一小盏。

治金疮，弓弩所中，烦闷欲绝方。

右以琥珀三两，捣细罗为散。不计时候，用童子小便调下二钱。

治金疮烦闷方。

右用地龙粪，随多少，以水渍，绞取汁，每服一合，日四五服。

治金疮下血虚竭诸方

夫金刃中于经络者，下血必多，腑脏空虚，津液竭少，无血气以荣养，故须补之也。

治金疮出血多，虚竭肉苁蓉散方。

肉苁蓉（四两，酒浸一宿，刮去皴皮，炙令干）　白芍药（四两）　甘草（四两，炙微赤，锉）　干姜（二两，炮裂，锉）　当归（一两，锉，微炒）　川椒（三分，去目及闭口者，微炒去汗）　桂心（一两）　黄芩（一两）　芎䓖（一两）　白及（一两）　黄芪（一两，锉）　吴茱萸（一两，汤浸七遍，焙干微炒）　人参（一两，去芦头）　厚朴（一两，去粗皮，涂生姜汁，炙令香熟）

右件药，捣细罗为散。每服，以温酒调下二钱，日三服神效。

治金疮伤筋骨，疼痛，下血多，食少，脏腑虚竭，内补芎䓖散方。

芎䓖（一两半）　熟干地黄（一两）　蛇衔草（三分）　当归（一两，锉，微炒）　肉苁蓉（一两，酒浸一宿，刮去皴皮，炙干用）　白芍药（一两）　干姜（三分，炮裂，锉）　续断（三两）　桂心（三分）

附子（三分，炮裂，去皮脐）　细辛（三分）

右件药，捣细罗为散。每服，不计时候，以温酒调下二钱。

治金疮去血多，虚竭，内补当归散方。

当归（半两，锉，微炒）　肉苁蓉（二两，酒浸一宿，刮去皴皮，炙令干）　芎䓖（半两）　川椒（半两，去目及闭口者，微炒去汗）　干姜（半两，炮裂，锉）　甘草（半两，炙微赤，锉）　白芍药（半两）　桂心（半两）　黄芩（半两）　人参（二两，去芦头）　黄芪（二两，锉）　厚朴（二两，去粗皮，涂生姜汁，炙令香熟）　吴茱萸（半两，汤浸七遍，焙干，微炒）　桑根白皮（半两，锉）

右件药，捣细罗为散。每服，以温酒调下一钱，日三四服。

治金疮去血多，虚竭疼痛，羸弱，内补黄芪散方。

黄芪（一两，锉）　当归（一两，锉，微炒）　芎䓖（半两）　白芷（半两）　续断（一两）　干姜（半两，炮裂，锉）　黄芩（半两）　鹿茸（二两，去毛，涂酥，炙微黄）　细辛（半两）　附子（半两，炮裂，去皮脐）

右件药，捣细罗为散。每服，不计时候，以温酒调下二钱。

治金疮去血，虚竭羸弱，内补止痛生肌，当归散方。

当归（半两，锉，微炒）　甘草（一分，炙微赤，锉）　芎䓖（半两）　肉苁蓉（半两，酒浸一宿，刮去皴皮，炙令干）　白芍药（半两）　吴茱萸（一分，汤浸七遍，焙干，微炒）　川椒（一分，去目及闭口者，微炒去汗）　干姜（一分，炮裂，锉）　桂心（一分）　白及（一分）　黄芪（半两，锉）　厚朴（半两，去粗皮，涂生姜汁，炙令香熟）　人参（半两，去芦头）

右件药，捣细罗为散。每服，不计时候，以温酒调下二钱。

治金疮内补，泽兰散方。

泽兰（半两）　防风（二两，去芦头）　石膏（半两，细研，水飞过）　附子（半两，炮裂，去皮脐）　干姜（半两，炮裂，锉）　辛夷仁（半两）　细辛（半两）　芎䓖（半两）　当归（半两，锉，微炒）　甘草（一两，炙微赤，锉）

右件药，捣细罗为散。不计时候，以温酒调下二钱。

治金疮内补，止痛，地榆散方。

地榆（半两，锉） 白蔹（半两） 附子（一分，炮裂，去皮脐） 当归（一两，锉，微炒） 芎䓖（三分） 白芷（三分） 白芍药（三分）

右件药，捣细罗为散。每服，不计时候，以温酒调下一钱。

治金疮，失血虚竭，内补散方。

当归（三两，锉，微炒） 白芍药（一两） 辛夷仁（一两） 干姜（三分，炮裂，锉） 甘草（三分，炙微赤，锉）

右件药，捣细罗为散。每服，不计时候，以温酒调下二钱。

治金疮久不差诸方

夫金疮有久不差，脓汁不绝，肌肉不生者，其疮内有碎骨断筋，伏血腐肉，铁刃竹刺，久而不出者，令疮不愈，喜出清汁，当破出之，疮则愈矣。

治金疮久不差，宜敷白蔹散方。

白蔹（二两） 黄芩（二两） 艾叶[13]（二两） 地松（三两） 石灰（五两） 狗头骨（五两，烧灰）

右件药，捣细罗为散，用敷疮上立效。

治金疮久不差，宜用辟风水，续筋骨，止脓血，生肌，石灰散方。

石灰（一升） 地松苗汁 细辛末（二两） 旋复根汁 葛叶汁 青蒿汁 麦门冬苗汁 莓苗汁（以上各一合[14]） 猪脂（一斤，炼了者）

右以诸药汁，并石灰，入脂，和作饼子，曝干，捣末如粉，以敷疮上，五月五日合之更妙。

治金疮久不差，伤筋骨，不止疼痛，麒麟竭散方。

麒麟竭（三两） 黄丹（五两，炒令紫色） 白蔹（五两） 白及（五两） 葛布（三尺，烧灰）

右件药，捣细罗为散，于伤中处，干敷之立效。

治金疮及内损，久不差，宜敷没药散方。

没药（半两）　干姜（半两，炮裂，锉）　密陀僧（半两）　红蓝花子（半两）　麒麟竭（半两）　雌黄（半两，细研）　猪胆（三枚，晒干）安息香（半两）　当归（半两，锉，微炒）　墓里石灰（一两，炒令黄）

右件药，捣细罗为末。外贴一日一换，内损温酒调下一钱。

治金疮久不差，诸药未效，宜用密陀僧敷散方。

密陀僧（十二两）　黄丹（一斤，炒令紫色）　生肌草（一斤）　白蔹（半斤）　突厥白（十两）　石灰（一斤，炒）

右件药，捣罗为末，以敷疮上，帛封，勿令水湿。

又方。

右取地松⑮三四斤，捣如泥，作饼子封疮上，即差。

又方。

右以白杨木皮，细锉，熬令干，捣细罗为散。每服，以温酒调下二钱，日三四服。

治金疮中风水诸方

夫金疮裹缚不密，为风水气所中，则疼痛不止，而肿硬，内生青黄汁，即难差也。

治金疮中风水，肿疼痛不止，苦瓠散方。

苦瓠（一两）　蛇蜕皮（半两，微炙）　黑豆（半升，炒熟去皮）露蜂房（半两，微炙）　梁上尘（一合）

右件药，捣细罗为散，以粥和调，贴疮上，日三易之。

治金疮中风水，久不成痂者，宜敷白石脂散方。

白石脂（一两）　乌贼鱼骨（一两）　槟榔（一两）

右件药，捣细罗为散，时糁疮中，以成痂为度。

治金疮中风水，肿毒方。

苇灰（一升）　乌贼鱼骨（三两）　白龙骨（三两，烧赤）

右件药，同细研，敷于疮上，其水即自然出，敷之三五度，水尽肿消，即用酥调乌贼鱼骨末涂之，甚良。

治金疮中风水，肿痛方。

右用盐数合，炒过，急罨疮上，以火炙之，令热透疮中，后熔蜡令冷热得所，灌疮口中即愈。

又方。

右捣薤白敷疮上，以火炙热透疮中，即愈矣。

治金疮，中风寒水露，肿痛入腹，宜用此方。

右用黍穰，牛马干粪，干桑条，随多少，掘一地坑，一处烧之，用烟熏疮口，令疮中黄水出尽，即差。

又方。

右用蒲黄，并旧青布，内在小口瓶中，烧取烟熏，疮汁出愈。

治金疮中风，水肿方。

右以炭灰胡粉等分，猪脂和涂疮孔中，水即出矣。

治金疮中风水，刺痛方。

葱（一握）　盐（一合）

右以水三升，煮数沸，渍疮即止。

治金疮中风水，肿痛方。

右用桑灰汁，热渍之，冷复温之，神效。

治金疮生肌诸方

治金疮疼痛不差，宜用生肌膏方。

生地黄（捣绞取汁，一升）　羊肾脂（五合）　乌麻油（二升）　石盐（一两，细研）　松脂（二两）　薰陆香（一两）　杏仁（二两，汤浸去皮尖双仁，麸炒微黄）　蜡（二两）　蜜（二两）

右件药，先下蜡蜜，微火煎令消，次内羊脂，次下油松脂杏仁薰陆香地黄汁石盐等，微火煎之，令地黄汁水气尽，以绵滤去滓，停凝，以敷疮上。

治金疮生肌，白芷膏方。

白芷（一两半）　生干地黄（一两半）　甘草（半两）　当归（三

分） 白蔹（三分） 附子（三分，去皮脐） 川椒（二合）

右件药，细锉，以绵裹，用猪脂三斤，煎白芷焦黄，膏成，滤去滓，收合器中，每取涂于疮上。

治金疮，生肌蛇衔膏方。

蛇衔（二两） 蔷薇（二两） 续断（二两） 野葛（二两） 当归（一两半） 附子（一两，去皮脐） 防风（一两） 黄芩（一两） 泽兰（一两） 松脂（三两） 羊肾脂[16]脂（三两）

右件药，细锉，以绵裹，用猪脂三斤，煎以白芷一寸，候色黄赤，即膏成，去滓，以密器中收之，以贴疮上，无问大小皆差。

治金疮炙疮火烧疮等，宜用此生肌膏方。

槟榔（一枚） 薰陆香（半两） 杏仁（二七枚，去皮，研如膏）

右件药，捣细罗为散，以炼了猪脂二合，黄蜡如胡桃仁大，入杏仁膏同煎，令膏成，以瓷盒盛，每用摊于帛上贴之。

治金疮，生肌，宜用三白膏方。

白及（半两） 白蔹（半两） 白芷（三分） 熟干地黄（三分） 甘草（半[17]两，生用） 猪脂（半斤，炼了者）

右件药，捣细罗为散，入猪脂内，熬成膏，候冷，日三四度涂之。

治金疮，兼治一切打损疮，生肌膏方。

白芍药（一两） 薰陆香（一两） 胡粉（一两） 干姜（一两，炮裂，锉） 油（四两） 蜡（二两）

右件药，捣细罗为散，以油蜡相和，煎如膏，用贴疮上，日二换之。

又方。

乳香（二两） 羊肾脂（一两） 蜡（二两） 油（半斤）

右件药，以油和煎如膏，绵滤过，置不津器中，旋取涂于疮上，神验。

治恶刺诸方

夫恶刺者，是因毒蛇尿着草木，拂着人似刺劄[18]，便肿痛肉烂，若手脚上着之，遂指节堕落也。

治恶刺方。

狐骨灰（一分）　生蜜（少许）　胡葱（少许）

右件药同研之，以醋面纸封三日，其刺自出矣。

治恶刺，龙葵膏方。

龙葵根（半两）　莨菪子（半两）　胡燕窠（半两）　独颗蒜（半两）　胡荽子（半两）　鼠粪（半两）　杏仁（半两，汤浸去皮尖双仁，麸炒微黄）　豉（半两）

右件药，用酱饭相和，烂捣醋调封之，每日一换，经五度差。

又方。

葱白（一握）　蒲公草（五两）　豉（一合）

右件药，烂捣贴之，用醋面纸封，贴三五度，作头出即差。

又方。

右用雄野狐唇，捣和盐封之。

又方。

右用苍耳汁洗之。

又方。

右取木中虫，和醋研封之。

又方。

右用无心草根，烂捣醋和封之。

又方。

五月五日取蔓菁子，捣末，旋以乌牛乳和调，敷之，无牛乳，人乳亦得。

又方。

右用野狐粪烧灰，细研，以腊月猪脂和封之。

又方。

右以砒霜细研和胶清涂之。

又方。

右用樗根白皮，锉一斤，米泔煮三二十沸，放温，淋孔中良。

又方。

右用莨菪根，水煮浸之，冷复易之。

又方。

右浓煮黑豆汁渍之。

又方。

右用白马尿温渍之。

又方。

右捣燕麦三二两敷之。

又方。

右用硇砂，和胶清消贴其上，即拔出刺。

治肉刺诸方

夫脚指间生肉如刺，谓之肉刺。由着靴袜急，小指相揩而生也。

治肉刺方。

肥皂荚（一挺）　没石子（三枚）

右件药，都烧令烟断，细研，以酽米醋，于砂盆中别磨皂荚如糊，和末敷之。

又方。

薰陆香　硫黄（各一分）

右件药，同研令匀，涂肉刺上，以烧钗烙之效。

又方。

猪胰（一两）　白胶香（一分）

右件药，都研如膏，先挑剔刺处令净，后以此药敷之。

又方。

柏树上白胶（一两）　松脂（一两）　黄蜡（半两）

右件药，合于火上熔成膏，将贴之，用物系定，明日自挺出落也。

又方。

蟾酥（五片，汤中浸湿[19]）　腻粉（一钱）

右件药，用蟾酥，于盏子中，以腻粉同和令匀，先用针拨破头边，然后涂药，密裹之效。

治肉刺，久不差方。

松脂（一分[20]）　乳香（一分）

右同研令匀细，先用针拨破，后以药敷之，密封即效。

治肉刺结硬方。

右用针挑破，以鸡子白点三两度，当落下效。

又方。

右捣白芥子为粉，以醋调敷上，用帛子缠系之，一宿，明日揭去，自然落也。

又方。

右用羊脑髓敷之，立验。

又方。

右以黑木耳贴之，自消。

又方。

右薄刮刺上，以新熟酒醅和羊脑髓敷一宿差。

治狐尿刺诸方

夫狐尿刺者，云是野狐尿棘刺头上，人犯之者，则中多于人手指足指，肿痛焮热。有端居不出，而著此毒者，则不必是狐尿刺也，盖恶毒气尔，故方亦云恶刺毒也。

治狐尿棘刺人，肿痛方。

右用黄蜡熔汁，看冷热得所，滴于肿疼痛处。

治狐尿刺人，日夜燥痛，不识睡卧方。

右用蒲公草茎叶根，捣绞取白汁，频频涂之差。

又方。

右用好豉心，随多少，熟嚼以敷之，少顷看豉中，当有毛，不见，又更嚼豉敷之，以毛出尽即差。

又方。

右用杏仁细研，煮一两沸，承热，以浸螫处，数数易之。

治狐尿刺人，疼痛不可忍方。

右用生栝蒌根、香豉，等分捣作饼，敷上，干即易之。

治竹木刺在肉中不出诸方

治被刺入肉，或是针棘竹木等，多日不出，疼痛方。

人参（一两，去芦头）　龙葵根（一把，净洗去皮）　醋（少许）　腊月猪脂（一两）

右件药，和捣令匀，每用时，取少许敷疮上，其刺自出。

治狐尿刺，多时不差，宜用此方。

石鼠（一枚）　白蔹（半两）　羊粪（半两）　栝蒌根（半两）

右件药，捣如膏，封裹疮上，一复时，其刺自出。

又方。

右取牛蒡根及薤根，捣敷之，其刺自出。

又方。

右取柗脂封之，其刺自出。

又方。

右取蛇蜕皮贴之，自出。

治刺久不出方。

右以王不留行捣罗为末，不计时候，以温水调下二钱。

又方。

右以蘧麦煮取汁，饮一小盏，日三服。

又方。

右以牛膝捣末，水调敷之，其刺即出。

又方。

右嚼白梅敷于上，其刺自出。

又方。

右以乌羊粪水和，厚敷之，刺当自出。

又方。

右用蔷薇烧灰，细研为散。每服，以温水调下二钱，日三服。

又方。

右烧凿柄灰，细研为散。每服，以温酒调下二钱，日三服。

治竹刺及木刺在肉方。

右用鹿角烧作灰，细研，水和涂之。

又方。

右取柳树上木耳，煎汤，渐渐服之，其刺自出。

又方。

右用槐白皮煮汤渍之，愈。

又方。

右以醋二升，置于大口瓶中，取热烧灰一升投之，以刺处就瓶口熏之，勿令著[21]醋，即以衣拥瓶口，勿使气泄。

又方。

右用葱白和盐捣敷之，便出。

又方。

右烂嚼栗子黄敷之，自出。

又方。

右刮象牙末，水和，聚著刺上，即出。

治五指筋挛急诸方

夫五指挛急者，是筋急挛缩，不得屈伸也。筋得风热则弛纵，得风冷则挛急也。

治手五指挛急疼痛，连臂膊拘急，羚羊角散方。

羚羊角屑（三分）　羌活（三分）　桂心（半两）　附子（一两，炮裂，去皮脐）　防风（三分，去芦头）　当归（三分，锉，微炒）　麻黄（一两，去根节[22]）　薏苡仁（一两）　细辛（半两）　芎䓖（三分）　天麻（三分）　五加皮（半两）

右件药，捣细罗为散。每服不计时候，以温酒调下二钱。

治五指挛急，淋蘸手指，附子汤方。

附子（半两，去皮脐，生用）　防风（半两，去芦头）　枳壳（半两，去瓤）　羌活（半两）　白芷（半两）　甘草（半两，锉，生用）　蜂房（半两）　川椒（二两，去目）

右件药，捣筛为散。每用一两，以水三大碗，入生姜一两，生桑枝一握，黑豆一合同煎，令豆熟去滓，看冷暖得所，避风淋蘸手指，水冷重暖用之。

治手指伤风冷，筋脉挛急，宜用此方。

川椒（半两，去目）　芎䓖（半两）　白芷（一分）　防风（一分，去芦头）　干姜（一分）

右件药，都锉，以水二大盏，煎令浓，滤去滓，涂之日五七度，差。

治手指风冷所伤，挛急，淋蘸防风汤方。

防风（去芦头）　附子（去皮脐，生用）　枳壳（去瓤）　柳蚛末　杉木　桂心　羌活　蜂房　川椒（去目）　木鳖仁　白芷　白矾（以上各半两）　细辛（三分）

右件药，细锉，每用一两，以水二大碗，入生姜一两，煎至一碗，去滓，温蘸手指，冷即重暖用之。

治手足皲裂诸方

夫皲裂者，由肌肉虚，冬时触冒于寒，为风冷所折，手足破，故谓之皲裂也。

治手足皲裂，血出疼痛方。

右以酒挼猪脲洗之，立止。

治人足无冬夏恒皲裂，名曰尸脚方。

右用鸡粪一升，以水五升，煮至三升，停温，令浸脚，半日差。

治手足皲裂方。

右取川椒四合，以水煮之，去滓渍之，半食顷出，令燥，须臾复浸，干即涂羊猪髓脑，尤妙。

治手足皲裂，血出疼痛，及苦涉水，经霜冻面，兼瘃坏，宜用此方。

右取麦叶浓煮汁，及热浸洗之。

治手足皲裂成疮方。

右以羊髓熬成油，入少黄丹，搅匀令凝，遍涂之，三五上差。

又方。

右以兔脑生涂之良。

又方。

猪脂（五合）　干姜末（二两）

右件药相和，煎三五沸，候冷热得所，内指于中浸之。

又方。

右取蓼子一升，以水七升，煎五七沸，放温，淋数遍即差。

治皲裂手指节，欲落却，令合方。

莱州青石作器物者

右以刀子细刮取末，取欲落指节相拄，文缕相当，便以石末厚覆其上，以帛紧裹之，其痛当时定，其指不过十余日平复矣。

治皲裂破，疼痛方。

右炙松叶熨之，兼煮松叶洗之，不过三两度差。

治汤火疮诸方

凡被汤火烧者，初慎勿以冷物，及以井下泥，及蜜涂拓之，其热气得冷，即却入深，搏至骨烂入筋也，所以人中汤火后，手挛缩者，良由此也。

治伤泼火烬[23]，止疼痛，解火毒，润肌生肉，渍[24]凉膏方。

栀子仁（一分）　黄连（一分，去须）　生地黄（二两）　葱白（十枚，擘）　白芷（一分）　黄蜡（半两）　清麻油（四两）

右件药，并细锉，于油铛中煎，以地黄焦黑为度，绵滤去滓澄清，却于铛内入蜡，慢火熬，候蜡消[25]，倾于瓷盒内，每使时，用鸡翎揾少许涂疮上，取差为度。

治汤泼火烧疮，疼痛甚者，神效白膏方。

白蜡（一两）　麻油（四两）　当归（二两半[26]，生锉）

右件药，先将油煎当归令焦黑，滤去滓，次入蜡候消，相次急搅之，放冷入瓷盒中收，每使时，以放帛子涂贴也，

治汤火所灼，未成疮者方。

右取冷灰，以水调涂上，亦以灰汁洗之。

又方。

右取黍米曲等分，各熬令黑，捣末，以鸡子白和涂之。

又方。

右取菰蒋根，去土，烧灰细研，以鸡子黄和封之。

又方。

右取柳白皮细切，以猪膏煎，去滓，以涂之，用柏白皮亦佳。

又方。

右以小便浸洗之。

又方。

右以醋和雄黄末涂之。

治汤破疮方。

川大黄　柏白皮（等分）

右件药，捣罗为末，以生地黄汁调涂之。

治汤泼所伤方。

黄丹（一分）　黄连末（一钱，微炒）　槟榔（一枚，细锉，微炒，捣作[27]末）

右件药，相和令匀，先以盐水净洗，然后以散子敷于疮上。

治汤火所损，尽[28]夜热疼，止痛膏方。

羊脂（三分）　松脂（三分）　猪脂（三分）　蜡（半两）

右件药，取猪羊脂于铫子内，以肥松木节点火，煎三五沸，次下松脂蜡等令镕，搅和，倾于新瓷器内盛，日三两度涂之。

治卒被汤沃火烧，疮痛烦闷不止，兼令疮不成瘢痕方。

右取新汲水，调蜜浆饮之。

又方。

右取大麻子，如常法，煮麻腐，稀稠得所，以敷之，干即换之。

治火烧汤泼烂，热毒疼闷神效方。

右取大黄末细研，以蜜和如泥，涂之，疼痛立止。

治热物汤破成疮，疼痛方。

右以温酒淋之，其痛立止。

又方。

右以白蜜涂疮上，取竹膜贴之，数易之痛止。

又方。

右破鸡子取白涂之，甚妙。

又方。

右以豆酱汁涂之。

又方。

右以柳皮烧灰，蜜和涂之。

又方。

才被汤火所伤，取狗毛碎剪，洋胶和之，使遍于痛处封之，一封后至痂落不易，亦不痛，甚良。

治火烧疮诸方

治火烧疮，薤白膏方。

薤白（二两）　当归（二两，锉）　白芷（二两，炒）　羊髓（一斤）

右件药，和煎，候白芷色黄，膏成去滓，以敷疮，日再用之。

又方。

莲子草（一两）　栀子（一两）　黄芩（一两）　胡粉（一两）　柏叶（一两）

右件药，捣细罗为散，以羊髓和，看稀稠，日可三[29]度，以翎羽涂之，此法去毒止痛，令无瘢痕，甚妙。

治火烧疮，止痛散方。

桃胶（半两）　松脂　黄柏（各半两）

右件药，捣细罗为散，用梨汁生蜜调涂之，差。

治火烧，闷绝不识人方。

右饮新小便一两盏效。

治火烧疮，疼痛不可忍，宜用此方。

栀子仁（二两）　白蔹（五两）　黄芩（五两）

右件药，都锉，以水五升，煎至二[30]升，滤去滓，冷以淋疮，令溜去火热，则肌得宽也，任意用膏敷之。

治火烧疮，急痛方。

栀子（二两，烧灰，细研）　柳白皮（二升，切）

右以猪脂二斤，于铛内缓火，煎柳白皮焦黄，去滓，入栀子灰，搅令匀，膏成，待经宿即用涂之。

又方。

猪毛　牛粪（等分）

右并烧灰细研，以生油调涂效。

又方。

寒节白面（半匙）　栀子仁（一两）

右件药，捣罗为末，与面相和，以新汲水调涂之。

又方。

柏树枝[31]（四两，锉）　竹叶（二两）　甘草（二两，生用，锉）

右件药，以猪脂一斤，煎五七沸，去滓，以涂疮上。

又方。

楸[32]树上楸条（半斤，湿者）　猫儿毛（一两）　蜡（半两）

右件药，以油煎二味令焦，滤去滓，下蜡令消，收于不津器中，先以温水洗疮，后用药涂之。

又方。

死鼠（一头）

右以腊月猪脂三斤，煎令消尽，绵滤，旋取涂之，干再涂之，以差为度，不作瘢痕，神效。

治火疮败坏方。

右柏白皮切，以腊月猪脂，合淹相得，煮四五沸，色变去滓，敷疮。

又方。

右以丹参捣罗为末，以羊胫髓涂之。

又方。

右以云母粉同生羊髓，和如泥，涂之。

又方。

右取牛膝苗，捣取汁，煎如膏，以乌鸡翎涂令遍，即痛止，日敷三两度差。

又方。

右以麻油和栀子仁末涂之，唯厚为佳。

又方。

右以酪频频涂之。

又方。

右以桃叶及盐，和煮作汤洗之。

又方。

右以乌牛粪烧灰细研，以腊月猪脂调涂之，立效。

治火烧疮，赤焮疼痛方。

右以腊月油，煮面糊一盏，以青竹筒贮之，每用涂于疮上。

治火烧疮，肿痛方。

右取鳝鱼皮，烧作灰，细研如面，用生油调涂疮上，并不成瘢痕。

又方。

柏白皮末（一斤）

右以水五升，煎至二升，滤去滓，熬成膏，涂之即差。

又方。

右以猪毛烧灰细研，和胶水稀如饧，涂经五日已来，煎椒汤洗，却重更涂之，即无痕矣。

治灸疮急肿痛诸方

夫灸疮脓溃以后，更焮肿急痛者，此中风冷故也。

治灸疮，急肿痛不可忍，水柳膏方。

水柳枝（二两，锉碎，春夏取枝皮秋冬取根皮用）　甘草（二两，捶碎）　白胶香（半两，细研）　麝香（半两，细研）　松脂（半两）　黄蜡（半两）　黄丹（三两，炒令紫色）　油（八合）

右件药，先取油安铛内，以文火炼香熟，渐下柳枝甘草，煎令黑色，去滓，次下白胶香松脂蜡等，候化，即以绵滤过，净拭铛，却倾油于铛内，渐下黄丹，不住手搅，转急著火上变色，滴于水中成珠子，膏成，入麝香令匀，用瓷盒盛，于熟绢上摊贴神验。

治灸疮急肿疼痛，抽火毒，吮脓膏方。

黄芪（半两）　白及（一分）　白芷（一分）　白薇（一分）　当归（一分）　赤芍药（一分）　防风（一分，去芦头）　甘草（一分）　细辛（一分）　嫩桑枝（一分）　垂柳枝（细锉，二合）　乳香（一分，细研）　清麻油（一斤）

右件药，除乳香，余并细锉，于铛内，用油浸一宿，以慢火煎柳枝色黄黑，绵滤去滓，澄清，拭铛令净，慢火熬药油，入黄丹，以柳木篦不住手搅，令黄丹色稍黑，取少许滴于水内，撚看得所，入乳香，又搅令匀，倾于不津器内盛。每用，看灸疮大小，以纸上匀摊贴之，每日两度换，仍煎葱汤，用软帛蘸搵熨洗之。

治灸疮肿急方。

柏白皮（三两）　当归（一两）　薤白（一握）

右件药，锉，以猪脂一斤，同煎，薤白令黄焦，绞去滓，候冷涂之。亦治风水中疮，及火疮亦妙。

治灸疮焮肿，及赤烂方。

黄连（去须）　赤小豆　马蹄（烧灰）　川大黄　楸叶（以上等分）

右件药，捣罗为末，以生麻油调涂之，立效矣。

治灸疮久不差诸方

夫灸之法，中病则止，病已则疮差，若病势未除，或中风冷，故久不差也。

治灸疮久不差，宜用止痛生肌，解火毒方。

右先以黑豆半升，水五升，煮成浓汁，去豆放温，以绵裹指头，款款[33]洗疮四面，令极净，候疮中脓出，疮痂自落之时，便掺止痛生肌散。

止痛生肌散方。

石膏（一分，烧过者） 牡蛎（半两，烧过者） 滑石（一分）

右件药，捣罗为末，凡用之时，切护爪甲，勿令中风，仍须洗疮令净，然后掺之，薄薄令遍，以软绵帛系之，候肌生，渐可用柏皮膏。

治灸疮久不差，宜涂柏皮膏方。

柏树白皮末（四两） 猪脂（半斤，炼为油） 伏龙肝末（四两）

右件药，同熬成膏，滤去滓，入瓷器中收。每用时，薄薄涂之，上以油单隔，软帛裹。

治灸疮久不差，疼痛方。

当归（一两） 甘草（一两） 胡粉（一两半） 羊脂（二[34]两半）

右件药，捣细罗为散，用脂煎数沸，去火，瓷盒中盛，每日一两度涂贴。

治灸疮，脓坏久不差方。

腊月猪脂（一斤） 胡粉（一两） 薤白（一握）

右件药，先用脂煎薤白令黄，去滓，倾入瓷盒中，入胡粉搅令匀，每取故帛上涂贴，日再易之。

又方。

白蜜（一两，炼过） 乌贼鱼骨（一分，末）

右件药相和，涂于疮上。

治灸疮久不差，止疼痛，生肌膏方。

防风（一分，去芦头） 白蔹（一分） 赤芍药（一分） 当归（一分） 芎䓖（一分） 桑根白皮（一分） 杏仁（一分，汤浸去皮尖双仁） 甘草（一分） 垂柳枝（锉，三合） 乱发（一两，洗令净） 黄丹（五两） 木香（一分） 丁香（一分） 麻油（一斤，滑[35]者）

右件药，除[36]香二味，捣罗为末，余并细锉，以油[37]浸一宿，慢火熬令柳枝色黄黑，绵滤去滓，澄清，拭铛令净，慢火熬药油，入黄丹，用柳木篦不住手搅，令黄丹色稍黑，取少许滴于水内，撚看得所，入香末，又搅令匀，倾于不津器中盛。每用，看灸疮大小，以纸上匀摊贴之，每日三两度换，仍煎柳枝汤洗，勿令伤风。

治灸疮经久不差，薤白膏方。

薤白（一握，切） 生地黄（三两，拍碎） 栀子仁（一两） 杏仁（一两，搥碎，尖皮[38]） 胡粉（三两） 白芷（一两） 好酥（二两） 羊肾膍脂（一大斗，炼成者）

右件药，以脂酥微火煎薤白等，候白芷色赤，以绵滤去滓，用不津器盛，下胡粉搅令匀，涂帛上贴之，日三两遍换，以差为度。

治灸疮久不差，烂痛，宜服此方。

密陀僧（捣，细研） 白矾（烧熟，细研）

右件药等分，都研令匀，先煎莲子草汁洗疮，去痂后敷之。

又方。

右以车釭脂敷之。

治灸疮久不差，血出疼痛方。

右取人粪烧灰细研，先以莲子草汁洗疮，后敷之。

治灸疮久不差方。

右取桃胶和水银霜，研涂之。

治灸疮中风冷，肿痛久不差方。

但向火灸之，疮得热则易较[39]，如痛，逐日六七度灸愈。

治灸疮久不差，血不止方。

右以蜣螂末和猪脂涂之，即愈。

凡灸疮不差者，别灸上六十壮自差。

治灸疮多时不差，痒痛出黄水，立效方。

右取楸叶或根皮，捣罗为末，敷疮上即差矣。

【校注】

① 犾：疑为“犾”之误。犾，“豚”的异体字。

② 已：古同“以”。

③ 陶：古同“淘”。

④ 五：日本抄本作"三"。

⑤ 三：日本抄本作"一"。

⑥ 困：据文义疑为"因"字。

⑦ 一斤，烂研：日本抄本作"一升细研"三字。

⑧ 未：日本抄本作"永"字。

⑨ 二：日本抄本作"一"。

⑩ 黑：日本抄本作"黄"字。

⑪ 二：日本抄本作"三"。

⑫ 二：日本抄本作"一"。

⑬ 艾叶：日本抄本作"莽草"字。

⑭ 合：日本抄本作"两"字。

⑮ 松：日本抄本作"榆"字。

⑯ 膒（ōu 讴）：存放已久的油脂。

⑰ 半：日本抄本作"一"。

⑱ 劄：同"扎"。

⑲ 五片，汤中浸湿：此六字底本无。据日本抄本补。

⑳ 分：日本抄本作"升"字。

㉑ 著：附着，穿着。同"着（zhuó）"。

㉒ 节：日本抄本作"锉"字。

㉓ 烬：日本抄本作"烧"字。

㉔ 渍：日本抄本作"清"字。

㉕ 湏（mǐn 敏）：古同"湣"，水流动的样子。日本抄本作"消"字。

㉖ 二两半：日本抄本作"一两"字。

㉗ 作：日本抄本作"为"字。

㉘ 尽：日本抄本作"昼"，义长可从。

㉙ 三：日本抄本作"二"。

㉚ 二：日本抄本作"三"。

㉛ 枝：日本抄本作"皮"字。

㉜ 橄：日本抄本作"楸"字。

㉝ 款款：日本抄本作"频频"二字。

㉞ 二：日本抄本作"三"。

㉟ 滑：日本抄本作"清"字。

㊱ 除：日本抄本作"捣"字。

㊲ 油：日本抄本作"酒"字。

㊳ 尖皮：日本抄本作"微炒"二字。

㊴ 较：减轻，差。

卷第六十九

治妇人中风诸方

夫中风者，虚风中于人也，风是四时八方之气，常以冬至之日，候其八方之风，从其乡来者，主长养万物，若不从其乡来者，名为虚风，贼害万物，人体虚者则中之，当时虽不即发，停在肌肤，后或重伤于风，前后重沓，因体虚则发入腑脏，俞皆在背，中风多从俞入，随所中之俞而乃发病，妇人气血虚损，故令中风也。

治妇人中风，言语謇涩，四肢拘急，身体壮热，头疼目眩，心胸不利，防风散方。

防风（一两，去芦头） 石膏（二两半） 麻黄（二分，去根节） 细辛（半两） 黄芩（半两） 川升麻（半两） 当归（半两，锉，微炒） 汉防己（三分） 桂心（半两） 芎䓖（半两） 羌活（半两） 赤茯苓（半两） 甘草（半两，炙微赤，锉）

右件药，捣筛为散。每服四钱，以水一中盏，煎至五分，去滓后，入淡竹沥一合，更煎一两沸，不计时候温服。

治妇人卒中风，四肢不仁，善笑不息，芎䓖散方。

芎䓖（一两半） 黄芩（一两） 当归（一两，锉，微炒） 石膏（二两半） 麻黄（一两，去根节） 桂心（一两） 秦艽（一两，去苗） 干姜（一两，炮裂，锉） 杏仁（三十枚，汤浸去皮尖双仁，麸炒微黄）

右件药，捣粗罗为散。每服四钱，以水一中盏，煎至六分，去滓，不计时候温服。

治妇人中风，身体缓急，口眼不正，舌强不能语，奄奄惚惚，神情闷乱者，麻黄散方。

麻黄（一两，去根节） 防风（一两，去芦头） 人参（一两，去芦头） 黄芩（一两） 赤芍药（一两） 附子（一两，炮裂，去皮脐） 芎䓖（一两） 甘草（一两，炙微，锉） 独活（一两） 赤茯苓（一两） 杏仁（一两，汤浸去皮尖双仁，麸炒微黄） 羚羊角屑（三分）

右件药，捣粗罗为散。每服四钱，以水一中盏，入生姜半分，煎至六分，去滓，不计时候温服。

治妇人中风，筋脉拘急，四肢疼痛，言语謇涩，心胸不利，附子散方。

附子（三分，炮裂，去皮脐） 当归（一两，锉，微炒） 芎䓖（一两） 前胡（一两，去芦头） 枳壳（一两，麸炒微黄，去瓤） 黄芩（一两） 细辛（三分） 白鲜皮（一两） 茯神（一两） 羌活（一两） 杏仁（一两，汤浸去皮尖双仁，麸炒微黄） 汉防己（一两） 桂心（一两） 甘草（一两，炙微赤，锉） 麻黄（一两，去根节）

右件药，捣粗罗为散。每服四钱，以水一中盏，入生姜半分，煎至六分，去滓，不计时候温服。

治妇人中风，四肢缓弱，身体疼痛，言语謇涩，心神昏乱，羌活散方。

羌活（一两） 羚羊角屑（三分） 桂心（半两） 赤箭（三分） 细辛（三分） 防风（三分，去芦头） 当归（三分，锉，微炒） 赤芍药（半两） 茯神（一两） 麻黄（三分，去根节） 甘草（半两，炙微赤，锉） 黄芩（三分）

右件药，捣筛为散。每服四钱，以水酒各半中盏，煎至六分，去滓，不计时候温服。

治妇人中风，筋脉挛急，四肢疼痛，不能行立，神思昏闷，言语謇涩，乌犀散方。

乌犀角屑（一两） 赤箭（三分） 附子（三分，炮裂，去皮脐） 羌活（三分） 防风（三分，去芦头） 芎䓖（三分） 桂心（三分） 羚羊角屑（三分） 独活（三分） 牛膝（三分，去苗） 五加皮（三分） 黄芪（半两，锉） 赤茯苓（半两） 麻黄（半两，去根节） 赤芍药（半两） 细辛（半两） 当归（三分，锉，微炒） 枳壳（半两，

麸炒微黄，去瓤） 生干地黄（一两） 道人头（一两） 甘草（一分，炙微赤，锉） 酸枣仁（三分，微炒）

右件药，捣筛为散。每服四钱，以水酒各半中盏，入生姜半分，薄荷三七叶，煎至六分，去滓，不计时候温服。

治妇人中风，言语謇涩，心膈痰涎不利，四肢时有抽掣，宜服藿香散方。

藿香（半两） 白附子（半两，炮裂） 白僵蚕（半两，微炒） 天南星（半两，炮裂） 干蝎（半两，微炒） 桑螵蛸（半两，微炒） 麻黄（三分，去根节） 半夏（半两，汤浸七遍，以生姜半两，去皮同捣令烂，炒令干） 腻粉（一分，研入） 麝香（一分，研入）

右件药，捣细罗为散，入研了药令匀。每服不计时候，以生姜汤调下一钱。

治妇人中风，筋脉拘急，肢节酸疼，言语謇涩，头目不利，羌活散方。

羌活（一两） 天麻（一两） 芎䓖（三分） 酸枣仁（三分，微炒） 蔓荆子（半两） 羚羊角屑（半两） 白附子（半两，炮裂） 桂心（半两） 薏苡仁（半两） 柏子仁（半两） 牛膝（半两，去苗） 乌蛇肉（半两，酒拌，炒令黄） 当归（半两，锉碎，微炒） 蝉壳（半两，微炒） 麝香（半两，研入）

右件药，捣细罗为散，研入麝香令匀。每服不计时候，以豆淋酒调下一[①]钱。

治妇人中风，牙关紧急，四肢强直，心胸痰涎不利，天南星散方。

天南星（半两） 半夏（半两，汤洗七遍去滑，以生姜半两同捣令烂，焙干） 蝎梢（一分） 麻黄（半两，去根节） 川乌头（一分） 赤箭（半两） 桂心（一分） 麝香（半分，细研）

右件药，生用，捣细罗为散，研入麝香令匀。每服不计时候，以豆淋酒调下一字。

治妇人中风，身强口噤，四肢不利，言语謇涩，心神昏愦，龙脑散方。

龙脑（三分） 牛黄（三分） 雄黄（三分） 铅霜（三分） 铁粉（一两） 朱砂（一两） 麝香（三分，以上并细研） 天南星（半两，炮裂） 天麻（一两） 麻黄（一两，去根节） 莽草（二分） 白僵蚕（半两，微炒） 干蝎（半两，微炒） 白附子（半两，炮裂） 桂心（半两） 乌蛇肉（一两，酒拌，炒令黄） 防风（半两，去芦头） 柏子仁（半两） 蝉壳（半两，微炒） 独活（半两） 白胶香（半两） 仙灵脾（半两） 天雄（半两，炮裂，去皮脐） 桑螵蛸（半两，微炒） 羚羊角屑（半两） 阿胶（三分，捣碎，炒令黄燥） 甘草（半两，炙微赤，锉）

右件药，捣细罗为散，入研了药，令匀。每服不计时候，以薄荷酒下一钱。

治妇人中风，言语謇涩，肢节疼痛，皮肤不仁，口面㖞戾，防风散方。

防风（半[2]两，去芦头） 羌活（半两） 当归（半两，锉，微炒） 天南星（半两，炮裂） 天麻（半两） 白僵蚕（半两，微炒） 麻黄（三分，去根节） 桂心（半两） 芎䓖（半两） 乌蛇肉（半两，酒拌，炒令黄） 桑螵蛸（半两，微炒） 麝香（一分，研入） 朱砂（一分，细研入）

右件药，捣细罗为散，入研了药令匀。每服不计时候，以温酒调下一钱。

治妇人中风，精神冒昧，举体不仁，心胸不利，疾状如醉，牛黄散方。

牛黄（半两，细研） 龙脑（一分，细研） 朱砂（一两，细研） 雄黄（半两，细研） 麝香（一分，细研） 乌蛇肉（一两，酒浸，炙令微黄） 蝉壳（一分） 天南星（一分，炮裂） 白附子（半两，炮裂） 侧子（半两，炮裂，去皮脐） 白僵蚕（一分，微炒） 桑螵蛸（一分，微炒） 芎䓖（一分） 防风（半两，去芦头两） 赤箭（半两） 紫葛（半两） 干蝎（一分，微炒） 甘菊花（一分） 犀角屑（半两） 麻黄（半两，去根节） 羚羊角屑（半两） 蔓荆子（一分） 天竹黄（一分，细研） 茵芋（半两） 牛膝（半两，去苗） 当归（半两） 藁本（一分）

右件药，捣细罗为散，入研了药，都研令匀。每服不计时候，以薄荷温酒调下二钱。

治妇人中风，牙关紧急，手足顽麻，心膈痰涎壅滞，乌蛇圆方。

乌蛇肉（一两，酒拌，炒令黄） 天麻[3]（一两） 白附子（一两，炮裂） 乌犀角屑（半两） 半夏（半两，汤洗七遍，以生姜半两，去皮同捣，炒令干） 白僵蚕（半两，微炒） 天南星（一两，炮裂） 干蝎（半两，微炒） 麻黄（半两，去根节） 独活（半两） 当归（半两，锉碎，微炒） 晚蚕沙（半两，微炒） 麝香（一分，研）

右件药，捣细罗为末，炼蜜和捣三五百杵，圆如梧桐子大。每服不计时候，以温酒下七圆。

治妇人中风卒倒，眼黑头疼，胸膈多痰，言语謇涩，心神恍惚，皮肤顽麻，狐肝圆方。

狐肝（一具，腊月者） 老鸦（一只，去嘴爪翅尾，与狐肝同于瓷瓶内烧令烟尽，候冷细研） 天南星（一两半，炮裂） 天麻（一两） 白附子（一两，炮裂） 乌蛇肉（二两，酒拌，炒令黄） 干蝎（一两，微炒） 桑螵蛸（四两，微炒） 蝉壳（一两，微炒） 晚蚕蛾（一两，微炒） 白僵蚕（一两，微炒） 朱砂（二两，细研） 牛黄（一分，细研） 麝香（一分，细研）

右件药，捣细罗为末，入研了药令匀，炼蜜和捣三百杵，圆如梧桐子大。每服不计时候，以豆淋酒下七圆，至十圆。

治妇人中风，心神冒闷，言语謇涩，四肢拘急，口眼㖞斜，丹砂圆方。

辰锦砂（一两，细研，水飞过） 牛黄（一分） 雄黄（一分） 龙脑（一分） 西甘石（半两） 麝香（一分） 天竹黄（一分） 铅霜（一分，以上并细研） 犀角屑（半两） 天麻（半两） 羚羊角屑（半两） 乌蛇肉（半两，酒拌，炒令黄） 干蝎（半两，微炒） 桑螵蛸（半两，微炒） 白附子（半两，炮裂） 香附子（半两） 独活（半两） 麻黄（半两，去根节） 防风（半两，去芦头） 狐肝（半具，炙令黄燥）

右件药，捣细罗为末，入研了药令匀，炼蜜和捣三五百杵，圆如梧桐子大。每服不计时候，以豆淋酒下七圆。

治妇人中急风，牙关紧急，四肢强直，天南星圆方。

天南星（半两，炮裂） 白附子（半两，炮裂） 干蝎（半两，微炒） 白花蛇肉（半两，酒拌，炒令黄） 赤箭（半两） 川乌头（半两，炮裂，去皮脐） 麻黄（半两，去根节） 防风（半两，去芦头） 藿香（半两） 腻粉（半两，研入） 麝香（一分，研入）

右件药，捣细罗为末，入研了药令匀，以槐胶水煮令烂，和捣三二百杵，圆如梧桐子大。每服不计时候，以薄荷酒下三圆[④]。

治妇人中风，痰涎壅滞，吐涎，密陀僧圆方。

密陀僧（一两） 藜芦（半两，为末）

右件药，以生续随子，捣绞取汁，和圆如梧桐子大，以腻粉滚过。每服以温酒研下一圆。

又方。

砒霜（一分）　硝石（一分）

右件药，同研令细，于生铁铫子内，炒令烟气稍甚便休，候冷细研。每服以温酒调下一字，以得吐为效。

治妇人中风偏枯诸方

夫妇人中风偏枯者，由体偏受于风，风客于半身也，人有劳伤血气，身体偏虚者，风乘虚入客之，为偏风也，为风邪入深，真气去，邪气留，发为偏枯也。此由血气衰损，为风所客，令血气不相周荣于肌肉，故令偏枯也。

治妇人中风，偏枯一边，手足不遂，口面㖞斜，精神不守，言语倒错，侧子散方。

侧子（一两，炮裂，去皮脐）　桂心（一两）　汉防己（一两）　附子（一两，炮裂，去皮脐）　芎䓖（一两）　人参（一两，去芦头）　麻黄（一两，去根节）　当归（一两）　赤芍药（一两）　秦艽（三分，去苗）　茯神（二两）　防风（三分，去芦头）　白术（半两）　细辛（半两）　甘菊花（一两）　甘草（半两，炙微赤，锉）

右件药，捣粗罗为散。每服四钱，以水一中盏，入生姜半分，煎至七分，去滓，入竹沥半合，更煎一两沸，不计时候温服。

治妇人中风，半身枯细，筋脉抽掣，心神烦闷，行李不得，防风散方。

防风（一两，去芦头）　酸枣仁（半两）　芎䓖（半两）　当归（半两，锉，微炒）　牛膝（一两，去苗）　狗脊（一两，去毛）　萆薢（一两，锉）　薏苡仁（二两）　杏仁（一两，汤浸去皮尖双仁，麸炒微黄）　人参（半两，去芦头）　葛根（半两，锉）　羌活（二两）　麻黄（一两，去根节）　石膏（二两）　桂心（一两）

右件药，捣粗罗为散。每服四钱，以水一中盏，入生姜半分，煎至六分，去滓，不计时候温服。

治妇人中风偏枯，言语謇涩，肢节无力，独活散方。

独活（一两） 桂心（一两） 防风（一两，去芦头） 当归（一两，锉，微炒） 赤芍药（半两） 附子（半两，炮裂，去皮脐） 麻黄（一两，去根节） 羚羊角屑（半两） 甘草（半两，炙微赤，锉）

右件药，捣筛为散。每服四钱，水一盏，入生姜半分，煎至六分，去滓，不计时候温服。

治妇人中风，偏枯一边，手足不遂，皮肤瘖痹，不觉痛痒，言语謇涩，筋脉拘急，天[5]麻散方。

天[5]麻（一两） 羌活（一两） 天南星（一两，炮裂） 桂心（一两） 乌蛇肉（一两，酒拌，炒令黄） 当归（一两，锉，微炒） 麻黄（一两，去根节） 防风（一两，去芦头） 牛膝（一两，去苗） 乌犀角屑（一两） 侧子（一两，炮裂，去皮脐） 柏子仁（一两） 白僵蚕（一两，微炒） 干蝎（半两，微炒） 朱砂（一两，细研，水飞过） 牛黄（一分，研入） 麝香（一分，研入）

右件药，捣细罗为散，入研了药令匀。每服食前，以温豆淋酒调下一钱。

治妇人中风偏枯，口面㖞斜，言语涩滞，精神不守，举动艰难，牛膝散方。

牛膝（一两，去苗） 独活（三分[6]） 赤箭（一两） 当归（三分，锉，微炒） 柏子仁（三分） 鹿角胶（一两，捣碎，炒令黄燥） 芎䓖（三分） 附子（三分，炮裂，去皮脐） 桂心（三分） 汉防己（半两） 羚羊角屑（半两） 萆薢（三分） 仙灵脾（一两） 乌蛇肉（一两，酒拌，炒令黄） 麝香（一分，研入）

右件药，捣细罗为散，入研了药令匀，每服食前，以温酒调下一钱。

治妇人中风偏枯，手足一边不遂，肌骨瘦细，皮肤顽痹，仙灵脾圆方。

仙灵脾（一两） 羚羊角屑（三分） 独活（一两） 防风（一两，去芦头） 当归（一两） 桂心（一两） 牛膝（一两，去苗） 薏苡仁（一两） 附子（一两，炮裂，去皮脐） 五加皮（三分） 萆薢（一两） 虎胫骨（一两，涂酥，炙令黄）

右件药，捣细罗为末，炼蜜和捣三二百杵，圆如梧桐子大。每服食前，温酒下三十圆。

治妇人中风偏枯，手足瘦细，顽痹无力，熟干地黄散方。

熟干地黄（一两） 萆薢（一两） 当归（一两，锉，微炒） 防风（一两，去芦头） 桂心（一两） 干漆（一两，捣碎，炒令烟出） 附子（一两，炮裂，去皮脐） 川椒（半两，去目及闭口者，焙[⑦]去汗） 川乌头（半两，炮裂，去皮脐）

右件药，捣细罗为末，炼蜜和捣三二百杵，圆如梧桐子大。每服食前，以温酒下十圆。

治妇人中风偏枯，一边手足不收，顽麻不仁，筋脉拘急，不能运动，牛膝浸酒方。

牛膝（一两） 秦艽（一两） 天门冬（一两半，去心） 薏苡仁（一两） 独活（一两） 细辛（半两） 附子（一两，炮裂，去皮脐） 五加皮（一两） 桂心（一两） 丹参（一两） 杜仲（一两，去粗皮） 酸枣仁（一两） 仙灵脾（一两） 晚蚕沙（一两，微炒）

右件药，细锉，以生绢袋盛，以好酒一斗五升，浸经七日，每日不计时候，温饮一小盏，恒令有酒气为佳。

治妇人中风偏枯，手足挛急，顽痹不遂，晚蚕砂浸酒方。

晚蚕砂（一升） 茄子根（二两） 牛膝（二两，去苗） 大[⑧]麻子（半升） 牛蒡子（二两，微炒） 防风（一[⑨]两，去芦头） 羌活（一两） 秦艽（一两） 枸杞子（一两） 当归（二[⑩]两，锉，微炒） 桂心（一两） 虎胫骨（二[⑩]两，涂酥，炙令黄） 海桐皮（一两） 鼠粘子（二两）

右件药，细锉，以生绢袋盛，用好酒二斗，浸经七日，每日不计时候，温饮一小盏，常令酒气相接为佳。

治妇人中风偏枯，气血不调，骨节疼痛方。

蒴藋根（一两，锉，微炒） 凌霄花（一两）

右件药，捣细罗为散。每服食前，温酒调下一钱。

治妇人风痹手足不随诸方

夫妇人风痹者，由风寒湿三气合而为痹，风多者为风痹，其状肌肤尽痛，诸阳之经皆起于手足，而随行于身体，风寒之气客于肌肤，初始为痹，复伤阳经，随其虚处而停滞，与血气相搏，血气行则迟缓，使机关驰纵，故风痹而复手足不随也。

治妇人风痹，手足不随，身体疼痛，言语謇涩，筋脉挛急，独活散方。

独活（一两） 桑寄生（一两） 杜仲（三分，去粗皮，炙微黄，锉） 牛膝（一两，去苗） 细辛（三分） 秦艽（一两，去苗） 赤茯苓（一两） 桂心（一两） 防风（一两，去芦头） 芎䓖（三分） 附子（一两，炮裂，去皮脐） 当归（一两，锉，微炒） 甘草（半两，炙微赤，锉） 赤芍药（三分） 生干地黄（一两）

右件药，捣粗罗为散。每服四钱，以水一中盏，煎至六分，去滓，不计时候温服。

治妇人风痹疼痛，四肢不随，川乌头散方。

川乌头（半两，炮裂，去皮脐） 甘草（半两，炙微赤，锉） 细辛（半两） 川椒（半两，去目及闭口者，微炒去汗） 干姜（一两，炮裂，锉） 赤茯苓（一两） 防风（一两，去芦头） 当归（一两，锉，微炒） 秦艽（一两，去苗） 附子（一两半，炮裂，去皮脐） 桂心（一两） 赤芍药（一两半） 独活（二两） 牛膝（一两半，去苗）

右件药，捣筛为散。每服三钱，以水一中盏，入枣三枚，煎至六分，去滓，不计时候温服。

治妇人风痹，手足不随，筋脉拘急，不能行动，羌活散方。

羌活（一两半） 牛膝（一两半，去苗） 当归（一两半，锉，微炒） 防风（一两半，去芦头） 赤芍药（一两半） 附子（一两，炮裂，去皮脐） 五加皮（一两） 桂心（一两） 甘草（一两，炙微赤，锉） 薏苡仁（三两）

右件药，捣筛为散。每服四钱，以水一中盏，入生姜半分，煎至五分，去滓，不计时候温服。

治妇人风痹，手足不随，言语謇涩，防风散方。

防风（一两，去芦头） 五加皮（一两） 羌活（一两） 赤芍药（一两） 薏苡仁（三两） 羚羊角屑（一两） 附子（一两，炮裂，去皮脐） 牛膝（一两，去苗） 甘草（半两，炙微赤，锉）

右件药，捣粗罗为散。每服四钱，以水一中盏，入生姜半分，煎至六分，去滓，不计时候温服。

治妇人风痹，手足不仁，腰膝疼痛，筋脉挛急，萆薢散方。

萆薢（一两） 天麻（一两） 防风（三分，去芦头） 乌蛇肉（一两，酒拌，炒令黄） 五加皮（半两） 当归（三分，锉，微炒） 独活（三分） 芎䓖（三分） 麻黄（三分，去根节） 天雄（三分，炮裂，去皮脐） 牛膝（三分，去苗） 苍耳子（三分） 虎胫骨（一两，涂酥，炙令黄） 杜仲（三分，去粗皮，微炙，锉） 仙灵脾（三分） 薏苡仁（三分） 酸枣仁（三分） 川乌头（半两，炮裂，去皮脐）

右件药，捣细罗为散。每服食前，以豆淋酒调下一钱。

治妇人风痹，手足顽麻，筋脉抽搐，口眼不正，言语謇涩，乌蛇散方。

乌蛇肉（一两，酒拌，炒令黄） 天南星（一两，炮裂） 天雄（一两，炮裂，去皮脐） 土蜂儿（一两，微炒） 干蝎（半两，微炒） 桑螵蛸（半两，微炒） 赤箭（一两） 麻黄（一两，去根节） 羚羊角屑（半两） 薏苡仁（一两） 酸枣仁（二分） 柏子仁（三[11]分） 芎䓖（一两） 桂心（半两） 当归（三分，锉，微炒） 朱砂（半两，细研，水飞过） 麝香（一分，细研）

右件药，捣细罗为散。入研了药令匀，每服食前，以温酒调下一钱。

治妇人风痹，手足不随，行立无力，五加皮散方。

五加皮（一两） 萆薢（一两） 海桐皮（一两） 虎胫骨（一两半，涂酥，炙令黄） 牛膝（一两，去苗） 防风（一两，去芦头） 薏苡仁（一两） 鼠粘子（一两） 仙灵脾（一两） 当归（一两，锉，微炒） 续断（一两） 附子（一两，炮裂，去皮脐） 杜仲（一两，去粗皮，微炙，锉） 熟干地黄（一两）

右件药，捣细罗为散。每服食前，以温酒调下二钱。

治妇人中风，手足顽痹不随，骨节酸疼，筋脉拘急，行李稍难，牛膝圆方。

牛膝（一两半，去苗） 当归（一两，锉，微炒） 防风（一两，去芦头） 赤箭（一两） 天雄（一两，炮裂，去皮脐） 丹参（一两） 五加皮（一两） 杜仲（一两） 桂心（一两） 石斛（一两，去根） 葳灵骨（一两半） 仙灵脾（一两） 道人头（一两，炮裂，去皮脐）

川乌头（一两，炮裂，去皮脐） 虎胫骨（一两半，涂酥，炙令黄）

右件药，细罗为末，炼蜜和捣三二百杵，圆如梧桐子大。每服食前，以温酒下十五圆，渐加至二十圆。

治妇人风痹，手足不随，关节沉重，行立无力，乌头圆方。

川乌头（一两，炮裂，去皮脐） 防风（一两，去芦头） 天南星（一两，炮裂） 天雄（一两，炮裂，去皮脐） 白僵蚕（一两，微炒） 赤箭（一两） 牛膝（一两，去苗） 萆薢（三分） 乌蛇肉（一两半，酒拌，炒令黄） 丹参（三分） 仙灵脾（一两） 石南叶（三分） 柏子仁（三分） 茵芋（三分） 海桐皮（一两）

右件药，捣细罗为末，炼蜜和捣三二百杵，圆如梧桐子大。每服食前，以豆淋酒下二十圆。

治妇人风痹，手足不随，附子圆方。

附子（一两，炮裂，去皮脐） 天麻（一两） 牛膝（一两，去苗） 仙灵脾（一两） 川乌头（一两，炮裂，去皮脐） 防风（一两，去芦头） 虎胫骨（二[12]两，涂酥，炙令黄）

右件药，捣细罗为末，以酒煮面糊和圆，如梧桐子大。每服食前，以温酒下十圆。

治妇人风痹，手足不随，肢节急强，狗脊浸酒方。

狗脊（三两，去毛） 牛膝（五两，去苗） 丹参（三两） 当归（一两，锉，微炒） 芎䓖（二[12]两） 桂心（二两） 防风（二两，去芦头） 萆薢（二两） 仙灵脾（二两） 天蓼木（半斤） 川椒（一两，去目及闭口者，微炒去汗）

右件药，细锉，以生绢袋盛，用好酒二斗五升，浸经七日，每服温饮一小盏，常令有酒气，每取一升，即添酒一升，至五斗即住。

治妇人风痹，手足不随，仙灵脾浸酒方。

仙灵脾（二两） 牛膝（二两，去苗） 附子（二两，炮裂，去皮脐） 石南叶（二[12]两） 杜仲（二两，去粗皮，微炙）

右件药，细锉，以生绢袋盛，用好酒一斗五升，浸经七日，每服温饮一小盏。

治妇人中风角弓反张诸方

夫妇人角弓反张者，是体虚受风，风入诸阳之经也，人阴阳经络，周环于身，风邪乘虚，入于诸阳之经，则腰背反折，挛急如角弓之状也。

治妇人中风，身如角弓反张，心胸壅闷，言语謇涩，赤茯苓散方。

赤茯苓（一两） 芎䓖（一两） 当归（一两，锉，微炒） 桂心（二两） 细辛（一两） 栀子仁（一两） 独活（一两） 干姜（三分，炮裂，锉） 甘草（一两，炙微赤，锉） 石膏（二两） 羚羊角屑（一两） 麻黄（一两，去根节）

右件药，捣粗罗为散。每服四钱，以水一中盏，煎至六分，去滓，不计时候温服。

治妇人中风，筋脉拘急，腰背反张，状如角弓，言语謇涩，独活散方。

独活（一两） 羚羊角屑（三分） 桂心（三分） 当归（三分，锉，微炒） 黄芩（三分） 附子（一两，炮裂，去皮脐） 麻黄（一两，去根节） 防风（三分，去芦头） 细辛（三分）

右件药，捣粗罗为散。每服四钱，以水一中盏，煎至六分，去滓，不计时候温服。

治妇人中风，筋脉拘急，腰背反张，状如角弓，言语謇涩，当归散方。

当归（一两，锉，微炒） 防风（二两，去芦头） 羌活（一[13]两） 麻黄（一两半，去根节） 细辛（一两） 附子（一两，炮裂，去皮脐）

右件药，捣粗罗为散。每服四钱，以水一中盏，入生姜半分，煎至六分，去滓，不计时候温服。

治妇人中风，身如角弓反张，咽喉胸膈，痰壅不利，麻黄散方。

麻黄（一两，去根节） 羚羊角屑（一两） 羌活（一两） 桂心（半两） 防风（三分，去芦头） 细辛（三分） 枳壳（一两，麸炒微黄，去瓤） 川升麻（三分） 甘草（半两，炙微赤，锉）

右件药，捣粗罗为散。每服三钱，以水一中盏，入生姜半分、薄荷三七叶，煎至六分，去滓，不计时候温服。

治妇人中风，如角弓反张，口噤不能言，皮肤顽麻，筋脉抽掣，白僵蚕散方。

白僵蚕（一两，微炒） 乌蛇肉（半两，酒拌，炒令黄） 天麻（半两） 独活（半两） 天南星（半两，炮裂） 川乌头（半两，炮裂，去皮脐） 白附子（半两，炮裂） 防风（半两，去芦头） 犀角屑（半两） 蝉壳（半两，微炒） 桑螵蛸（半两，微炒） 朱砂（半两，细研，水飞过） 麝香（一分，细研）

右件药，捣细罗为散，入研了药令匀。每服不计时候，以温酒调下一钱。

治妇人中风，身如角弓反张，筋脉拘急，言语謇涩，心神烦闷，羚羊犀角散方。

羚羊角屑（一两） 赤箭（一两） 酸枣仁（一两） 薏苡仁（一两） 白附子（三分，炮裂） 羌活（半两） 芎䓖（三分） 犀角屑（半两） 当归（三分，锉，微炒） 白鲜皮（半两） 地骨皮（半两） 人参（三分，去芦头） 柏子仁（半两[14]） 鹿角胶（一两，捣碎，炒令黄燥） 蔓荆子（半两） 牛黄（一[15]分，细研） 麝香（一分，细研）

右件药，捣细罗为散，入研了药令匀。每服不计时候，以薄荷汤调下一钱。

治妇人中风，如角弓反张，或身体强直，牙关紧急，乌蛇圆方。

乌蛇肉（一两，酒拌，炒令黄） 白附子（一两，炮裂） 天麻（一两） 犀角屑（一两） 半夏（半两，汤洗七遍，生姜半两，去皮同捣令烂，炒干） 白僵蚕（半两，微炒） 天南星（半两，炮裂） 麻黄（半两，去根节） 桂心（半两） 独活（半两） 晚蚕砂（半两，微炒） 干蝎（半两，微炒） 麝香（一分，细研）

右件药，捣细罗为末，入研了药令匀，炼蜜和捣三二百杵，圆如梧桐子大。每服不计时候，以豆淋酒研下七圆。

治妇人中风，脊急反张如弓之状，紫汤方。

鸡粪白（一合，炒微黄） 大豆（二合，炒熟） 防风（一两，去芦头）

右件药，捣粗罗为散。每服三钱，以水酒各半中盏，煎至六分，去滓，不计时候温服效。

治妇人中风，身如角弓反张，口噤昏沉，宜服此方。

川乌头（一两，炮裂，去皮脐）　鸡粪白（一两，炒微黄）

右件药，捣细罗为散。每服不计时候，以温酒调下一钱。

治妇人中风口噤诸方

夫妇人中风口噤者，是体虚受风，风入颔颊夹口之筋也，手五阳之筋，结入于颔颊，足阳明之筋，上夹于口，而风挟冷，乘虚入其筋，则筋挛，故引牙关急而口噤也。

治妇人中风，心胸痰壅，口噤不能语，肝气厥不识人，宜服此羚羊角散方。

羚羊角屑（一两）　细辛（二分）　枳壳（一两，麸炒微黄，去瓤）　白术（一两）　当归（一两，锉，微炒）　桂心（一两）　木通（一两，锉）　汉防己（一两）　附子（一两，炮裂，去皮脐）　赤茯苓（一两）　甘菊花（一两）　防风（一两，去芦头）　葛根（一两，锉）　秦艽（二两，去苗）　枫树寄生（三两）

右件药，捣粗罗为散。每服四钱，以水一中盏，入生姜半分，煎至五分，去滓，入淡竹沥一合，更煎一两沸，不计时候，拗开口温灌之。

治妇人中风，咽中气塞壅闷，口噤不语，肝厥不识人，或加针灸不知痛处，宜服此桂心散方。

桂心（二两）　防风（一两，去芦头）　汉防己（一两）　麻黄（一两，去根节）　白术（一两）　人参（一两，去芦头）　黄芩（一两）　细辛（一两）　茵芋（一两）　秦艽（一两，去苗）　附子（一两，炮裂，去皮脐）　甘草（一两，炙微赤，锉）

右件药，捣粗罗为散。每服四钱，以水一中盏，入生姜半分，煎至五分，去滓，入淡竹沥一合，更煎一两沸，不计时候，拗开口温灌之。

治妇人卒中风，口噤不能语，四肢急掣，偏挛，防风散方。

防风（一两，去芦头）　赤芍药（一两）　葛根（一两，锉）　黄芩（一两）　茵芋（一两）　白术（一两）　桂心（一两）　麻黄（一两，

去根节）　甘草（一两，炙微赤，锉）　人参（半两，去芦头）　汉防己（半两）　石膏（一两）

右件药，捣粗罗为散。每服四钱，以水一中盏，入生姜半分，煎至六分，去滓，不计时候，拗开口温灌之。

治妇人中风，口噤不识人，独活散方。

独活（半两）　防风（半两，去芦头）　干姜（一分，炮裂，锉）　桂心（半两）　当归（半两，锉，微炒）　甘草（半两，炙微赤，锉）

右件药，捣筛为散。每服四钱，用酒一中盏，煎至六分，去滓，不计时候，拗开口灌之。

治妇人中风，口噤，四肢拘急，天南星散方。

天南星（半两，生姜汁拌，炒令黄）　白附子（半两，炮裂）　附子（半两，炮裂，去皮脐）　乌蛇肉（半两，酒拌，炒令黄）　干蝎（半两，微炒）

右件药，捣细罗为散。每服半钱，以生姜温酒调下，不计时候，拗开口灌之。

治妇人中风口噤，四肢强直，走马散方。

天麻（半两）　附子（半两，炮裂，去皮脐）　桂心（一分）　石膏（一分，细研如面）　麻黄（一分，去根节）　干蝎梢（一分）　川乌头（一分，炮裂，去皮脐）　天南星（一分，炮裂）　麝香（半分，研入）

右件药，捣细罗为散，入研了药令匀。每服一字，以豆淋酒调下，不计时候，拗开口灌之。

治妇人中风口噤，乌蛇散方。

乌蛇肉（半两，酒拌，炒令黄）　干蝎（半两，微炒）　天麻（半两）　天南星（半两，炮裂）　白僵蚕（半两，微炒）　腻粉（半两，研入）

右件药，捣细罗为散，研入腻粉令匀。每服一字，以生姜酒调下，拗开口灌之。

治妇人中风口噤迷闷，雄黑豆酒方。

雄黑豆（三合，小紧者是）　鸡粪白（二合）

右件药，先炒豆声欲绝，入鸡粪白同炒令黄，投入酒五升，后去滓，每服一小盏，拗开口灌之。

治妇人中风口噤，言语不得，白术酒方。

白术（三两，捣碎）　黑豆（三两，炒令熟）

右件药，以酒四升，煎至二升，去滓，分温四服，拗开口灌之。

治妇人中风口噤，舌本缩方。

芥子（一升）

右件药，细研，以醋三升，煎取一升，涂颔颊下，立效。

治妇人血风心神惊悸诸方

夫妇人血风惊悸者，是风乘于心故也。心藏神，为诸脏之主，若血气调和，则心神安定，若虚损，则心神虚弱，故风邪乘虚干之，故惊而悸动不定也，其惊悸不止，则变恍惚而忧惧者也。

治妇人血风，心神惊悸，头痛，眠卧不安，四肢烦疼，不思饮食，酸枣仁散方。

酸枣仁（三分，微炒）　犀角屑（半两）　黄芪（三分，锉）　赤芍药（三分）　枳壳（半两，麸炒微黄，去瓤）　防风（半两，去芦头）　细辛（半两）　茯神（一两）　当归（三分，锉，微炒）　龙齿（三分）　桑根白皮（一两）　独活（半两）　子芩（三分）　麦门冬（三分，去心）　石膏（二两）　人参（一两，去芦头）　羚羊角屑（三分）　甘草（半两，炙微赤，锉）

右件药，捣粗罗为散。每服四钱，以水一中盏，入生姜半分、枣二枚，煎至六分，去滓，不计时候温服。

治妇人血风，气壅多发，心神惊悸，羚羊角散方。

羚羊角屑（一两）　茯神（三分）　麦门冬（三分，去心）　生干地黄（一两）　黄芪（半两）　人参（三分，去芦头）　甘草（半两，炙微赤，锉）　防风（三分，去芦头）　桑根白皮（半两，锉）

右件药，捣筛为散。每服四钱，以水一中盏，入生姜半分、淡竹叶二七片，煎至六分，去滓，不计时候温服。

治妇人血风，心气不足惊悸，言语谬误，恍恍惚惚，心中烦闷，远志散方。

远志（半两，去心） 茯神（一两） 独活（一两） 甘草（半两，炙微赤，锉） 白芍药（半两） 当归（半两，锉，微炒） 桂心（半两） 麦门冬（三分，去心） 人参（一两，去芦头） 附子（半两，炮裂，去皮脐） 黄芪（一两，锉） 羚羊角屑（一两）

右件药，捣筛为散。每服四钱，以水一中盏，入生姜半分，煎至六分，去滓，不计时候温服。

治妇人血风，五脏大虚，惊悸，变[16]神定志，茯神散方。

茯神（一两） 防风（三分，去芦头） 人参（一两，去芦头） 远志（三分，去心） 甘草（半两，炙微赤，锉） 龙骨（一两） 桂心（三分） 独活（一两） 细辛（三分） 干姜（半两，炮裂，锉） 白术（三分） 酸枣仁（一两，微炒）

右件药，捣筛为散。每服四钱，以水一中盏，煎至六分，去滓，不计时候温服。

治妇人血风，心气虚，惊悸喜忘，不能进食，铁精散方。

铁精（一两） 生干地黄（一两） 远志（一两，去心） 桂心（三分） 黄芪（一两，锉） 紫石英（一两，细研） 防风（三分，去芦头） 当归（三分，锉，微炒） 人参（一两，去芦头） 白茯苓（一两） 甘草（半两，炙微赤，锉） 白术（半两） 羌活（半两） 茯神（一两） 麦门冬（三分，去心）

右件药，捣筛为散。每服四钱，以水一中盏，入生姜半分、枣三枚，煎至六分，去滓，不计时候温服。

治妇人血风气，心烦惊悸，恐畏恍惚，神思不定，少欲饮食，四肢疼痛，人参散方。

人参（一两，去芦头） 远志（半两，去心） 当归（三分，锉，微炒） 附子（半两，炮裂，去皮脐） 细辛（半两） 桂心（半两） 干姜（半两，炮裂，锉） 防风（半两，去芦头） 龙齿（一两） 菖蒲（半两） 茯神（一两） 黄芪（半两，锉） 白术（三分） 熟干地黄（一两） 甘草（一分，炙微赤，锉）

右件药，捣筛为散。每服四钱，以水一中盏，入生姜半分、枣三枚，煎至六分，去滓，不计时候温服。

治妇人血风烦热，心神惊悸，筋脉拘急，肢节疼痛，不欲饮食，防风散方。

防风（三[17]分，去芦头） 人参（一两，去芦头） 茯苓（一两） 远志（半两，去心） 细辛（半两） 羚羊角屑（三分） 生干地黄（三分） 赤芍药（三分） 沙参（半两，去芦头） 白术（半两） 酸枣仁（半两，微炒） 桂心（半两） 独活（一两） 甘草（半两，炙微赤，锉） 当归（三分，锉，微炒）

右件药，捣粗罗为散。每服四钱，以水一中盏，入生姜半分、枣三枚，同煎至六分，去滓，不计时候温服。

治妇人血风，心神惊悸，恍惚失常，或瞋恚悲愁，志意不乐，紫石英散方。

紫石英（三分，细研） 白石英（三分，细研） 朱砂（三分，细研，水飞过） 龙齿（一两） 人参（一两，去芦头） 琥珀（半两） 天雄（半两，炮裂，去皮脐） 犀角屑（半两） 远志（三分，去心） 生干地黄（半两） 沙参（半两，去芦头） 茯神（一两） 桂心（半两） 防风（三分，去芦头） 麦门冬（一两半，去心，焙）

右件药，捣细罗为散。不计时候，以温酒调下一钱。

治妇人血风，气壅多惊悸，头目旋痛，烦热恍惚，镇心朱砂圆方。

朱砂（一两半，细研，水飞过） 龙脑（一分，细研） 牛黄（半两，细研） 龙齿（一两） 天竹黄（一两，细研） 虎睛（二对，酒浸一宿，微炙） 地骨皮（三分） 紫石英（一两，细研，水飞过） 白僵蚕（三分，微炒） 马牙消（一两，细研） 金箔（一百片，细研） 银箔（一百片，细研） 赤箭（一两） 当归（三分，锉，微炒） 蔓荆子（半两） 麝香（半两，细研） 犀角屑（一两） 远志（一两，去心） 铅霜（一两，细研） 人参（一两，去芦头） 茯神（一两半） 麦门冬（一两半，去心，焙） 独活（一两） 甘菊花（一两） 防风（一两，去芦头） 子芩（一两） 甘草（半两，炙微赤，锉）

右件药，捣罗为末，入研了药，更研令匀，炼蜜和捣五七百杵，圆如梧桐子大。每于食后及夜临卧时，以荆芥薄荷汤内入淡竹沥半合，嚼下十圆。

治妇人血风，气上攻，心神恍惚惊悸，眠卧不安，龙齿圆方。

龙齿（一两，细研） 朱砂（三分，细研，水飞过） 麝香（一钱，细研） 犀角屑（半两） 人参（三分，去芦头） 茯神（一两） 赤箭（一分） 槟榔（半两） 当归（三分，锉，微炒） 远志（一分，去心） 防风（半两，去芦头） 天麻（三分） 生干地黄（半两）

右件药，捣罗为末，炼蜜和捣三五百杵，圆如梧桐子大。每服不计时候，研薄荷暖酒下二十圆。

治妇人血风，心神烦热，恍惚多惊，不得眠卧，玳瑁圆方。

生玳瑁屑（一两） 生金屑（半两，细研） 自然铜（半两，细研） 不[18]灰木（一两，用牛粪火烧通赤） 真珠末（一两） 琥珀（一两，细研） 犀角屑（一两） 铁粉（三分，细研） 牛黄（一分，细研） 朱砂（三分，细研，水飞过） 龙脑（一分，细研） 麝香（一分，细研）

右件药，捣罗为末，入研了药，重研令匀，以炼蜜和捣五七百杵，圆如鸡头实大。每服不计时候，煎麦门冬汤嚼下五圆。

治妇人血风，气壅，多惊悸烦躁，镇心圆方。

铁精（三分） 人参（一两，去芦头） 茯神（一两） 龙齿（三分） 金箔（一分） 铅霜（一分半，金银箔同细研） 银箔（一分） 紫菀（三分，洗去苗土） 麦门冬（一两半，去心，焙） 甘草（半两，炙微赤，锉） 黄芩（半两） 生干地黄（一两）

右件药，捣罗为末，入研了药，同研令匀，以炼蜜和捣三五百杵，圆如梧桐子大。每于食后，煎淡竹叶汤嚼下十圆。

治妇人风眩头疼诸方

夫妇人风眩，是体虚受风，风入于脑也。诸脏腑之精，皆上注于目，其血气与脉，并上属于脑，循脉引于目系，目系急故令眩也。其眩不止，风邪甚者，变为癫疾也。

治妇人风眩，头目昏闷烦疼，言语謇涩，痰逆，不下饮食，蔓荆子散方。

蔓荆子（三分） 防风（三分，去芦头） 羌活（三分） 芎䓖（二分） 羚羊角屑（三分） 细辛（半两） 枳壳（三[19]分，麸炒微黄，去瓤） 甘菊花（半两） 前胡（三分，去芦头） 白芷（半两） 藁本

（半两） 石膏（二两） 赤茯苓（三分） 旋覆花（半[20]两） 麻黄（三分，去根节） 荆芥（三分） 甘草（半两，炙微赤，锉）

右件药，捣筛为散。每服四钱，以水一中盏，入生姜半分，煎至六分，去滓，不计时候温服。

治妇人风眩头疼，痰壅烦闷，不下饮食，旋覆花散方。

旋覆花（半两） 白芷（半两） 芎䓖（半两） 藁本（半两） 蔓荆子（半两） 赤茯苓（一两） 防风（半两，去芦头） 枳壳（半两，麸炒微黄，去瓤） 独活（半两） 细辛（半两） 羌活（半两） 石膏（二两） 半夏（半两，汤洗七遍，去滑） 前胡（一两，去芦头） 羚羊角屑（三[21]分） 杜若（三分） 甘草（半两，炙微赤，锉） 甘菊花（半两）

右件药，捣粗罗为散。每服三钱，以水一中盏，入生姜半分、薄荷七叶，煎至六分，去滓，不计时候温服。

治妇人风眩，头疼呕逆，身体时痛，情思昏闷，独活散方。

独活（一两） 白术（三分） 防风（三[21]分，去芦头） 细辛（三分） 人参（三分，去芦头） 石膏（二两） 半夏（半两，汤洗七遍，去滑） 赤芍药（半两） 甘草（半两，炙微赤，锉） 芎䓖（三分） 荆芥（三分）

右件药，捣粗罗为散。每服三钱，以水一中盏，入生姜半分、薄荷七叶，煎至六分，去滓，不计时候温服。

治妇人风眩头疼，心神烦热，恍惚不得睡卧，少思饮食，茯神散方。

茯神（一两） 黄芪（三分，锉） 赤芍药（三分） 麦门冬（三分，去心） 石膏（一两半） 蔓荆子（三分） 人参（一两，去芦头） 防风（半两，去芦头） 酸枣仁（三分，微炒） 羚羊角屑（三分） 柴胡（一两，去苗） 甘草（半两，炙微赤，锉）

右件药，捣粗罗为散。每服四钱，以水一中盏，入生姜半分，煎至六分，去滓，不计时候温服。

治妇人风眩头疼，四肢烦热疼痛，痰逆不思饮食，羚羊角散方。

羚羊角屑（半两） 人参（三分，去芦头） 茯神（二分） 半夏（半两，汤洗七遍，去滑） 防风（半两，去芦头） 犀角屑（半两）

赤箭（一两） 枳壳（半两，麸炒微黄，去瓤） 蔓荆子（半两） 石膏（二两） 芎䓖（三分） 杜若（三分） 细辛（半两） 前胡（一两，去芦头） 甘草（半两，炙微赤，锉）

右件药，捣粗罗为散。每服三钱，以水一中盏，入生姜半分，煎至六分，去滓，不计时候温服。

治妇人风眩头疼，心神闷乱，肩背四肢烦疼，不欲饮食，石膏散方。

石膏（二两） 羌活（半两） 防风（半两，去芦头） 桑根白皮（三分，锉） 赤茯苓（三分） 枳壳（三分，麸炒微黄，去瓤） 赤芍药（三分） 芎䓖（三分） 黄芩（三分） 当归（三分，锉，微炒） 甘草（半两，炙微赤，锉） 柴胡（一两，去苗） 羚羊角屑（半两） 酸枣仁（半两，微炒） 甘菊花（半两）

右件药，捣粗罗为散。每服四钱，以水一中盏，入生姜半分，煎至六分，去滓，不计时候温服。

治妇人头痛目眩，心神烦渴，甘菊花饮子方。

甘菊花（一分） 石膏（一两，捣碎） 葛根（半两，锉） 薄荷（一握，切） 生姜（一分，拍碎） 葱白（一握，切） 豉（一合）

右件药，以水二大盏，煎至一盏，去滓，不计时候，分温三[21]服。

治妇人风眩头疼，心神昏闷，四肢缓弱，天雄散方。

天雄（一两，炮裂，去皮脐） 防风（一两，去芦头） 山茱萸（一两） 芎䓖（一两） 薯蓣（一两） 人参（一两，去芦头） 白术（一两半） 远志（一两，去心） 独活（一两） 桂心（一两） 葛根（一两，锉） 茯神（一两） 莽草（一两） 石膏（二两） 甘菊花（三分）

右件药，捣粗罗为散。每服四钱，以水酒各半中盏，煎至六分，去滓，不计时候温服。

治妇人风眩头疼，目被风牵引，偏视不明，细辛散方。

细辛（三分） 秦艽（一两，去苗） 独活（一两） 桂心（一两） 山茱萸（一两） 天雄（一两，炮裂，去皮脐） 薯蓣（一两）

右件药，捣细罗为散。每服不计时候，以温酒调下一钱。

治妇人风眩头旋，卒倒，痰涎壅滞，四肢拘急，金乌散方。

乌鸦（一只，去嘴足） 狐肝（一具，以上同入罐子内，用细泥固济候干，烧令相赤抽火，以土[22]窨定罐子候冷取出，捣罗为末入后药）　天麻（半两）　白附子（半两，炮裂）　天南星（半两，炮裂）　白僵蚕（半两，微炒）　桑螵蛸（半两，微炒）　甘菊花（半两）　麝香（一分，细研）

右件药，捣细罗为末，入前烧了药末，及麝香，更研令匀。每服不计时候，以豆淋薄荷酒调下一钱。

又方。

天雄（三分，炮裂，去皮脐）　蔓荆子（三分）　甘菊花（半两）　山茱萸（一两）　薯蓣（一两半）

右件药，捣细罗为散。每服不计时候，以温酒调下一钱。

又方。

槐子（一两，微炒）　牛蒡子（一两，微炒）

右件药，捣细罗为散。每于食后，以温水调下一钱。

治妇人风瘙痒诸方

夫妇人风瘙痒者，由体虚受风邪故也。风入腠理，与血气相搏，而俱往来在于皮肤之间，邪气微，不能为痛，但瘙痒也。

治妇人血风，皮肤瘙痒，心胸烦闷，宜服莽草散方。

莽草（一两）　羌活（三分）　羚羊角屑（三分）　景天（三分）　白蒺藜（三分，微炒，去刺）　茺蔚子（三分）　凌霄花（三分）　鬼箭羽（三分）　丹参（三分）　防风（三分，去芦头）　细辛（三分）　枳壳（三分，麸炒微黄，去瓤）

右件药，捣筛为散。每服三钱，以水一中盏，煎至六分，去滓，不计时候温服。

治妇人血游风，遍身瘙痒不止，鬼箭散方。

鬼箭羽（一两）　白蒺藜（一两，微炒去刺）　桂心（半两）　麻黄（一两，去根节）　赤箭（三分）　独活（三分）　芎䓖（二分）　薏苡仁（二分）　蛇床子（半两）　枳壳（三分，麸炒微黄，去瓤）　甘草（半两，炙微赤，锉）

右件药，捣筛为散。每服三钱，以水一中盏，煎至六分，去滓，不计时候温服。

治妇人血风瘙痒，乌蛇散方。

乌蛇（二两，汤浸去皮骨，酥拌炒令黄） 白蒺藜（三分，微炒，去刺） 蛇床子（三分） 桂心（三分） 防风（三分，去芦头） 独活（三分） 当归（三分） 藁本（三分） 细辛（三分） 枫香（三分） 凌霄花（三分） 牛蒡子（三分，微炒） 枳壳（三分，麸炒微黄，去瓤） 莽草（三分） 干蝎（半两，微炒）

右件药，捣细罗为散。不计时候，以温酒调下一钱。

治妇人血风，皮肤瘙痒不止，皂荚刺散方。

皂荚刺（一两，炙微黄） 乌喙（一两，炮裂，去皮脐） 茵芋（三分） 白花蛇（二两，酒浸去皮骨，炙微黄） 秦艽（三分，去苗） 天麻（三分） 独活（三分） 白蒺藜（三分，微炒，去刺） 蛇床子（一分） 麻黄（三分，去根节） 莽草（三分，微炒） 槐子仁（三分，微炒） 景天花（三分） 踯躅花（三分，酒拌微炒） 枫香（三分） 枳壳（三分[23]，麸炒微黄，去瓤） 麝香（一分，细研入）

右件药，捣细罗为散。不计时候，以荆芥酒调下一钱。

治妇人血风，皮肤瘙痒，心神烦闷，及血游风不定，并宜服此何首乌散方。

何首乌（半两） 防风（半两，去芦头） 白蒺藜（半两，微炒去刺） 枳壳（半两，麸炒微黄，去瓤） 天麻（半两） 胡麻（半两） 白僵蚕（半两，微炒） 茺蔚子（半两） 蔓荆子（半两）

右件药，捣细罗为散。每服不计时候，煎茵陈汤调下一钱。

治妇人血风，皮肤瘙痒不可禁止，白蒺藜汤洗方。

白蒺藜 防风 道人头 蛇床子 卷柏 黄芪 漏芦 （以上各一两半） 羊蹄根（二两） 蒴藋根（三两）

右件药，细锉，以水一斗，煎至五升，去滓，看冷暖，于避风处洗之。

治妇人血风，举体痒如虫行皮肤上，搔之皮起欲成疮，蛇床子汤洗方。

蛇床子（三合） 蒺藜皮（三合） 防风（三两） 川大黄（一两[24]） 大戟（三两） 茺蔚子（二合） 白矾（二两）

右件药，捣筛，以水一斗，煎至五升，次入酒二升，更煎十余沸，去滓，看冷暖，于避风处洗之。

治妇人风邪癫狂诸方

夫妇人癫狂病者，由血气虚，受风邪所为也。人禀阴阳之气而生，风邪入并于阴则为癫，入并于阳则为狂，阴之与阳，有虚有实，随其虚时，为邪所并则发也。癫者卒发，意不乐，直视仆地，吐涎沫，口㖞目急，手足缭戾，无所觉知，良久乃苏。狂者少卧不饥，自高贤也，自辨智也，自贵倨也，妄笑好歌，妄行不休，故曰癫狂也。

治妇人风邪，恍惚悲啼，或狂走不定，如有鬼神所着，口噤，水浆不下，面目变色，甚者不识人，五邪菖蒲散方。

菖蒲（一两，九节者）　秦艽（半两）　桂心（半两）　当归（半两，锉，微炒）　禹余粮（半两，捣碎）　人参（半两，去芦头）　附子（半两，炮裂，去皮脐）　黄芩（半两）　远志（半两，去心）　防风（半两，去芦头）　龙骨（一两）　赤石脂（一两）　赤茯苓（一两）　赤芍药（一两）　芎䓖（一两）　汉防己（一两）　甘草（三分，炙微赤，锉）

右件药，捣筛为散。每服三钱，以东流水一中盏，煎至六分，去滓，食前温服。

治妇人风邪癫狂，或啼泣不止，或歌笑无度，或心神恐惧，或言语失常，防风散方。

防风（一两，去芦头）　茯神（一两）　独活（一两）　远志（一两，去心）　人参（一两，去芦头）　龙齿（一两）　秦艽（半两）　菖蒲（一两）　石膏（一两）　牡蛎（一两）　禹余粮（半两）　蛇蜕皮（一尺，烧灰）　桂心（半两）　甘草（三[25]分，炙微赤，锉）

右件药，捣筛为散。每服三钱，以水一中盏，煎至六分，去滓，不计时候温服。

治妇人风邪，癫狂乱语不识人，羚羊角散方。

羚羊角屑（三分） 独活（半两） 远志（半两，去心） 茯神（一两） 菖蒲（半两） 防风（半两，去心） 人参（三分，去芦头） 生干地黄（三分） 石膏（一两） 麦门冬（一两，去心） 龙齿（一两） 白鲜皮（一两）

右件药，捣筛为散。每服三钱，以水一中盏，煎至六分，去滓，不计时候温服。

治妇人风邪癫狂，发作无时，牛黄散方。

牛黄（半两，细研） 麝香（一分，细研） 琥珀（二分，细研） 桂心（半两） 赤箭（三分） 白附子（三分，炮裂） 铅霜（三分，细研） 金箔（五十片，细研） 银箔（五十片，细研） 朱砂（三分，细研） 羚羊角屑（三分） 虎头骨（三分，烧灰） 犀角屑（三分） 茯神（三分） 人参（二[26]分，去芦头） 雄黄（二分，细研） 干蝎（一分，微炒） 羌活（三分）

右件药，捣细罗为散，入研了药，同研令匀，每服不计时候，以温酒调下一钱。

治妇人风邪，神识不安，癫狂，言语失次，如见鬼神，真珠散方。

真珠（三分，细研，水飞过） 水精（三分，细研，水飞过） 铅霜（三分，细研） 人参（一两，去芦头） 茯神（一两） 朱砂（一两，细研，水飞过） 雄黄（半两，细研） 金箔（五十片，细研） 银箔（五十片，细研） 琥珀（一分，细研）

右件药，捣细罗为散，入研了药，令匀，每服不计时候，用薄荷汁调下半钱。

治妇人风邪，悲思愁忧，喜怒无常，梦寐不安，心神恐惧，远志散方。

远志（三分，去心） 白术（一分，微炒） 桂心（半两） 茵芋（半两） 天雄（半两，炮裂，去皮脐） 龙齿（半两） 菖蒲（半两） 附子（半两，炮裂，去皮脐） 生干地黄（半两） 细辛（半两） 甘草（半两，炙微赤，锉） 杨柳上寄生（一两）

右件药，捣细罗为散。每服空心及食前，以温酒调下一钱。

治妇人风邪，癫狂，发歇无常，跳踯大叫，张目挥臂，恒欲打人，或时大走，不避水火，虎睛散方。

虎睛（二对，新者慢火炙令黄取仁） 露蜂房（一两，微炙） 石长生（一两） 枫树寄生（三两） 茯神（一两） 防风（一两，去芦头） 独活（一两） 天雄（一两，炮裂，去皮脐） 当归（一两，锉，微炒） 桂心（一两） 鸡头并肝（一具，炙令黄） 甘草（三分，炙微赤，锉） 朱砂（半两） 麝香（一分，研入）

右件药，捣细罗为散，入研了药令匀。每服不计时候，以温酒调下一钱。

治妇人风邪凌心，言语不定，精神恍惚，乃成癫狂，发歇无时，宜服安神镇心琥珀圆方。

琥珀（一两，细研） 真珠（一两，细研，水飞过） 牛黄（半两，细研） 天竹黄（一两，细研） 铁粉（一两） 光明砂（三分，细研，水飞过） 金箔（五十片，细研） 银箔（五十片，细研） 龙齿（一两，细研如粉） 腻粉（半两，研入） 麝香（一分，细研） 犀角屑（三分） 露蜂房（半两，微炙） 龙胆（半两） 川升麻（半两） 天门冬（三分，去心，焙） 钩藤（三分） 茯神（三分） 菖蒲（三分） 远志（三分，去心） 麦门冬（三分，去心，焙） 人参（三分，去芦头） 白鲜皮（三分） 黄芩（半两） 蚱蝉（半两，微炒） 干蝎（半两，微炒） 甘草（半两，炙微赤，锉）

右件药，捣细罗为末，入研了药令匀，炼蜜和捣三五百杵，圆如梧桐子大。每服以竹叶汤下十五圆。

治妇人风邪癫狂，每发，狂乱妄语，倒错不识人，铁粉圆方。

铁粉（二两，细研） 蛇蜕皮（半两，烧灰） 鬼督邮（三分） 龙齿（二[27]两） 寒水石（二两） 败天公（一两，烧灰） 防风（一两，去芦头） 沙参（半两，去芦头） 羖[28]羊角屑（一两半） 龙胆（二两，去芦头） 羚羊角屑（二两） 蚱蝉（一两，微炒） 地骨皮（二两） 高陆（一两） 牛黄（一分，细研） 石膏（二两，细研，水飞过） 黄连（半两，去须）

右件药，捣罗为末，入研了药，同研令匀，炼蜜和捣一千杵，圆如梧桐子大。每服不计时候，煎地骨皮汤下二十圆。

治妇人风邪，发癫狂及诸痫，并宜服虎睛圆方。

虎睛（一对，微炙） 秦艽（半两，去苗） 龙齿（半两） 防葵（半两） 黄芩（半两） 雄黄（半两，细研，水飞过） 汉防己（半两） 牛黄（半两，细研） 羌活（一分） 川升麻（三分） 寒水石（二[29]分） 远志（二[30]分，去心） 茯神（半两） 石膏（一两，细研） 天雄（半两，炮裂，去皮脐） 鬼箭羽（一分） 蛇蜕皮（五两，微炒） 露蜂房（一分） 白鲜皮（一分） 白薇（一分） 贯众（一分） 麝香（一分，细研）

右件药，捣罗为末，入研了药，同研令匀，炼蜜和捣五七百杵，圆如梧桐子大。每服不计时候，以温水下二十圆。

治妇人风邪，癫狂大叫奔走，宜服此方。

虾蟆（一枚，大者去肠中滓令净并肠胃却内腹中，入瓶子中固济，渐以火烧通赤以土俺[31]定，隔日取出）

右件药，入麝香一钱，同研令细，每服，以新汲水调下一钱。

又方。

伏龙肝（取灶心赤者良）

右件药，研令极细，每服，以东流水调下一钱，日二服。

治妇人风瘙身体瘾疹诸方

夫妇人体虚，为风邪气客于皮肤，复逢风寒相[32]折，则起风瘙瘾疹，若赤疹者，犹凉湿折于肌中之极热，热结成赤疹也，得大热则剧，取冷则差也。白疹者，由风气折于肌，肌中热，热与风相搏，所为白疹也，得天阴雨冷则剧，出风中亦剧，得晴暖则减，着衣暖亦差也，脉浮而洪，浮即为风，洪则为气，风气相搏，则生瘾疹，身体为痒，凡人汗出，不可露卧，及浴，使人身振寒热生风疹也。

治妇人风瘙，皮肤中如虫行，及生瘾疹，搔之作疮，面头[33]心烦，宜服蒺藜散方。

白蒺藜（三分，微炒，去刺） 羚羊角屑（三分） 黄芩（半两） 细辛（半两） 人参（半两，去芦头） 苦参（半两，锉） 蛇床子（半两） 秦艽（半两，去苗） 防风（半两，去芦头） 麻黄（半两，去根节） 当归（半两，锉，微炒） 甘草（半两，炙微赤，锉） 莽草（三分，微炙） 枳壳（半两，麸炒微黄，去瓤）

右件药，捣筛为散。每服三钱，水一中盏，煎至六分，去滓，不计时候温服。

治妇人风瘙，瘾疹遍身，搔痒，状若虫行，或发或歇，莽草散方。

莽草（一两） 麻黄（三分，去根节） 沙参（三分，去芦头） 独活（半两） 黄芪（半两，锉） 白蒺藜（三分，微炒，去刺） 防风（半两，去芦头） 芎䓖（半两） 犀角屑（半两） 天门冬（三分，去心） 凌霄花（半两） 甘草（半两，炙微赤，锉）

右件药，捣筛为散。每服三钱[34]，水一中盏，煎至六分，去滓，不计时候温服。

治妇人风瘙，发则至头面皮肤生瘾疹，搔之成疮，乌蛇圆方。

乌蛇肉（一两半，酒拌，炒令黄） 白蒺藜（一两半，微炒去刺） 苦参（一两半，锉） 沙参（一两，去芦头） 秦艽（一两，去苗） 独活（一两） 天门冬（一两半，去心，焙） 莽草（一两） 蛇床子（一两） 白鲜皮（一两） 川大黄（一两，锉碎，微炒） 枳实（一两，麸炒微黄）

右件药，捣罗为末，炼蜜和捣三二百杵，圆如梧桐子大。每服不计时候，以荆芥汤下三十圆。

治妇人风瘙，皮肤生瘾疹，痒痛，或有细疮，苍耳子圆方。

苍耳子（三[35]两） 苦参（二两） 白蒺藜（二两，微炒去刺） 蝉壳（一两，微炒）

右件药，捣细罗为末，炼蜜和圆，如梧桐子大。每服不计时候，以温酒下二十圆。

治妇人风瘙身痒，主瘾疹，久不差，蒴藋膏方。

蒴藋根（二两，锉） 白蒺藜（一两） 独活（一两） 附子（一两，生，去皮脐） 川椒（半两） 防风（一两） 犀角屑（一两） 漏芦（一两） 白芷（一两） 苦参（一两） 川升麻（一两） 白及（一两） 汉防己（一两） 木香（半两） 枳实（一两） 茺蔚子（一两） 莽草（一两） 蛇衔草（一两）

右件药，细锉，以醋浸一宿，明旦用铛中，入炼成猪膏三斤，内药于炭火上，慢熬，候白芷色黄赤，膏成去滓，入瓷器中盛，取涂摩之，日可三五上差。

治妇人风瘙，遍身生瘾疹，痒搔之，随手肿起，莽草膏方。

莽草（三分） 当归（一两） 芎䓖（一两） 大戟（一两） 细辛（一两） 苦参（一[36]两） 芫花（一两） 川椒（一两） 附子（一两） 踯躅花（一两） 景天（一两） 蒴藋根（一两）

右件药，细锉，用炼成猪膏二斤，入药煎，候附子黄赤色，膏成，去滓，倾入瓷器中盛，涂于病上，日三用之。

治妇人风瘙，瘾疹身痒不止，宜用淋蘸方。

马蔺（二两） 蒴藋根（一两） 茺蔚子（二两） 白巩（二两） 白蒺藜（二[37]两） 茵芋（二两） 羊桃根（二两） 蓖麻叶（一两） 凌霄花（二两）

右件药，细锉，以水二斗，煮取一斗，去滓，于避风处洗之。

又方。

蛇床子（半斤） 景天（半斤） 蒺藜子（半斤）

右件药，以水一斗，煮取五升，去滓，绵渍拭之，日四五度差。

又方。

凌霄花（三两） 蒴藋根（半斤，锉）

右件药，以水七升，煮取三升，滤去滓，入白矾末二两，搅匀，以绵渍，频拭于疹上，后煮槐柳汤浴之。

又方。

取苍耳花叶子等分，捣细罗为末。 每服，以豆淋酒调下二钱。

又方。

取景天捣绞取汁涂之。

又方。

以醋浆水磨白矾涂之。

治妇人血风烦闷诸方

夫妇人血风烦闷者，由腑脏劳伤，血气虚而风邪乘之，搏于血，使气不宣，而否涩则生于热，或肢节烦疼，口干少卧，皆因虚弱，而气血壅滞，故烦闷也。

治妇人血风烦闷，四肢烦疼，心神多躁，吃食减少，酸枣仁散方。

酸枣仁（三分，微炒） 防风（半两，去芦头） 羚羊角屑（三分） 羌活（半两） 牛膝（半两，去苗） 芎䓖（半两） 桂心（半两） 赤芍药（三分） 赤茯苓（三分） 当归（三分，锉，微炒） 红花子（三分） 生干地黄（三分） 地骨皮（半两） 麦门冬（半两，去心） 甘草（半两，炙微赤，锉）

右件药，捣粗罗为散。每服四钱，以水一中盏，入生姜半分、薄荷七叶，煎至六分，去滓，不计时候温服。

治妇人血风烦闷，心神恍惚，眠卧不安，紫石英散方。

紫石英（一两） 茯神（三分） 麦门冬（三分，去心） 人参（三分，去芦头） 羚羊角屑（半两） 防风（半两，去芦头） 黄芪（半两，锉） 远志（三分，去心） 酸枣仁（三分，微炒） 当归（三分，锉，微炒） 黄芩（三分） 甘草（一分，炙微赤，锉）

右件药，捣粗罗为散。每服三钱，以水一中盏，入生姜半分、枣二枚，煎至六分，去滓，不计时候温服。

治妇人血风，气冲心烦闷，昏沉不能言语，腹内刺痛不可忍，当归散方。

当归（一分，锉，微炒） 赤芍药（一分） 芎䓖（一[38]分） 鬼箭羽（一分） 牛李子（一分） 木香（一分） 牡丹（半两） 延胡索（半两） 桂心（半两） 槟榔（半两） 桃仁（半两，汤浸去皮尖双仁，麸

炒微黄）

右件药，捣粗罗为散。每服三钱，以水一中盏，入生姜半分，煎至六分，去滓，不计时候温服。

治妇人血风，气冲心烦闷，腹内疼痛，大黄散方。

川大黄（半两，锉碎，微炒） 赤芍药（半两） 牡丹（半两） 姜黄（半两） 当归（半两，锉，微炒） 蒲黄（一两） 荷叶（三片） 羚羊角屑（半两）

右件药，捣粗罗为散。每服三[39]钱，以水一中盏，煎至六分，去滓，不计时候温服。

治妇人血风，气攻心烦闷，头目昏重，羚羊角散方。

羚羊角（一两，烧灰） 鲤鱼鳞（一两，烧灰） 蒲黄（一两） 荷叶（一两） 桂心（半两） 木香（半两） 红蓝花（半两） 乱发（一两，烧灰） 麝香（一[40]钱，细研）

右件药，捣细罗为散，入诸灰，更同研令细。每服不计时候，以生姜童子小便，调下一钱。

治妇人血风，心神烦闷，坐卧不安，宜服犀角散方。

犀角屑（一两） 白僵蚕（半两，微炒） 地龙（半两，炒令微黄） 人中白（一分） 麝香（一钱，细研） 生竹黄（半两，细研）

右件药，捣细罗为散，同研令匀。每服不计时候，用生地黄汁二合，蜜一茶匙，调下一钱。

治妇人血风，上攻，心神烦闷，羚羊角散方。

羚羊角屑（二[41]两，烧灰） 乱发（半两，烧灰） 朱砂（半两，细研） 麝香（一钱，细研）

右件药，同研令匀细。每服不计时候，以苦竹沥调下一钱。

治妇人血风，心神烦闷，赤马蹄散方。

赤马蹄屑（三分，炒令黄焦） 白僵蚕（三分，微炒） 羚羊角屑（三分） 麝香（一钱，细研）

右件药，捣细罗为散，入麝香，同研令匀。每服不计时候，以温酒调下一钱。

治妇人血风，气冲心，烦闷，腹痛方。

生姜汁（半合） 生地黄汁（二合） 鸡子白（一枚） 赤马粪（酒调绞取汁，三合）

右件药相和，搅令匀，暖令温，分为二服，不计时候服之。

治妇人风痰诸方

夫妇人风痰者，由脏腑风冷，水饮停积，在于胸膈所成也。人皆有痰，少者不能为妨，多则成患，但胸膈有痰饮，渍于五脏，则令眼痛，亦令头眩头痛也。

治妇人风痰，气壅，心膈满闷，头目昏重，不下饮食，羚羊角散方。

羚羊角屑（三分） 赤茯苓（三分） 防风（半两，去芦头） 藿香（半两） 半夏（半两，汤洗七遍，去滑） 赤箭（半两） 诃黎勒皮（三分） 旋覆花（半两） 前胡（三分，去芦头） 芎䓖（半两） 甘草（半两，炙微赤，锉） 枇杷叶（半两，拭去毛，炙微黄） 枳壳（半两，麸炒微黄，去瓤）

右件药，捣粗罗为散。每服三钱，以水一中盏，入生姜半分，煎至六分，去滓，不计时候温服。

治妇人风痰气逆，胸膈壅闷，难下饮食，半夏散方。

半夏（一两，汤洗七遍，去滑） 前胡（一两，去芦头） 防风（半两，去芦头） 旋覆花（半两） 大腹皮（一两，锉） 桂心（半两） 人参（三分，去芦头） 白术（三分） 甘草（半两，炙微赤，锉） 枳壳（半两，麸炒微黄，去瓤） 桑根白皮（半两，锉） 陈橘皮（半两，汤浸去白瓤，焙）

右件药，捣粗罗为散。每服三钱，以水一中盏，入生姜半分，煎至六分，去滓，不计时候温服。

治妇人风痰呕逆，不下饮食，头目昏闷，宜服旋覆花散方。

旋覆花（半两） 枇杷叶（半两，拭去毛，炙微黄） 芎䓖（半两） 细辛（半两） 枳壳（半两，麸炒微黄，去瓤） 前胡（半两，去芦头）

半夏（半两，汤浸七遍去滑） 羌活（半两） 人参（半两，去芦头） 桂心（半两） 赤茯苓（三分） 藿香（半两） 甘草（三分，炙微赤，锉） 羚羊角屑（三分）

右件药，捣粗罗为散。每服三钱，以水一中盏，入生姜半分，煎至六分，去滓，不计时候温服。

治妇人风痰，心胸不利，头目昏重，时欲呕吐，不下饮食，赤茯苓散方。

赤茯苓（一两） 蔓荆子（半两） 细辛（半两） 人参（三分，去芦头） 白术（半两） 前胡（一两，去芦头） 枇杷叶（二分，拭去毛，炙微黄） 芎䓖（三分） 半夏（半两，汤浸七遍去滑） 防风（半两，去芦头） 陈橘皮（半两，汤浸去白瓤，焙） 甘草（半两，炙微赤，锉）

右件药，捣筛为散。每服三钱，以水一中盏，入生姜半分，煎至六分，去滓，不计时候温服。

治妇人风痰，心膈壅滞，天南星圆方。

天南星（一两，炮裂） 白附子（一两，炮裂） 白矾（烧灰，半两） 皂荚子仁（一两，炒令黄） 半夏（一两，汤洗七遍，去滑，以生姜一两，去皮同捣炒[42]令干）

右件药，捣细罗为末，以酒煮面糊和圆，如梧桐子大。每服不计时候，以生姜薄荷汤下十圆。

治妇人风痰，皂荚煎圆方。

皂荚（一斤，细锉去子，用水七升挼绞取汁，于银锅内煎熬如膏） 天南星（二两，炮裂） 防风（二两，去芦头） 天麻（二两） 旋复花（二两） 薄荷（三两，干者）

右件药，捣细罗为末，入前煎中，拌和为圆，如梧桐子大。每服不计时候，以生姜汤下十圆。

又方。

半夏（二两，汤洗七遍，去滑） 天南星（二两） 肥皂荚（五[43]挺，锉碎） 生姜（三[44]两，切）

右件药，以水六升，同煮令水尽，去皂荚生姜，只取半夏天南星焙干，捣细罗为末，以酒煮面糊和圆，如梧桐子大。每服不计时候，以生姜薄荷汤下七圆。

又方。

白矾（一两[45]者，生[46]） 朱砂（一两，细研，水飞过）

右件药，同研令匀，以水浸蒸饼和圆，如绿豆大。每服不计时候，以薄荷汤下五圆。

治妇人血风走疰诸方

夫妇人体虚，受之邪气，随血而行，或淫易皮肤，来去击痛，游走无有常处，故名为走疰也。

治妇人血风走疰，肢节疼痛，发歇来往不定，没药散方。

没药（半两） 琥珀（三分） 地龙（三分，微炒） 白芷（半两[47]） 乳香（半两） 安息香（一分） 芎䓖（半两） 当归（半两，锉，微炒） 桂心（半两） 漏芦（半两） 木香（半两） 麝香（一分，研入）

右件药，捣细罗为散，入研了药令匀。每服不计时候，以温酒调下。

治妇人血风走疰，疼痛无有常处，漏芦散方。

漏芦（三分） 当归（三分，锉，微炒） 地龙（半两，微炒） 防风（半两，去芦头） 羌活（半两） 白芷（半两） 没药（半两） 甜瓜子（半两） 败龟（一两，涂酥，炙令黄） 虎胫骨（一两，涂酥，炙黄） 桂心（半两） 牛膝（三分，去苗）

右件药，捣细罗为散。每服不计时候，以热酒下一钱。

治妇人血风走疰，疼痛，来往发歇，琥珀散方。

琥珀（三分，细研） 桂心（一两） 当归（三分，锉，微炒） 牛膝（三分，去苗） 没药（半两） 麒麟竭（半两） 干漆（半两，捣碎，炒令烟出） 延胡索（半两） 防风（半两，去芦头） 羌活（一两） 羚羊角屑（半两） 川大黄（三分，锉碎，微炒）

右件药，捣细罗为散。每服不计时候，以热酒下一钱。

治妇人血风走疰，痛无常定，虎骨散方。

虎胫骨（二[48]两，涂酥，炙令黄） 当归（一两，锉，微炒） 威灵仙（一两） 牛膝（一两，去苗） 羌活（一两） 干蝎（半两，微炒） 漏芦（三分） 芎䓖（三分） 琥珀（半两，细研） 桂心（一两） 没药（三分）

右件药，捣细罗为散。每服不计时候，以温酒调下一钱。

又方。

漏芦（半两） 干蝎（半两，微炒） 没药（半两） 芸苔子（半两）

右件药，捣细罗为散。每服不计时候，以温酒调下半钱。

治妇人血风走疰，腰脚疼痛不可忍，牛膝散方。

牛膝（一两，去苗） 虎胫骨（二两，涂酥，炙黄） 赤芍药（一两） 琥珀（一两） 桂心（一两） 当归（一两，锉，微炒） 芎䓖（一两） 没药（一两） 麒麟竭（一两） 干漆（一两，捣碎，炒令烟出） 防风（一两，去芦头） 木香（半两） 地龙（半两，微炒） 羌活（一两，去芦头） 酸枣仁（一两，微炒） 生干地黄（一两）

右件药，捣细罗为散。每服不计时候，以温酒调下一钱。

治妇人血风，走疰疼痛，雄黄散方。

雄黄（半两，细研） 乌蛇（二两，酒浸，去皮骨，炒微黄） 地龙（半两，微炒） 蛜蝌（半两，生用） 麒麟竭（半两） 赤箭（半两） 侧子（半两，炮裂，去皮脐） 桂心（半两） 没药（半两） 木香（半两） 麝香（一分，细研） 白芥子（半两）

右件药，捣细罗为散，入研了药，更研令匀。每服不计时候，以热酒调下一钱。

又方。

芸苔子（半两） 乱发灰（半两） 麝香（一钱，细研）

右件药，捣细罗为散。每服不计时候，以热酒调下一钱。

又方。

蔓陀罗子（一分） 地龙（一分，微炒） 川乌头（一分，炮裂，去皮脐） 桂心（半两） 白芥子（一分） 芸苔子（一分）

右件药，捣细罗为散。不计时候，以热薄荷酒调下一字。

治妇人血风走疰，疼痛不定，赤箭圆方。

赤箭（半两） 天南星（半两，炮裂） 白附子（半两，炮裂） 干蝎（半两，微炒） 白僵蚕（半两，微炒） 芎䓖（半两） 腻粉（一钱） 没药（半两） 地龙（半两，微炒）

右件药，捣罗为末，以糯米饭和圆，如绿豆大。每服不计时候，温酒下五圆。

治妇人血风走疰入骨，体疼痛不可忍方。

虎胫骨[49]（涂酥，炙令黄色） 赤芍药（二两） 桂心（三两）

右件药，捣碎，用生绢袋盛，用清酒一斗，渍之七日，每服不计时候，温一小盏服之。

治妇人血风，走疰疼痛，宜用此芫花散熨方。

芫花（三两） 独活（二两） 蔓荆子（三两） 防风（二两，去芦头） 吴茱萸（一两半） 蛇床子（二两） 柳蚛屑（一[50]升） 荆芥（三两） 鬼箭羽（三两）

右件药，捣筛为散，以醋拌炒令热，分为两处，布裹更番熨之。

治妇人血风走疰，腰膝骨节疼痛不可忍，宜用此方。

附子（五两，生用） 薰陆香（一两） 松脂（一两半） 杏仁（一两，汤浸，去皮尖，研） 桂心（一两） 当桂[51]（一两，锉，微炒） 芸苔子（一两） 芫花（一两） 巴豆（一两，去心）

右件药，捣罗为末，熔黄蜡五两，搅和诸药，捏作片裹痛处，立效。

又方。

芫花（三两） 柳蚛屑（五合） 汉椒（二两） 桂心（一两） 桑根白皮（三两，锉） 芸苔子（半升）

右件药，捣罗为末，用醋一升，拌和，蒸令热，用青布裹熨痛处，冷即更入醋蒸用之。

治妇人血风走疰，腰胯脚膝疼痛方。

莨菪子（一两） 川乌头（一两） 附子（一两）

右件药，捣细罗为散，以酒煎成膏，摊于帛上，于痛处贴之，多年者不过三上效。

治妇人血风身体骨节疼痛诸方

夫妇人血风，身体骨节疼痛者，由体虚，气血不调，为风冷所侵故也。其状，风邪在于皮肤肌肉，历于骨节[52]邪气与正气交击，故令疼痛也。

治妇人血风，身体骨节疼痛，心膈壅滞，少思饮食，芎䓖散方。

芎䓖（一两） 赤茯苓（三分） 赤芍药（三分） 酸枣仁（三分） 桂心（三分） 羌活（半两） 当归（三分，锉，微炒） 牛膝（三分，去苗） 细辛（半两） 木香（三分） 枳壳（半两，麸炒微黄，去瓤） 甘草（半两，炙微赤，锉）

右件药，捣筛为散。每服三钱，以水一中盏，入生姜半分，煎至六分，去滓，不计时候稍热服。

治妇人血风，身体疼痛，手足无力，心神壅闷，羚羊角散方。

羚羊角屑（一两） 酸枣仁（一两） 五加皮（三分） 生干地黄（一两） 赤芍药（三分） 防风（三分，去芦头） 当归（三分，锉，微炒） 骨碎补（三分） 海桐皮（三分） 槟榔（一两） 芎䓖（二分） 甘草（半两，炙微赤，锉）

右件药，捣筛为散。每服三钱，以水一中盏，入生姜半分，煎至六分，去滓，不计时候稍热服。

治妇人血风攻注，身体疼痛，发歇不止，四肢无力，牛膝散方。

牛膝（一两，去苗） 附子（三分，炮裂，去皮脐） 萆薢（三分） 五加皮（三分） 丹参（三分） 当归（一两，锉，微炒） 桂心（一两） 海桐皮（一两） 芎䓖（一两） 枳壳（三分，麸炒微黄，去瓤） 仙灵脾（三分） 甘草（半两，炙微赤，锉）

右件药，捣筛为散。每服三钱，以水一中盏，入生姜半分，煎至六分，去滓，不计时候稍热服。

治妇人血风，身体骨节发歇疼痛不止，海桐皮散方。

海桐皮（一两，锉） 桂心（一两） 白芷（一两） 当归（一两，锉，微炒）　漏芦（一两）　芎䓖（一两）　羚羊角屑（一两）　赤芍药（半两）　没药（半两）　川大黄（半两，锉碎，微炒）　木香（半两）　槟榔（半[53]两）

右件药，捣细罗为散。每服不计时候，以温酒调下二钱。

治妇人血风，身体骨节疼痛，筋脉拘急，当归散方。

当归（半两，锉，微炒）　虎胫骨（半两，涂酥，炙令黄）　附子（半两，炮裂，去皮脐）　桂心（半两）　羚羊角屑（半两）　防风（半两，去芦头）　萆薢（半[54]两）　牛膝（半两，去苗）　羌活（半两）　芎䓖（半两）　琥珀（三分，细研）　水蛭（半两，炒令黄）

右件药，捣细罗为散。不计时候，以豆淋酒调下二钱。

治妇人血风，身体骨节疼痛，腰脚无力，骨碎补散方。

骨碎补（一两）　当归（三分，锉，微炒）　白蒺藜（三分，微炒，去刺）　羌活（三分）　海桐皮（一两）　芎䓖（一两）　桂心（三分）　仙灵脾（一两）　侧子（一两，炮裂，去皮脐）　木香（三分）　桃仁（三分，汤浸去皮尖双仁，麸炒）　枳壳（三分，麸炒微黄，去瓤）

右件药，捣细罗为散。每服不计时候，以豆淋酒调下一钱。

治妇人血风攻注，身体疼痛，虎骨散方。

虎胫骨（一两半，涂酥[55]，炙令黄）　桂心（一两）　芎䓖（一两）　海桐皮（一两）　羌活（半[56]两）　当归（一两，锉，微炒）　牛膝（一两，去苗）　天麻（一两）　附子（一两，炮裂，去皮脐）　骨碎补（一两）　没药（一两）　琥珀（一两）　木香（半两）　麝香（一分，细研）

右件药，捣细罗为散，入研了药令匀。每服不计时候，以温酒调下一[57]钱。

治妇人血风，身体骨节疼痛，或手足麻痹，腹胯沉重，牵拽不随者，何首乌散方。

何首乌（三分）　羌活（三分）　威灵仙（一两）　当归（三分，锉，微炒）　羚羊角屑（三分）　防风（半两，去芦头）　赤箭（三分）　附子（三分，炮裂，去皮脐）　桂心（三分）　赤芍药（三分）　芎䓖（三分）　牛膝（一[58]两，去苗）

右件药，捣细罗为散。每服不计时候，以豆淋酒下二钱。

治妇人血风，身体骨节疼痛不止，仙灵脾散方。

仙灵脾（二两） 虎胫骨（二两，涂酥，炙令黄） 附子（二两，炮裂，去皮脐） 防风（二两，去芦头） 踯躅花（二两，醋拌，炒令干） 牛膝（二两，去苗）

右件药，捣细罗为散。每服不计时候，以温酒调下一钱。

治妇人血风，身体骨节，发歇疼痛，羌活散方。

羌活（三分） 桂心（三分） 败龟（二两，涂酥，炙令黄） 没药（三分） 道人头（三分） 虎胫骨（二两，涂酥，炙令黄） 地龙（三分，微炒） 骨碎补（三分） 红花子（三分，微炒）

右件药，捣细罗为散。每服不计时候，以温酒下二钱。

治妇人血风，身体骨节疼痛，琥珀圆方。

琥珀（一两） 安息香（三分） 朱砂（三分，细研，水飞过） 木香（三分） 麒麟竭（一两） 败龟（一两，涂醋，炙令黄） 没药（三分） 地龙（一两，微炒） 雄黄（半两，细研，水飞过） 当归（一两，锉，微炒） 槟榔（一[59]两） 麝香（一分，细研）

右件药，捣罗为末，入研了药令匀，炼蜜和捣三二百杵，圆如绿豆大。每日空心，以温酒下二十圆，晚食前再服。

治妇人水气肿满诸方

夫妇人水病者，由体虚受风湿，入于皮肤，搏于津液，津液否涩，壅滞在内不消，而流溢皮肤，所以然也。肾主于水，与膀胱为津液之府，津液不消，则水停蓄，其外候，目睑裹如卧蚕，头边人迎脉动甚也。脾为土，主克水，而脾候肌肉，肾水停积，脾土衰微，不能消之，令水气流溢，浸渍皮肤，而成肿满也。

治妇人头面及四肢浮肿，心胸满闷，喘促[60]，小便赤涩，汉防己散方。

汉防己（三分） 赤茯苓（一两） 桑根白皮（一两，锉） 枳壳（三分，麸炒微黄，去瓤） 槟榔（一两） 木通（一两，锉） 川大黄

（一两，锉碎，微炒）　紫苏茎叶（一两）　甘草（半两，炙微赤，锉）

右件药，捣粗罗为散。每服四钱，以水一中盏，入生姜半分、葱白七寸，煎至六分，去滓，不计时候温服。

治妇人水气，身体浮肿，喘息微促，小便不利，赤茯苓散方。

赤茯苓（一两）　汉防己（一两）　桑根白皮（半两，锉）　枳壳（三分，麸炒微黄，去瓤）　槟榔（一两）　木通（一两，锉）　川大黄（一两，锉碎，微炒）　紫苏茎叶（一两）　甘草（半两，炙微赤，锉）

右件药，捣粗罗为散。每服四钱，以水一中盏，入生姜半分、葱白七寸，煎至六分，去滓，不计时候温服。

治妇人水气，身体浮肿，喘息微促，小便不利，赤茯苓散方。

赤茯苓（一两）　汉防己（一两）　桑根白皮（半两，锉）　猪苓（一两，去黑皮）　泽漆（一两）　木通（一两，锉）　槟榔（一两）

右件药，捣粗罗为散。每服四钱，以水一中盏，入生姜半分，煎至六分，去滓，每于食前温服，以利为效。

治妇人水气，四肢浮肿，心胸痞满，痰毒壅滞，喘息稍急，小便不利，坐卧不安，大戟散方。

大戟（一两）　前胡（一两，去芦头）　木通（一两，锉）　当归（半两）　陈橘皮（三分，汤浸去白瓤，焙）　桑根白皮（半两，锉）　赤茯苓（一两）　紫苏茎叶（三分）　汉防己（半两）　槟榔（一两）

右件药，捣粗罗为散。每服四钱，以水一中盏，入生姜半分，煎至六分，去滓，空心温服，以利为效，未利再服。

治妇人水气，腹胁妨闷，四肢浮肿，喘息微促，小便不利，宜服牵牛子散方。

牵牛子（二[61]两，微炒）　青橘皮（一两，汤浸去白瓤，焙）　槟榔（一两）　汉防己（半两）　赤茯苓（半两）　木通（三分，锉）　桑根白皮（三分，锉）

右件药，捣细罗为散。每服空心，煎生姜葱白汤调下三钱，以利为效，未利再服。

治妇人水气，遍身浮肿，喘急，宜服此方。

麝香（一钱，细研）　雄黄（一钱，细研）　芫花（半两，醋拌，炒

令干） 甘遂（半两，煨令黄）

右件药，捣细罗为散，都研令匀。每服空心，以温酒调下半钱，以快利为度，未利再服。

治妇人水气，腹胀，四肢肿，喘息促，小便不利，宜服此方。

青橘皮（三分，汤浸去白瓤，焙） 甘遂（半两，煨令微黄） 郁李仁（半两，汤浸，去皮，研入）

右件药，捣细罗为散。每服空心，以温酒调下半钱，至午时当利，未利即再服，以大利为效。

治妇人水病，头面及四肢浮肿，喘急，小便不利，商陆鲤鱼汤方。

商陆（一两，锉） 木通（一两，锉） 陈橘皮（一两，汤浸去白瓤，焙） 赤小豆（半升[62]） 鲤鱼（一枚，重一斤，理如食法） 桑根白皮（二两，锉）

右件药，以水五升，入生姜一[63]两，葱白五茎，同煮令豆熟为度。每服不计时候，吃汁一中盏，鱼豆任意食之。

治妇人血分诸方

夫妇人血分病者，是经血先断，而后成水也，以其月水壅涩不通，经血分而为水，故曰血分。妇人经脉通流，则水血消化，若风寒搏于经脉，血结不通，令血水而蓄积，故成水肿也。

治妇人血分，经络不通，头面浮肿，腹胁妨闷，四肢烦疼，赤芍药散方。

赤芍药（一两） 桃仁（一两，汤浸去皮尖双仁，麸炒微黄） 枳壳（一两，麸炒微黄，去瓤） 百合（一两） 当归（一两，锉，微炒） 赤茯苓（一两） 牵牛子（一两，微炒） 槟榔（一两）

右件药，捣筛为散。每服四钱，以水一中盏，入生姜半分，同煎至六分，去滓，空心温服，遂[64]日以利为效，未利再服。

治妇人血分，腹胁鼓胀，四肢浮肿，肩背壅闷，赤茯苓散方。

赤茯苓（三分） 川大黄（二两，锉碎，微炒） 鳖甲（一两，涂醋，炙令黄） 赤芍药（三分） 桂心（半两） 槟榔（一两） 桑根白

皮（三分，锉） 枳壳（半两，麸炒微黄，去瓤） 郁李仁（一两半，汤浸去皮，微炒） 牵牛子（三两，微炒）

右件药，捣筛为散。每服四钱，以水一中盏，入生姜半分，同煎至六分，去滓，食前温服。

治妇人血分，四肢浮肿，喘促，小便不利，汉防己散方。

汉防己（半两） 当归（半两，锉，微炒） 赤茯苓（三分） 大腹皮（三分，锉） 前胡（三分，去芦头） 木通（三分，锉） 赤芍药（半两） 桑根白皮（一两，锉） 桂心（半两） 羚羊角屑（半两） 陈橘皮（半两，汤浸去白瓤，焙） 槟榔（一两） 川大黄（一两，锉碎，微炒）

右件药，捣筛为散。每服四钱，以水一中盏，煎至六分，去滓，食前温服。

治妇人血分，心腹胀满，手足浮肿，肩背烦疼，大戟散方。

大戟（三分） 当归（三分，锉，微炒） 芫花（半两，醋拌，炒令干） 青橘皮（三分，汤浸去白瓤，焙） 川大黄（半两，锉碎，微炒） 猪苓（三分，去黑皮） 赤芍药（三分） 桃仁（三分，汤浸去皮尖双仁，麸炒微黄）

右件药，捣细罗为散。每服一钱，食前，以温酒调下。

治妇人血分，气血壅涩，腹胁胀闷，四肢浮肿，坐卧气促，郁李仁散方。

郁李仁（一两，汤浸，去皮，炒令微黄） 桂心（半两） 槟榔（三分） 牵牛子（一两，微炒） 木香（半两） 青橘皮（半两，汤浸去白瓤，焙）

右件药，捣细罗为散。每食前，以温酒调下一钱。

治妇人血分，通身浮肿，胸膈不利，腹胁胀闷，喘息气粗，不能饮食，泽漆圆方。

泽漆（一两） 甜葶苈（一两，隔纸炒令紫色，别捣） 桑根白皮（一两，锉） 甘遂（一两，锉，炒令黄） 牵牛子（一两，生用） 昆布（三分） 郁李仁（一两，汤浸，去皮，微炒，别捣） 枳实（二分[65]，麸炒微黄） 槟榔（一两）

右件药，捣细罗为末，研入甜葶苈郁李仁，令匀细，炼蜜和圆，如梧桐子大。每服食前，温酒下十圆。

治妇人血分，四肢浮肿，心腹气滞，不思饮食，芫花圆方。

芫花（一两）　大戟（一两）　甘遂（一两）　川大黄（一两）　青橘皮（一两半，汤浸去白瓤）

右件药，细锉，以米醋一中盏，旋洒药于铫子内，慢火炒令醋尽，捣细罗为末，以面糊和圆，如梧桐子大。每服食前，以温酒下七圆。

治妇人脚气诸方

夫妇人脚气，与丈夫不同，男子则肾脏虚弱，为风湿所乘，女子以胞络气虚，为风毒所搏，是以胞络属于肾也，肾主于腰脚，又肝脾肾三脏，经络起于足十指，若脏腑虚损，则风邪先客于脚，从下而上，动于气，故名脚气也。此皆由体虚，或当风取凉，或久坐卑湿，功产后劳损，或恚怒悲伤，肝心气滞，致月候不通，因其虚伤风毒，搏于肌骨，则令皮肤不仁，筋骨抽痛，五缓不遂，六急拘挛，或即冷疼，或即肿满，或两脚痹弱，或举体转筋，目眩心烦，见食呕吐，精神昏愦，肢节烦疼，小便赤黄，大便秘涩，并皆其证候也。其妇人脚气，疗之不与丈夫同者，以其气血不调，胎妊产生崩伤之异，是以褚澄疗寡妇及尼与妻妾殊别，即其义也。

治妇人脚气浮肿，心神烦闷，月候不通，牛膝散方。

牛膝（一两，去苗）　汉防己（三分）　牡丹（三分）　桂心（三分）　羚羊角屑（一两）　当归（三分，锉，微炒）　赤芍药（三分）　桃仁（五十枚，汤浸去皮尖双仁，麸炒微黄）　槟榔（一两）　川大黄（一两，锉碎，微炒）　川芒硝（一两）　甘草（三分，炙微赤，锉）

右件药，捣粗罗为散。每服四钱，以水一中盏，煎至六分，去滓，食前温服，以利下恶物为效。

治妇人脚气肿满，腹内妨闷，月水不通，四肢疼痛，赤茯苓散方。

赤茯苓（一两）　木通（一两，锉）　紫苏茎叶（一两）　牛膝（一两，去苗）　木香（半两）　防葵（半两）　槟榔（一两）　桂心（半

两）　鳖甲（一两，涂醋炙令黄，去裙襕）　赤芍药（半两）　川大黄（二两，锉碎，微炒）

右件药，捣粗罗为散。每服四钱，以水一中盏，入生姜半分，煎至六分，去滓，食前温服，以利为效。

治妇人风毒，脚气，肢节烦疼，心神壅闷，大腹皮散方。

大腹皮（一两，锉）　紫苏茎叶（二两）　木通（一两，锉）　桑根白皮（一两，锉）　羌活（一两）　赤芍药（一两）　荆芥（一两）　独活（一两）　青橘皮（一两，汤浸去白瓤，焙）　木瓜（一两，干者）　枳壳（二两，麸炒微黄，去瓤）

右件药，捣粗罗为散。每服四钱，以水一中盏，入生姜半分、葱白七寸，煎至六分，去滓，食前温服。

治妇人脚气发动，心腹胀满，食饮不下，呕逆不止，半夏散方。

半夏（三分，汤洗七遍，去滑）　赤茯苓（一两半）　陈橘皮（三分，汤浸去白瓤，焙）　木通（三分，锉）　人参（三分，去芦头）　大腹皮（三分，锉）　槟榔（一两）　紫苏茎叶（一两半）　桂心（三分）

右件药，捣粗罗为散。每服四钱，以水一中盏，入生姜半分，煎至六分，去滓，不计时候温服。

治妇人脚气，脏腑气壅，胸膈满闷，脚膝烦疼，宜服红雪散方。

红雪（一两半）　赤芍药（半两）　茜根（半两，锉）　桂心（一分[66]）　生干地黄（一两）　红蓝花（三分）

右件药，捣粗罗为散。每服四钱，以水一中盏，煎至六分，去滓，食前温服。

治妇人脚气忽发，冲心闷乱，四肢烦疼，犀角散方。

犀角屑（半两）　紫苏茎叶（一两）　赤茯苓（一两）　木香（半两）　赤芍药（三分）　红蓝花（三分）　槟榔（一两[67]）　红雪（一两半）

右件药，捣粗罗为散。每服四钱，以水一中盏，煎至六分，去滓，每于食前温服。

治妇人脚气卒发，冲心闷乱，木香散方。

木香（半两）　郁李仁（一两，汤浸去皮，微炒）　桂心（三分）

赤芍药（一[68]两）　桑根白皮（三分，锉）　大腹皮（一两，铿）　赤茯苓（三分[69]）　槟榔（三分）　紫雪（一两）

右件药，捣粗罗为散。每服四钱，以水一中盏，入生姜半分，煎至六分，去滓，每于食前温服。

治妇人脚气，心神烦闷，红蓝花散方。

红蓝花（一两）　柴胡（一两半，去苗）　羚羊角屑（一两）　赤芍药（一两）　桑根白皮（二两，锉）　槟榔（二两）　紫苏茎叶（一两）　红雪（一两）　甘草（三分，炙微赤，锉）

右件药，捣筛为散。每服四钱，以水一中盏，入生姜半分，煎至六分，去滓，不计时候温服。

治妇人脚气冲心，闷乱不识人，宜服此方。

紫苏茎叶（一两）　吴茱萸（半两，汤浸七遍，焙干微炒）　陈橘皮（三分，汤浸去白瓤，焙）　槟榔（一两）　松木节（二两）　木瓜（一两）

右件药，捣筛为散。每服四钱，以水一中盏，煎至五分，次入童子小便二合，更煎三两沸，去滓，不计时候温服。

治妇人脚气，缓弱无力，兼软风，牛膝散方。

牛膝（一两，去苗）　附子（一两，炮裂，去皮脐）　仙灵脾（一两）　萆薢（一两）　羌活（一两）　防风（一两，去芦头）　大腹皮（一两，锉）　桑根白皮（二两，锉）　郁李仁（一两，汤浸去皮，微炒）

右件药，捣筛为散。每服四钱，以水一中盏，入黑豆五十粒、生姜半分，煎至六分，去滓，每于食前温服。

治妇人风毒脚气，腹内壅塞，痰恶，不思饮食，脚重虚肿，紫苏散方。

紫苏茎叶（一两）　木通（一两，锉）　桑根白皮（一两）　莍香根（一两）　枳壳（二两，麸炒微黄，去瓤）　独活（半两）　荆芥（半两）　羌活（半两）　木瓜（半两）　青橘皮（半两，汤浸去白瓤，焙）　大腹皮（十枚，锉）　甘草（半两，炙微赤）

右件药，捣粗罗为散。每服五钱，以水一大盏，入生姜半分、葱白一茎并须，煎至五分，去滓，不计时候温服。

治妇人脚气盛发，两脚浮肿，小便壅涩，腹胁胀满，气急，坐卧不得，桑白皮散方。

桑白皮（一两，锉） 赤茯苓（二两） 汉防己（半两） 木香（半两） 紫苏子（三分） 郁李仁（一分，汤浸去皮，微炒） 木通（三分，锉） 大腹皮（半两，锉） 槟榔（三分） 青橘皮（三分，汤浸去白瓤，焙）

右件药，捣粗罗为散。每服三钱，以水一中盏，入生姜半分，煎至六分，去滓，不计时候温服。

治妇人脚气缓弱及顽痹肿满，心下急，大便涩，薏苡仁散方。

薏苡仁（一两） 防风（一两，去芦头） 猪苓（一两，去黑皮） 芎䓖（一两） 羚羊角屑（一两） 汉防己（一两） 桑根白皮（二两，锉） 大麻仁（一两） 槟榔（一两） 郁李仁（一两，汤浸去皮，微炒） 枳实（三分，麸炒微黄） 甘草（半两，炙微赤，锉）

右件药，捣粗罗为散。每服四钱，以水一中盏，煎至六分，去滓，食前温服。

治妇人脚气，肿满疼痛，筋脉拘急，防风散方。

防风（一两，去芦头） 五加皮（二两） 薏苡仁（二两） 羌活（一两） 附子（一两，炮裂，去皮脐） 酸枣仁（一两，微炒） 芎䓖（一两） 川大黄（二两，锉碎，微炒） 羚羊角屑（一两） 当归（一两，锉，微炒） 枳实（三分，麸炒微黄） 甘草（一两，炙微赤，锉）

右件药，捣筛为散。每服四钱，以水一中盏，煎至六分，去滓，食前温服。

治妇人脚气卒发，冲心，烦闷气急，大便苦难，小便赤涩，心神热躁，宜服此方。

红蓝花（三分） 生黑豆皮（二合） 川大黄（三分，锉碎，微炒）

右件药，以水一大盏半，煎至一盏，去滓，食前分温三服。

治妇人脚气厥冷，血气不调，坐拏散方。

坐拏（一两） 狼毒（一两，旋旋炙令黄，旋旋取尽） 沉香（三分） 紫苏子（二分） 羌活（三分） 萝卜子（三分，微炒） 杉木节（三分，锉，用乳香炒） 桂心（半两）

右件药，捣细罗为散。每服，用水煎木瓜紫苏茎叶汤，调下二⑳钱，每于食前服之。

治妇人脚气，冲心闷乱，腹胁胀满，不能下食，木瓜圆方。

木瓜（二两，蒸熟，去皮子） 木香（一两） 槟榔（二⑳两） 草豆蔻（一两，去皮） 青橘皮（三分，汤浸去白瓤，焙） 桂心（三分） 当归（半两，锉，微炒） 桃仁（一两，汤浸去皮尖双仁，麸炒微黄） 郁李仁（半两，汤浸去皮，微炒）

右件药，捣罗为末，烂研木瓜，和圆如梧桐子大。不计时候，以温酒下三十圆。

治妇人脚气上冲，喘息稍促，两脚不仁，连小腹顽痹，头面浮肿，时复心闷，便利常涩，羚羊角圆方。

羚羊角屑（一两） 汉防己（半两） 薏苡仁（一两） 牛膝（一两，去苗） 芎䓖（一两） 川大黄（一两，锉碎，微炒） 独活（半两） 大麻仁（一两） 木香（半两） 郁李仁（一两，汤浸去皮，微炒） 枳实（一两，麸炒微黄）

右件药，捣罗为末，炼蜜和捣五七百杵，圆如梧桐子大。每于食前，以温酒下三十圆。

【校注】

① 一：日本抄本作"二"。
② 半：日本抄本作"一"。
③ 天麻：日本抄本作"肉天麻"三字。
④ 圆：日本抄本作"钱"字。
⑤ 天：日本抄本作"大"字。
⑥ 三分：其下日本抄本有"捣碎"字。
⑦ 焙：日本抄本作"炒"字。
⑧ 大：日本抄本作"天"字。
⑨ 一：日本抄本作"二"。
⑩ 二：日本抄本作"一"。
⑪ 三：日本抄本作"半"字。
⑫ 二：日本抄本作"一"。
⑬ 一：日本抄本作"二"。
⑭ 半两：日本抄本作"三分"。
⑮ 一：日本抄本作"二"。
⑯ 变：日本抄本作"安"。
⑰ 三：日本抄本作"二"。
⑱ 不：日本抄本作"石"字。
⑲ 三：日本抄本作"二"。
⑳ 半：日本抄本作"三"。

㉑ 三：日本抄本作"二"。

㉒ 土：其下日本抄本有"内"字。

㉓ 三分：日本抄本作"半两"字。

㉔ 一两：此二字底本无，据日本抄本补。

㉕ 三：日本抄本作"二"。

㉖ 二：日本抄本作"三"。

㉗ 二：日本抄本作"半"字。

㉘ 羖：日本抄本作"羚"字。

㉙ 二：日本抄本作"三"。

㉚ 二：日本抄本作"一"。

㉛ 俺：据文义疑为"掩"字。

㉜ 相：日本抄本作"热"字。

㉝ 头：日本抄本作"肿"字。

㉞ 钱：其下日本抄本有"以"字。

㉟ 三：日本抄本作"二"。

㊱ 一：日本抄本作"二"。

㊲ 二：日本抄本作"一"。

㊳ 一：日本抄本作"二"。

㊴ 三：日本抄本作"二"。

㊵ 一：日本抄本作"二"。

㊶ 二：日本抄本作"一"。

㊷ 炒：日本抄本作"灰"字。

㊸ 五：日本抄本作"三"。

㊹ 三：日本抄本作"二"。

㊺ 一两：其下日本抄本有"通明"二字。

㊻ 生：其下日本日本抄本有"用"字。

㊼ 半两：日本抄本作"三分"。

㊽ 二：日本抄本作"三"。

㊾ 虎胫骨：其下诸本皆无用量，疑有脱文，待考。

㊿ 一：日本抄本作"二"。

(51) 桂：据文义疑为"归"字。

(52) 骨节：其下日本抄本有"即"字。

(53) 半：日本抄本作"三"。

(54) 半：日本抄本作"一"。

(55) 酥：日本抄本作"醋"字。

(56) 半：日本抄本作"三"。

(57) 一：日本抄本作"二"。

(58) 一：日本抄本作"二"。

(59) 一：日本抄本作"二"。

(60) 促：日本抄本作"息"字。

(61) 二：日本抄本作"一"。

(62) 升：日本抄本作"斤"字。

(63) 一：日本抄本作"二"。

(64) 遂：日本抄本作"逐"字。

(65) 分：日本抄本作"两"字。

(66) 分：日本抄本作"合"字。

(67) 一两：日本抄本作"三分"。

(68) 一：日本抄本作"二"。

(69) 三分：其下日本抄本有"锉"字。

(70) 二：日本抄本作"一"。

卷第七十

治妇人虚损补益诸方

夫妇人者，众阴之所集，常与湿居，十五以上，阴气浮溢，百想经心，内伤五脏，外损姿容，月水去留，前后交互，瘀血停凝，中道断绝，其中伤堕，不可具论，所以妇人别立方者，以其气血不调，胎妊产生，崩伤之异故也。妇人之病，与男子十倍难疗，以其嗜欲多于丈夫，成病则倍于男子，加以嫉妒忧恚，慈恋爱憎，深著坚牢，情不自抑，所以为病根深，疗之难差也。夫人将摄顺理，则血气调和，风寒暑湿不能为害，若劳伤气血，便致虚损，则风冷乘虚而干之，乃生百病，可依证而治也。

治妇人虚损，及中风余病疝瘕，阴中冷痛，或头风入脑，寒痹，筋挛缓急，血闭无子，面上游风去来，目泪出多，涕唾忽忽如醉，或胃中冷，呕逆不止，泄痢淋涩，或五脏六腑寒热不调，心下痞急，邪气咳逆，或漏下赤白，阴中肿痛，胸胁支满，或身体皮肤中，涩如麻豆若痒，痰癖结气，或四肢拘挛，风行周身，骨节疼痛，目眩无所见，或上气恶寒，洒淅如疟①，或喉痹鼻齆，风痫癫疾，或月水不通，魂魄不定，饮食无味，无所不治，服之令有子，补益大泽兰圆方。

泽兰（二两）　芎䓖（一两半）　白芷（一两）　川椒（三分，去目及闭口者，微炒去汗）　石斛（一两，去根锉）　肉苁蓉（一两，酒浸一宿，刮去皴皮，炙干）　藁本（一两半）　当归（一两半，锉碎，微炒）　细辛（一两）　卷柏（一两）　赤石脂（二两，细研）　厚朴（一两，去粗皮，涂生姜汁，炙令香）　防风（一两，去芦头）　紫石英（三两，细研，水飞过）　薯蓣（一两）　白茯苓（一两）　熟干地黄（一两半）

白术（一两） 甘草（一两，炙微赤，锉） 桂心（一两） 芜荑（二两） 人参（三分，去芦头） 禹余粮（二两，烧醋倅[7]七遍，绡研） 杜仲（三分，去皴皮，炙微黄，锉） 牛膝（一两半，去苗） 蛇床子（二分） 石膏（二两，细研，水飞过） 续断（三分） 五味子（一两半） 艾叶（二分，微炒） 干姜（一两，炮裂，锉）

右件药，捣罗为末，炼蜜和捣五七百杵，圆如梧桐子大。每服空心及晚食前，以温酒下三十圆。

治妇人虚损，及腹中雷鸣，缓急风，头痛寒热，月经不调，绕脐恻恻痛，或心腹痞坚，气逆不欲饮食，手足当冷，多夢纷纭，身体痹麻，荣卫不通，行坐如摇动，及产后虚损，并宜服补益大泽兰圆方。

泽兰（二两） 甘草（一两，炙微赤，锉） 石斛（一两，去根锉） 紫菀（一两，洗去苗土） 厚朴（一两半，去粗皮，涂生姜汁，炙令香熟） 石膏（二两，细研，水飞过） 芎䓖（一两） 人参（一两，去芦头） 白芷（三分） 续断（一两） 芜荑（三分） 藁本（三分） 柏子仁（一两半） 干姜（一两，炮裂，锉） 紫石英（二两，细研，水飞过） 当归（一两，锉碎，微炒） 白术（一两） 桂心（一两） 禹余粮（二两，烧醋倅[2]七遍，细研） 熟干地黄（一两半） 川椒（二两，去目及闭口者，微炒去汗） 防风（一两，去芦头） 细辛（一两） 山茱萸（一两） 钟乳粉（二两） 白石英（二两，细研，水飞过） 阳起石（二两，酒煮半日，细研，水飞过） 黄芪（一两，锉） 川乌头（一两，炮裂，去皮脐） 远志（一两，去心） 白茯苓（一两） 五味子（一两） 龙骨（一两）

右件药，捣罗为末，入研了药令匀，炼蜜和捣五七百杵，圆如梧桐子大，每服空心及晚食前，以温酒下三十圆。

治妇人诸虚损不足，羸瘦萎黄，月候淋沥，或时带下，头晕心烦，肢节少力，宜服补虚损大泽兰圆方。

泽兰（二两） 紫石英（细研，水飞过） 白石英（细研，水飞过） 白石脂（细研） 赤石脂（细研） 石膏（细研，水飞过） 龙骨 牛膝（去苗，以上各一两半） 桂心 白薇 当归 人参（去芦头） 白茯苓 续断 白芜荑 黄芪（锉） 防风（去芦头） 五味子 远志 薯蓣 白术 柏子仁 蛇床子 甘草（炙微赤，锉） 蒲黄 牡丹 桃仁（汤浸，去皮尖

双仁，麸炒微黄）　细辛　芎䓖　（以上各一两）　熟干地黄（二两）

右件药，捣罗为末，入研了药，都研令匀，炼蜜和捣五七百杵，圆如梧桐子大。每服空心及晚食前，以温酒下三十圆。

治妇人劳冷虚损，饮食减少，面无光色，腹中时痛，女子月信不调，翕翕少气无力，宜服补益小泽兰圆方。

泽兰（二两）　藁本（一两）　白术（一两）　白芍药（一两）　厚朴（一两半，去粗皮，涂生姜汁，炙令香熟）　龙骨（一两半）　人参（一两，去芦头）　当归（一两，锉碎，微炒）　阳起石（二两，酒煮半日，细研，水飞过）　赤石脂（一两半，细研）　桂心（一两半）　紫石英（一两，细研，水飞过）　钟乳粉（一两半）　川椒（一两，去目及闭口者，微炒去汗）　白石英（一两，细研，水飞过）　肉苁蓉（一两，酒浸一宿，刮去皴皮，炙干）　白矾（一两半，烧灰）　干姜（一两，炮裂，锉）　石膏（二两，细研，水飞过）　山茱萸（一两）　芜荑（三分）　柏子仁（一两）　芎䓖（一两）

右件药，捣罗为末，入研了药，都研令匀，炼蜜和捣五七百杵，圆如梧桐子大。每服空心及晚食前，以温酒下三十圆。

治妇人久患羸瘦虚损，四肢百体烦疼，脐下结冷，不能饮食，面目黑，忧恚不乐，宜服补益泽兰圆方。

泽兰（二[③]两）　防风（一两，去芦头）　芎䓖（一两）　人参（一两半，去芦头）　肉苁蓉（一两，酒洗，去皴皮，炙干）　延胡索（一两）　细辛（一两）　柏子仁（一两半）　牛膝（一两，去苗）　麦门冬（一两半，去心，焙）　当归（一两，锉，微炒）　熟干地黄（一两）　芜荑（一两）　石膏（一两，细研，水飞过）　艾叶（三分，微炒）　薯蓣（一两）　山茱萸（一两）　桂心（一两）　石斛（一两半，去根，锉）　钟乳粉（三两）　藁本（一两）　五味子（一两）　甘草（三分，炙微赤，锉）

右件药，捣罗为末，炼蜜和捣三五百杵，圆如梧桐子大。每服空心及晚食前，以温酒下三十圆。

治妇人虚损不足，气候不调，四肢羸瘦疼痛，不欲饮食，宜服补益三石泽兰圆方。

泽兰（二两）　芜荑（三分）　甘草（半两，炙微赤，锉）　桂心

（一两） 白术（三分） 人参（一两，去芦头） 干姜（三分，炮裂，锉） 羌活（三分） 熟干地黄（二两） 黄芪（一两） 石斛（一两，去根锉） 石膏（二两，细研，水飞过） 防风（一两，去芦头） 白石英（一两，细研，水飞过） 白芷（一两） 柏子仁（一两） 桔梗（三分，去芦头） 川椒（一两，去目及闭口者，微炒去汗） 细辛（三分） 钟乳粉（一两） 厚朴（一两，去粗皮，涂生姜汁，炙令香熟） 紫石英（一两，细研，水飞过） 藁本（半两） 肉苁蓉（一两，汤浸一宿，刮去皴皮，炙干） 白芍药（半两） 干漆（三分，捣碎，炒令烟出） 琥珀（一两） 五味子（半两） 防葵（半两） 当归（一两，锉碎，微炒） 白茯苓（一两） 芎䓖（一两）

右件药，捣罗为末，炼蜜和捣三五百杵，圆如梧桐子大。每服空心及晚食前，以温酒下三十圆。

治妇人虚损，血海风冷气，腰脚骨节疼痛，吃食减少，心神虚烦，气血不调，体瘦无力，宜服紫石英圆方。

紫石英（一两，细研，水飞过） 牛膝（一两，去苗） 柏子仁（半两） 阿胶（半两，捣研，炒令黄燥） 附子（三分，炮裂，去皮脐） 防风（半两，去芦头） 细辛（半两） 黄芪（半分，锉） 芎䓖（三分） 杜仲（一两，去皴皮，炙令黄，锉） 熟干地黄（一两） 羌活（三分） 萆薢（三分，锉） 丹参（一两） 木香（半两） 人参（半两，去芦头） 麦门冬（一两半，去心，焙） 续断（三分） 泽兰（三分） 禹余粮（三分，烧醋倅[4]七遍，细研） 当归（三分，锉碎，微炒） 白芍药（半两） 桂心（半两） 石斛（一两，去根，锉） 鹿角胶（一两，炙黄燥） 甘草（半两，炙微赤，锉）

右件药，捣罗为末，入研了药，都研令匀，炼蜜和捣五七百杵，圆如梧桐子大。每于食前，以暖酒下三十圆。

治妇人风虚劳损，下焦伤冷，膈上风痰，头目旋眩，或时吐逆，心胸烦躁，不思饮食，宜服补益柏子仁圆方。

柏子仁（一两） 防风（半两，去芦头） 续断（一两） 桂心（三分） 白茯苓（一两） 羚羊角屑（三分） 牡丹（半两） 人参（半两，去芦头） 当归（半两，锉碎，微炒） 黄芪（三分，锉） 白术（半两） 枳壳（半两，麸炒微黄，去瓤） 赤芍药（半两） 木香（半

两） 附子（一两，炮裂，去皮脐） 细辛（三分） 羌活（三分） 芎䓖（三分） 牛膝（一两，去苗） 熟干地黄（一两）

右件药，捣罗为末，炼蜜和捣三五百杵，圆如梧桐子大。每服空心及晚食前，以温酒下三十圆。

治妇人血风劳损，经络不调，四肢羸瘦，脐腹虚冷，困乏无力，不思饮食，宜服补益熟干地黄圆方。

熟干地黄（二两） 泽兰（一两） 当归（三分，锉碎，微炒） 干姜（半两，炮裂，锉） 延胡索（半两） 鳖甲（一两，涂醋炙令黄，去裙襕） 牛膝（半两，去苗） 续断（三分） 附子（三分，炮裂，去皮脐） 白芍药（半两） 桂心（半两） 木香（半两） 藁本（半两） 艾叶（三分，微炒） 黄芪（一两，锉） 五味子（三分） 菴䕡子（三分） 芎䓖（半两） 牡丹（一两） 白茯苓（三分） 柏子仁（一两） 薯蓣（三分） 龙骨（三分） 甘草（半两，炙微赤，锉） 杜仲（三分，去粗皮，炙微黄，锉） 蛇床子（三分） 白术（三分） 吴茱萸（半两，汤浸七遍，焙干微炒） 桃仁（半两，汤浸去皮尖双仁，麸炒微黄）

右件药，捣罗为末，炼蜜和捣三五百杵，圆如梧桐子大。每服空心及晚食前，以温酒下三十圆。

治妇人血海虚，气上攻于肺，或时喘促，心烦，吃食少味，四肢乏力，宜服补益钟乳圆方。

钟乳粉（三两） 五味子（一两） 甘草（半两，炙微赤，锉） 肉苁蓉（一两，酒浸一宿，刮去皴皮，炙令干） 泽兰（一两） 远志（三分，去心） 芎䓖（一两） 白芍药（一两） 黄芪（一两，锉） 天门冬（一两半，去心，焙） 桔梗（一两，去芦头） 细辛（半两） 柏子仁（一两） 熟干地黄（二两） 当归（一两，锉，微炒） 天雄（三分，炮裂，去皮脐） 紫石英（一两，细研，水飞过） 紫菀（一两，洗去苗土） 蒲黄（三分） 芜荑仁（三分） 厚朴（一两，去粗皮，涂生姜汁，炙令香熟）

右件药，捣罗为末，炼蜜和捣五七百杵，圆如梧桐子大。每服空心及晚食前，以温酒下三十圆。

治妇人风虚，劳损羸劣，不能饮食，四肢疼痛，经络不调，宜服补益赤石脂

圆方。

赤石脂（二两，细研） 白薇（三分） 芎䓖（三分） 琥珀（一两） 鹿茸（一两，去毛，涂酥，炙令黄） 熟干地黄（一两） 人参（半两，去芦头） 五味子（半两） 藁本（半两） 桂心（半两） 甘草（半两，炙微赤，锉） 牡丹（半两） 牛膝（三分，去苗） 附子（三分，炮裂，去皮脐） 干姜（半两，炮裂，锉） 黄芪（一两，锉） 芜荑（半两） 丹参（三分） 白茯苓（三分） 肉苁蓉（一两，酒浸一宿，刮去皴皮，炙干） 细辛（半两） 当归（半两，锉碎，微炒） 羌活（半两） 杜仲（一两，去粗皮，炙微黄，锉）

右件药，捣罗为末，炼蜜和捣三五百杵，圆如梧桐子大。每服空心及晚食前，以温酒下三十圆。

治妇人风虚劳损经络过多，脏腑虚乏，面色萎黄，四肢羸瘦，腹内时痛，不欲饮食，宜服补益阿胶圆方。

阿胶（一两，捣碎，炒令熟燥） 白芍药（半两） 干姜（半两，炮裂，锉） 卷柏（半两） 桂心（半两） 白龙骨（一两） 鹿茸（一两，去毛，涂酥，炙令黄） 人参（一两，去芦头） 白茯苓（一两） 蒲黄（半两） 当归（一两，锉碎，微炒） 白术（一两） 厚朴（一两，去粗皮，涂生姜汁，炙令香熟） 石斛（一两，去根，锉） 黄芪（一两，锉） 熟干地黄（一两） 艾叶（三分，微炒） 芎䓖（半两）

右件药，捣罗为末，炼蜜和捣三二百杵，圆如梧桐子大。每于空心及晚食前，以粥饮下四十圆，温酒下亦得。

治妇人风虚劳损，羸弱短气，胸胁逆满，不欲饮食，宜服石斛圆方。

石斛（一两，去根，锉） 熟干生黄（一两） 桃仁（二[⑤]分，汤浸去皮尖双仁，麸炒微黄） 桂心（三分） 赤茯苓（一两） 甘草（半两，炙微赤，锉） 人参（三分，去芦头） 五味子（一两） 紫菀（三分，洗去苗土） 黄芪（一两，锉） 白术（一两） 附子（一两，炮裂，去皮脐） 沉香（一两） 当归（一两） 枳实（三分，麸炒微黄）

右件药，捣罗为末，炼蜜和捣三五百杵，圆如梧桐子大。每于食前，以温酒下三十圆。

治妇人风虚劳冷诸方

夫妇人风虚劳冷者，是人体虚劳而受于冷也。夫人摄将顺理，则血风调和，风寒暑湿，不能为害，若劳伤血气，便致虚损，则风冷乘虚干之，或客于经络，或入于腹内，其经络得于冷，则气血涩滞，不能自温于肌肤也。腹内得于风冷，则脾胃气弱，不能消于饮食也。随其所伤，也变成病，若大肠虚者，则变下利，若风冷入于脏，则令脏冷，致使无子，若博于血，则涩壅，亦令经水不利，断绝不通也。

治妇人风虚劳冷，四肢羸弱，不能饮食，面色萎黄，腹内时痛，羌活散方。

羌活（一两）　桃仁（一两，汤浸去皮尖双仁，麸炒微黄）　人参（半两，去芦头）　木香（三分）　鳖甲（一两，涂醋炙令黄，去裙襕）　白术（三分）　桂心（半两）　白茯苓（三分）　白芍药（半两）　当归（半两，锉碎，微炒）　附子（三分，炮裂，去皮脐）　牛膝（一两，去苗）　防风（半两，去芦头）　续断（三分）　芎䓖（三分）　熟干地黄（一两）

右件药，捣粗罗为散。每服四钱，以水一中盏，入生姜半分，煎至六分，去滓，不计时候温服。

治妇人风虚劳冷，头目昏重，四肢烦疼，吃食减少，渐加羸瘦，熟干地黄散方。

熟干地黄（一两）　人参（一两，去芦头）　芎䓖（半两）　防风（半两，去芦头）　附子（三分，炮裂，去皮脐）　黄芪（三分，锉）　续断（三分）　当归（半两，锉碎，微炒）　丹参（半两）　细辛（半两）　白术（一两）　桂心（一两）　白茯苓（一两）　藁本（半两）

右件药，捣粗罗为散。每服四钱，以水一中盏，入生姜三分、枣三枚，煎至六分，去滓，每于食前温服。

治妇人血虚气弱，风冷搏于脏腑，致成劳损，体瘦无力，食饮减少，脐腹多疼，肢节拘急，延胡索散方。

延胡索（一两）　白术（一两）　当归（一两，锉碎，微炒）　桂心

（一两）　赤芍药（一两）　芎䓖（一两）　附子（一两，炮裂，去皮脐）　木香（一两）　琥珀（一两）　桃仁（一两，汤浸去皮尖双仁，麸炒微黄）

右件药，捣筛为散。每服三钱，水一中盏，入生姜半分，煎至六分，去滓，食前温服。

治妇人风虚劳冷，气血不调，手脚挛急，头目旋眩，肢节烦疼⑥，柏子仁散方。

柏子仁（三分）　羌活（半两）　当归（三分，锉碎，微炒）　防风（半两，去芦头）　赤箭（三分）　桂心（半两）　芎䓖（三分）　白附子（半两，炮裂）　牛膝（三分，去苗）　桑寄生（三分）　藿香（三分）　芎䓖（三分）　麝香（一分，研入）

右件药，捣细罗为散，研入麝香令匀。每服食前，以温酒调下二钱。

治妇人风虚劳冷，气攻心腹疼痛，肢节拘急，体瘦无力，经候不调，食饮减少，泽兰散方。

泽兰（一两）　当归（三分，锉碎，微炒）　延胡索（三分）　桂心（三分）　附子（三分，炮裂，去皮脐）　牛膝（三分，去苗）　赤芍药（半两）　干漆（三分，捣碎，炒令烟出）　续断（半两）　芎䓖（三分）　柏子仁（半两）　牡丹（半两）　琥珀（三分）　没药（三分）　木香（三分）　桃仁（三分，汤浸去皮尖双仁，麸炒微黄）

右件药，捣细罗为散。每服食前，以温酒调下二钱。

治妇人风虚劳冷，肢节疼闷⑦，筋脉拘急，气血不调，体瘦食少，牛膝散方。

牛膝（三分，去苗）　独活（半两）　芎䓖（半两）　柏子仁（半两）　桂心（半两）　酸枣仁（半两）　附子（半两，炮裂，去皮脐）　当归（三分，锉碎，微炒）　熟干地黄（三分）　赤箭（半两）　白芍药（半两）　续断（半两）　细辛（半两）　藁本（半两）　萆薢（半两）　枳实（半两，麸炒微黄）　木香（三分）

右件药，捣细罗为散。每服食前，以温酒调下二钱。

治妇人风虚劳冷，四肢羸瘦，脾胃气弱，不思饮食，紫桂圆方。

桂心（三分）　木香（半两）　当归（三分，锉碎，微炒）　芎䓖（三分）　人参（三分，去芦头）　熟干地黄（一两）　白术（三分）

附子（一两，炮裂，去皮脐）　白茯苓（一两）　牛膝（一两，去苗）　肉豆蔻（半两，去壳）　诃藜勒皮（三分）　干姜（三分，炮裂，锉）　延胡索（三分）　琥珀（三分）　椒红（半两，微炒）　桃仁（一两，汤浸去皮尖双仁，麸炒微黄）

右件药，捣罗为末，炼蜜和捣三二百杵，圆如梧桐子大。食前以温酒下三十圆。

治妇人风虚劳冷，羸瘦，四肢烦疼，脐下时痛，不能饮食，面目黄黑，忧恚不乐，钟乳圆方。

钟乳粉（三两）　泽兰（二两）　防风（一两，去芦头）　人参（一两，去芦头）　柏子仁（二两，微炒）　石膏（一两半，细研，水飞过）　芎䓖（一两）　附子（一两，炮裂，去皮脐）　续断（一两）　白芷（一两）　牛膝（一两，去苗）　当归（一两，锉碎，微炒）　木香（一两）　干姜（一两，炮裂，锉）　藁本（一两）　细辛（一两）　桂心（一两）　艾叶（三分，微炒）　麦门冬（一两半，去心，焙）　白芜荑（一两）　熟干地黄（一两）

右件药，捣罗为末，炼蜜和捣五七百杵，圆如梧桐子大。每于食前，以温酒下三十圆。

治妇人风虚劳冷，脾胃乏弱，四肢羸困，不欲[⑧]食，宜服补虚助脾，思饮食，强气力，柏子仁圆方。

柏子仁（一两）　泽兰（半两）　芎䓖（半两）　桂心（半两）　黄芪（半两，锉）　禹余粮（一两，烧醋淬三遍）　人参（半两，去芦头）　熟干地黄（一两）　五味子（半两）　白术（半两）　木香（半两）　厚朴（三分，去粗皮，涂生姜汁，炙令香熟）　当归（三分，锉碎，微炒）　续断（三分）　白茯苓（三分）　紫石英（一两，细研，水飞过）　附子（三分，炮裂，去皮脐）　白薇（三分）　牛膝（三分，去苗）　干姜（三分，炮裂，锉）　干漆（半两，捣碎，炒令烟出）　防风（半两，去芦头）　牡丹（半两）　细辛（半两）　赤石脂（一两）

右件药，捣罗为末，炼蜜和捣五七百杵，圆如梧桐子大。每于食前，以温酒下三十圆。

治妇人风虚劳冷，经候不调，四肢羸弱，不能饮食，紫石英圆方。

紫石英（二两，细研，水飞过） 续断（半两） 熟干地黄（二两） 木香（半两） 牛膝（三分，去苗） 白石英（二两，细研，水飞过） 桂心（半两） 当归（半两，锉碎，微炒） 黄芪（一两，锉） 白术（半两） 白芍药（半两） 芎䓖（三分） 五味子（三分） 附子（一两，炮裂，去皮脐） 人参（三分，去芦头） 干姜（半两，炮裂，锉） 续断（三分） 椒红（一两，微炒） 白薇（半两）

右件药，捣罗为末，炼蜜和捣五七百杵，圆如梧桐子大。每于食前，以温酒下三十圆。

治妇人无子诸方

夫妇人无子者，其故有三也，一者坟墓不嗣，二者夫妇年命相克，三者夫病妇疹，皆使无子。若是坟墓不嗣，年命相克，此二者非药能益，若夫病妇疹须将药饵，故得有效也。然妇人挟疾无子，皆由劳血，血气生病，或月经涩闭，或崩血带下，致阴阳之气不和，经血之行乖候，故无子也。诊其右手关后，尺脉浮则为阳，阳脉绝无子也，又脉微涩，中年得此为绝产也。少阴脉如浮紧则绝产，恶寒脉尺寸俱微弱者，则绝产也。

治妇人子脏风冷，凝滞不去，令人少子，紫石英圆方。

紫石英（二两，细研，水飞过） 天门冬（一两半，去心，焙） 紫葳（一两） 甘草（一两，炙微赤，锉） 桂心（一两） 牡蒙（一两） 川乌头（一两，炮裂，去皮脐） 熟干地黄（一两） 辛荑仁（一两） 石斛（一两，去根锉） 卷柏（一两） 禹余粮（一两，烧醋淬三遍） 当归（一两，锉碎，微炒） 芎䓖（一两） 乌贼鱼骨（一两，烧灰） 薯蓣（三分） 桑寄生（半两） 牛膝（半两，去苗） 人参（三分，去芦头） 牡丹（半两） 干姜（半两，炮裂，锉） 厚朴（一分，去粗皮，涂生姜汁，炙令香熟） 续断（半两） 食茱萸（半两） 细辛（半两） 柏子仁（一两）

右件药，捣罗为末，炼蜜和捣三五百杵，圆如梧桐子大。每于食前，以温酒下三十圆。

治妇人无子，皆因五劳七伤，虚羸百病所致，宜服五味子圆方。

五味子（一两）　牡荆子（一两）　菟丝子（一两，酒浸三日，晒干，别杵为末）　车前子（一两）　菥蓂子（一两）　薯蓣（一两）　石斛（一两，去根，锉）　熟干地黄（一两）　杜仲（一两，去皴皮，炙微黄，锉）　鹿茸（一两，去毛，涂酥，炙令黄）　远志（一两，去苗）　附子（三分，炮裂，去皮脐）　蛇床子（三分）　芎䓖（三分）　山茱萸（二分）　天雄（三分，炮裂，去皮脐）　人参（三分，去芦头）　白茯苓（三[9]分）　黄芪（三分，锉）　牛膝（三分，去苗）　桂心（半两）　肉苁蓉（一两，酒浸一宿，刮去皴皮，炙干）　巴戟（一两，去心）　钟乳粉（二两）

右件药，捣罗为末，炼蜜和捣五七百杵，圆如梧桐子大。每于空心及晚食前，以温酒下三十圆。

治妇人无子或断绪，上热下冷，百病皆主之，白薇圆方。

白薇（一两）　车前子（半两）　当归（半两，锉碎，微炒）　芎䓖（半两）　蛇床子（半两）　藁本（三分）　卷柏（三分）　白芷（三分）　覆盆子（三分）　桃仁（三分，汤浸去皮尖双仁，麸炒微黄）　麦门冬（一[10]两半，去心，焙）　人参（三分，去芦头）　桂心（三分）　菖蒲（三分）　细辛（半两）　干姜（半两，炮裂，锉）　熟干地黄（一两）　川椒（一两，去目及闭口者，微炒去汗）　白茯苓（三分）　远志（二分，去苗）　白龙骨（一两）

右件药，捣罗为末，炼蜜和捣五七百杵，圆如梧桐子大。每于空心及晚食前，以温酒下三十圆。

治妇人腹脏久积风冷，血气凝涩，不能宣通，故令无子，宜服杜衡[11]圆方。

杜衡（一两）　防风（一两，去芦头）　白茯苓（一两）　附子（一两，炮裂，去皮脐）　白薇（二分）　牛膝（三分，去苗）　半夏（三[12]分，汤洗七遍，去滑微炒）　沙参（三分，去芦头）　秦艽（三分，去苗）　川椒（三分，去目及闭口者，微炒去汗）　桂心（三分）　菖蒲（二分）　藁本（三分）　细辛（一两）　蛇床子（三分）

右件药，捣罗为末，炼蜜和捣五七百杵，圆如梧桐子大。每于空心及晚食前，以温酒下三十圆，有子即住服。

治妇人无子脏冷，内炙圆方。

麝香（半两） 皂荚（二两半，去黑皮，涂酥，炙令黄） 川椒（一两半，去目及闭口者，微炒出汗）

右件药，捣罗为末，炼蜜和圆，如酸枣大。以绵裹内产门中，留少绵带子出，觉增寒恶物下多，即抽绵出，未效再用。

又方。

蛇床子（一两） 石盐（一两） 细辛（一两） 干姜（一两，炮裂，锉） 土瓜根（一两）

右件药，捣罗为末，取枣大，以绵裹，内产门中，候有恶物下即止，未应再用。

治妇人子脏风冷，致令无子，宜用此方。

皂荚（一两，去黑皮，涂酥，炙黄焦，去子） 川大黄（一两，锉碎，微炒） 戎盐（一两） 白矾（一两，烧灰） 当归（一两，锉碎，微炒） 五味子（三分） 川椒（三分，去目及闭口者，微炒去汗） 干姜（三分，炮裂，锉） 细辛（三分）

右件药，捣罗为末，用绵裹药末如枣大，内产门中，有恶物下即止，未效再用。

又方。

蛇床子（一两） 芫花（一两，醋拌，炒令黄）

右件药，捣罗为末，以绵裹药末如枣大，内产门中，候有恶物下即止，未效再用。

治妇人子脏虚冷久无子诸方

夫妇人子脏虚冷无子者，由将摄失宜，饮食不节，乘风取冷，或劳伤过度，致风冷之气，乘其经血，结于子脏，子脏则冷，故令久无子也。

治妇人子脏虚冷，及五劳七伤，羸瘦，面无颜色，不能饮食，产后断绪无子多时，柏子仁圆方。

柏子仁（一两） 泽兰（一两） 川椒（三分，去目及闭口者，微炒出汗） 甘草（三分，炙微赤，锉） 桂心（半两） 芎䓖（一两） 防风（一两，去芦头） 钟乳粉（二两） 白术（半两） 紫石英（一两，细研，水飞过） 白石英（一两，细研，水飞过） 芜荑（半两） 人参（半两，去芦头） 石斛（半两，去根，锉） 白芷（半两） 肉苁蓉（半两，酒浸一宿，锉，去皴皮，炙令干） 厚朴（一两，去粗皮，涂生姜汁，炙令香熟） 赤石脂（半两，细研） 白芍药（半两） 桔梗（半两，去芦头） 五味子（半两） 当归（一两，锉碎，微炒） 秦艽（半两，去苗） 熟干地黄（一两） 龙骨（半两） 防葵（半两） 白茯苓（半两） 杜仲（一两，去粗皮，炙微黄，锉） 藁本（半两） 细辛（半两） 黄芪（一两，锉） 干姜（一两，炮裂，锉） 独活（半两） 牛膝（一两，去苗）

右件药，捣罗为末，入研了药，都研令匀，炼蜜和捣五七百杵，圆如梧桐子大。每于空心及晚食前，以温酒下三十圆。

治妇人子脏风虚积冷，经络不调，面无血色，肌肉消瘦，不能饮食，及带下久无子，白薇圆方。

白薇（三分） 细辛（半两） 防风（半两，去芦头） 人参（半两，去芦头） 秦艽（半两，去苗） 川椒（半两，去目及闭口者，微炒去汗） 白蔹（半两） 桂心（半两） 牛膝（三分，去苗） 干姜（半两，炮裂，锉） 芜荑（半两） 沙参（半两） 干漆（三分，捣碎，炒令烟出） 赤芍药（半两） 五味子（半两） 芎䓖（半两） 卷柏（半两） 附子（半两，炮裂，去皮脐） 山茱萸（半两） 水蛭（二七枚，微炒） 熟干地黄（三分） 桃仁（半两，汤浸去皮尖双仁，麸炒微黄） 虻虫（二七枚，去翅足，微炒） 鼠妇（二七枚，微炒） 柏子仁（半两） 白僵蚕（半两，微炒） 蛴螬（七枚，微炒） 牡丹（半两） 白石英（一两，细研，水飞过） 紫石英（一两，细研，水飞过） 钟乳粉（一两） 麻布（一尺，烧灰）

右件药，捣罗为末，入研了药，都研令匀，炼蜜和捣五七百杵，圆如梧桐子大。每于空心，以温酒下三十圆。服稍觉有验即住之。

治妇人子脏，久积风虚冷气，致阴阳二气不能和合，故令久无子，秦椒圆方。

秦椒（去目及闭口者，微炒出汗） 细辛 芜荑 白石英（细研，水飞过） 白薇 泽兰 人参（去芦头） 石斛（去根，锉） 防风（去芦头） 牡蒙 白芷 桔梗（去芦头） 牛膝（去苗） 川大黄（锉碎，微炒） 甘草（炙微赤，锉） 白蔹 五味子 桂心 黄芪（锉） 蛴螬（微炒） 白僵蚕（微炒） 白术 玄参 桃仁（汤浸，去皮尖双仁，麸炒微黄） 牡丹 沙参（去芦头） 卷柏 芎䓖 干姜（炮裂，锉） 白芍药 露蜂房（微炙，以上药各一两） 钟乳粉 紫石英（细研，水飞过） 干漆（捣碎，炒令烟出） 附子（炮裂，去皮脐） 熟干地黄（以上药各二[13]两） 柏子仁（一两半） 天雄（三分，炮裂，去皮脐） 当归（一两半，锉碎，微炒） 虻虫（二七枚，去翅足，微炒） 白茯苓（一两半） 水蛭（十四枚，炒令黄） 麻布（七寸，烧灰）

右件药，捣罗为末，炼蜜和捣五七百杵，圆如梧桐子大。每于空心，以温酒下三十圆，服稍觉有验即住服。

治妇人久无子，由子脏久积风冷，阴阳不能施化，宜服紫石英圆方。

紫石英（一[14]两，细研，水飞过） 细辛（一两） 厚朴（一两，去粗皮，涂生姜汁，炙令香熟） 川椒（一两，去目及闭口者，微炒出汗） 桔梗（一两，去芦头） 鳖甲（一两半，生用） 防风（一两，去芦头） 川大黄（一两，锉碎，微炒） 附子（一两，炮裂，去皮脐） 硫黄（一两，细研） 牡蒙（三分） 人参（三分，去芦头） 桑寄生（三分） 半夏（半两，汤洗七遍，去滑） 白僵蚕（半两） 续断（半两） 紫菀（半两，洗去苗土） 杜衡（半两） 牛膝（半两，去苗） 白薇（一两） 当归（一两，锉碎，微炒） 桂心（一两）

右件药，捣罗为末，炼蜜和捣五七百杵，圆如梧桐子大。每于空心及晚食前，以温酒下三十圆。

治妇人子脏冷，久无子，由风寒邪气，客于经血，宜服卷柏圆方。

卷柏 牡蒙 藁本 当归（锉碎，微炒） 熟干地黄 柏子仁 干姜（炮裂，锉） 禹余粮（烧醋淬三遍） 白薇 （以上各一两） 芎䓖人参（去芦头） 石斛（去根，锉） 桂心 附子（炮裂，去皮脐） 五味子 防风（去芦头） 吴茱萸（汤浸七遍，焙干，微炒） 甘草（炙微赤，锉） 牛膝（去苗） 桑寄生 川椒（去目及闭口者，微炒去汗，以上各三分）

右件药，捣罗为末，炼蜜和捣五七百杵，圆如梧桐子大。每于空心及晚食前，以温酒下三十圆。

治妇人风虚积冷，邪气滞留子脏之内，久不去，令人无子，羸瘦，宜服溢[15]胞散方。

川朴硝（一两） 牡丹（一两） 当归（一两，锉碎，微炒） 川大黄（一两，锉碎，微炒） 桃仁（一两，汤浸去皮尖双仁，麸炒微黄） 细辛（一两） 厚朴（三分，去粗皮，涂生姜汁，炙令香熟） 桔梗（三分，去芦头） 赤芍药（三分） 人参（三分，去芦头） 赤茯苓（一两） 桂心（一两） 甘草（一两，炙微赤，锉） 牛膝（一两，去苗） 陈橘皮（一两，汤浸去白瓤，焙） 虻虫（三十枚，去翅足，微炒） 水蛭（三十枚，炒令黄） 附子（半两，炮裂，去皮脐）

右件药，捣罗为末。每服四钱，用水酒各半中盏，煎至六分，去滓，空心及晚食前，温服。

治妇人血海久积虚冷，无子，阳起石圆方。

阳起石（二两，酒煮[16]半日，细研） 干姜（三分，炮裂，锉） 白术（三分） 熟干地黄（一两） 吴茱萸（三分，汤浸七遍，焙干，微炒） 牛膝（三分，去苗）

右件药，捣罗为末，炼蜜和捣三二百杵，圆如梧桐子大。每于空心及晚食前，温酒下三十圆。

治妇人久无子断绪者，是子脏积冷，血气不调，宜服熟干地黄散方。

熟干地黄（一两） 牛膝（一两，去苗） 当归（一两，锉细，微炒） 芎䓖（三分） 卷柏（三分） 防风（三分，去芦头） 桂心（半两） 柏子仁（一两） 白薇（一两）

治[17]件药，捣罗为散。每服三钱，以水一中盏，煎至六分，去滓，每日空心温服。

治妇人下焦三十六疾绝产，多睡，宜服此方。

梅核仁（半两）　辛夷仁（半两）　葛上亭长（七枚，微炒）　泽兰（半两）　溲疏（一分）　藁本（一分）

右件药，捣罗为末，用软饭和圆，如小豆大。每服空心，以温酒下七圆，三五服后，有恶物下即住服。

治妇人子脏风虚积冷，十年无子，宜用此方。

吴茱萸（一两）　川椒（一两）

右件药，捣罗为末，炼蜜和圆，如弹子大。以绵裹内虚门[18]中，日再易之，若无所下，亦暖子脏。

治妇人血风劳气诸方

夫妇人血风劳者，由气血虚损，经候不调，或外伤风邪，或内挟宿冷，致阴阳不和，经络否涩，腹中坚痛，四肢酸疼，月水或断或来，面色萎黄羸瘦，又有因产后未满百日，不慎将护，使脏腑虚伤，百脉枯竭，遂致劳损之疾也。

治妇人血风劳冷，气攻心腹疼痛，四肢不和，吃食减少，日渐羸瘦，熟干地黄散方。

熟干地黄（一两）　白芍药（三分）　柴胡（一两）　鳖甲（二两，涂酥炙令黄，去裙襕）　当归（三分，锉，炒微黄）　苍术（一两，锉，炒令黄）　姜黄（三分）　琥珀（三分，细研）　羌活（半两）　芎䓖（三分）　木香（半两）　厚朴（三分，去粗皮，涂生姜汁，炙令香熟）　桂心（半两）　陈橘皮（三分，汤浸去白瓤，焙）　牛膝（一两，去苗）

右件药，捣罗为散。每服四钱，以水一中盏，入生姜半分，煎至六分，去滓，不计时候稍热服。

治妇人血风劳气，脐[19]腹疼痛，经脉不调，渐加羸瘦，琥珀散方。

琥珀（三分，细研）　白术（三分）　当归（三分，锉碎，微炒）　柴胡（一两，去苗）　延胡索（半两）　红花子（半两）　牡丹（半两）　木香（半两）　桂心（半两）　桃仁（三分，汤浸去皮尖双仁，麸炒微

黄）　鳖甲（一两，涂酥炙令黄，去裙襕）　赤芍药（二分）

右件药，捣粗罗为散。每服四钱，以水一中盏，入生姜半分，煎至六分，去滓，每于食前稍热服。

治妇人血风劳气，心胸壅滞，积痰不散，时攻头目旋眩，呕吐烦热，四肢拘急疼痛，赤茯苓散方。

赤茯苓　防风（去芦头）　人参（去芦头）　当归（锉碎，微炒）　白芷　白术　枳壳（麸炒微黄，去瓤）　木香　赤芍药　细辛　羌活　芎䓖　生干地黄　（以上各一两）　羚羊角屑（半两）　桂心（三分）　半夏（三分，汤洗七遍，去滑）　甘菊花（半两）

右件药，捣筛为散。每服四钱，以水一中盏，入生姜半分，煎至六分，去滓，每于食前温服。

治妇人血风劳气，经脉久滞，或时寒热，四肢疼痛，不思饮食，桃仁散方。

桃仁（三[20]分，汤浸去皮尖双仁，麸炒微黄）　桂心（半两）　柴胡（一两，去苗）　鳖甲（一两半，涂醋炙令黄，去裙襕）　琥珀（三分，细研）　延胡索（三分）　牛膝（一两，去苗）　紫菀（半两，洗去苗土）　细辛（半两）　羌活（半两）　芎䓖（半两）　木香（半两）　川大黄（半两，锉碎，微炒）　羚羊角屑（半两）　当归（半两，锉碎，微炒）　虎杖（半两，锉）　白术（半两）　赤芍药（半两）

右件药，捣粗罗为散。每服四钱，以水一中盏，入生姜半分，煎至六分，去滓，每于食前温服。

治妇人血风劳气，经脉涩滞，四肢拘急，烦疼，不能饮食，渐加羸弱，荆芥散方。

荆芥（三分）　芎䓖（半两）　人参（三分，去芦头）　当归（半两，锉碎，微炒）　白术（三分）　桂心（三分）　防风（半两，去芦头）　生干地黄（三分）　柴胡（三分，去苗）　鳖甲（三分，涂醋炙令黄，去裙襕）　牡丹（半两）　赤芍药（半两）　枳壳（三分，麸炒微黄，去瓤）　羚羊角屑（二分）　酸枣仁（三分，微炒）　甘草（半两，炙微赤，锉）

右件药，捣筛为散。每服四钱，以水一中盏，入生姜半分，煎至六分，去滓，每于食前温服。

治妇人血风劳气，经络涩滞，四肢拘急，烦疼，不能饮食，渐加羸瘦，牛膝散方。

牛膝（一两，去苗） 当归（三分，锉碎，微炒） 芎䓖（三分） 牡丹（三分） 赤芍药（三分） 蒲黄（三分） 桃仁（半两，汤浸去皮尖双仁，麸炒微黄） 桂心（三分） 柴胡（一分去苗） 琥珀（三分） 鳖甲（二两，涂酥炙令黄，去裙襕） 秦艽（三分，去苗） 羚羊角屑（三分） 川大黄（三分，锉碎，微炒） 荆芥（一两）

右件药，捣筛为散。每服四钱，以水一中盏，入生姜半分，煎至六分，去滓，每于食前温服。

治妇人血风劳气，经络不通，腹胁妨闷，发歇寒热，四肢拘急疼痛，头目不利，少思饮食防风散方。

防风（三分，去芦头） 枳壳（三分，麸炒微黄，去瓤） 柴胡（一两，去苗） 延胡索（一两） 桂心（半两） 木香（半两） 当归（三分，锉碎，微炒） 红蓝花（三分） 白术（三分） 鳖甲（一两，涂酥炙令黄，去裙襕） 芎䓖（三分） 赤芍药（三分） 琥珀（半两） 川大黄（半两，锉碎，微炒） 牛膝（半两，去苗）

右件药，捣粗罗为散。每服四钱，以水一中盏，入生姜半分，煎至六分，去滓，不计时候温服。

治妇人血风劳气盛，上攻心膈烦满，不下饮食，四肢疼痛，眼涩头昏，羚羊角散方。

羚羊角屑（三分） 细辛（半两） 前胡（一两，去芦头） 桂心（半两） 防风（半两，去芦头） 天麻（三分） 牡丹（半两） 槟榔（半[21]两） 当归（半两，锉碎，微炒） 桑寄生（半两） 赤茯苓（三分） 枳壳（半两，麸炒微黄，去瓤） 赤芍药（半两） 川大黄（一两，锉碎，微炒） 羌活（半两）

右件药，捣粗罗为散。每服三钱，以水一中盏，入生姜半分、薄荷三七叶，煎至六分，去滓，不计时候温服。

治妇人血风劳气，头疼目赤，胸背气壅，四肢疼痛，心烦惊悸，少欲饮食，茯神散方。

茯神（一两） 羚羊角屑（一两） 石膏（二两） 防风（一两，去芦头）　赤芍药（一两）　人参（一两，去芦头）　柴胡（一两半，去苗）　天门冬（一两，去心）　桃仁（一两，汤浸去皮尖双仁，麸炒微黄）　独活（一两）　郁李仁（一两，汤浸去皮，微炒）　生干地黄（一两）　枳壳（一两，麸炒微黄）　甘草（半两，炙微赤，锉）

右件药，捣粗罗为散。每服四钱，以水一中盏，入生姜半分，煎至六分，去滓，不计时候温服。

治妇人血风劳气，经络不调，腹内时痛，面色萎黄，四肢羸弱，心神昏闷，不欲饮食，及产后余疾，并宜服大通真圆方。

蚕纸（一十张，烧灰）　防风（一两，去芦头）　白芍药（三分）　桔梗（一两，去芦头）　石膏（一两，细研，水飞过）　白芷（三分）　当归（一两，锉碎，微炒）　干姜（半两，炮裂，锉）　附子（一两，炮裂，去皮脐）　芎䓖（半两）　藁本（半两）　泽兰（一两）　白芜荑（半两）　川椒（一两，去目及闭口者，微炒去汗）　食茱萸（三分）　柏子仁（一两，微炒）　白薇（半两）　白术（半两）　苍术（一两，锉碎，微炒）　蝉壳（半两，微炒）　人参（一两，去芦头）　甘草（半两，炙微赤，锉）　厚朴（三分，去粗皮，涂生姜汁，炙令香熟）

右件药，捣罗为末，炼蜜和捣五七百杵，圆如梧桐子大。每于食前，以温酒调下一[22]圆。

治妇人血风劳气，四肢羸瘦，骨节酸痛，口干心烦，经脉下利，或时腹痛干呕，不思饮食，日渐困乏，琥珀圆方。

琥珀（一两，细研）　当归（一两，锉碎，微炒）　芎䓖（半两）　木香（半两）　桂心（半两）　羌活（三分）　槟榔（三分）　没药（半两）　牛膝（一两，去苗）　朱砂（三分，细研，水飞过）　延胡索（三分）　桃仁（三分，汤浸去皮尖双仁，麸炒微黄）　熟干地黄（半两）　硇砂（三分，不夹石者，细研）　鳖甲（一两，涂酥炙令黄，去裙襕）　姜黄（半两）　苏合香（半两）　柴胡（一两，去苗）　赤芍药（半两）　牡丹（半两）　川大黄（一两，锉碎，微炒）　麝香（一分，细研）

右件药，捣罗为末，入研了药令匀，炼蜜和捣五七百杵，圆如梧桐子大。每服食前，以温酒下三十圆。

治妇人血风劳气，四肢羸弱，不能饮食，心腹时痛，经络滞涩，苏合香圆

方。

苏合香（三分）　琥珀（三分，细研）　麒麟竭（三分）　牡丹（三分）　生干地黄（一两）　紫石英（一两，细研，水飞过）　细辛（半两）　柴胡（一两，去苗）　鳖甲（一两，涂醋炙微黄，去裙襕）　续断（三分）　芎䓖（三分）　麦门冬（一两半，去心，焙）　当归（一分，锉碎，微炒）　延胡索（半两）　藕节（三分）　蒲黄（半两）　木香（半两）　桂心（半两）　藁本（半两）　桃仁（三分，汤浸去皮尖双仁，麸炒微黄）　槟榔（半两）

右件药，捣罗为末，炼蜜和捣三五百杵，圆如梧桐子大。空心及晚食前，以桃仁汤下三十圆。

治妇人血风劳气，四肢羸瘦疼痛，经络不利，饮食无味，渐加虚困，鳖甲圆方。

鳖甲（一两，涂醋炙令黄，去裙襕）　紫菀（一两，洗去苗土）　熟干地黄（一[22]两半）　桂心（三分[23]）　芎䓖（一两）　羌活（三分）　防风（一两，去芦头）　牛膝（一两，去苗）　当归（一两，锉）　秦艽（一两，去芦头）　黄芪（三分，锉）　赤芍药（三分）　人参（一两，去芦头）　白术（二[24]分）　桃仁（一两，汤浸去皮尖双仁，麸炒微黄）　琥珀（一两）　鬼箭羽（三分）　虻虫（三分，去翅足，微炒）　水蛭（三分，炒令黄）　麝香（一分，研入）

右件药，捣细罗为末，炼蜜和捣三五百杵，圆如梧桐子大。每服食前，以温酒下三十圆。

治妇人客热诸方

夫妇人有气血阴阳，脏腑虚实，实则生热，虚则受邪，邪热加人，阴阳冷热自相承也。今云客热者，是体虚而将温过度，外热加之，非腑脏自生，故云客热，其状，上焦胸膈之间虚热，口燥心烦，手足壮热者是也。

治妇人客热，心神烦躁，体热，四肢疼痛，不思饮食，羚羊角散方。

羚羊角屑（三分）　红花子（半两）　赤芍药（半两）　当归（半

两，锉碎，微炒）　枳壳（半两，麸炒微黄，去瓤）　赤茯苓（一两）　犀角屑（半两）　生干地黄（一两）　人参（三分，去芦头）　麦门冬（三分，去心）　槟榔（半两）　甘草（半两，炙微赤，锉）

右件药，捣筛为散。每服三钱，以水一中盏，入生姜半分，煎至六分，去滓，不计时候温服。

治妇人客热，四肢烦闷疼痛，不下饮食，麦门冬散方。

麦门冬（一两，去心）　羚羊角屑（三分）　赤芍药（三[25]分）　桑根白皮（三分，锉）　黄芪（三分，锉）　柴胡（一两，去苗）　生干地黄（半两）　赤茯苓（一两）　甘草（半两，炙微赤，锉）

右件药，捣粗罗为散。每服四钱，以水一中盏，入生姜半分，煎至六分，去滓，不计时候温服。

治妇人客热，四肢烦疼，不思饮食，犀角散方。

犀角屑（半两）　黄芪（一两半，锉）　地骨皮（半两）　柴胡（一两，去苗）　麦门冬（三分，去心）　人参（三分，去芦头）　枳壳（三分，麸炒微黄，去瓤）　赤茯苓（二分[26]）　红篮花（半两）　赤芍药（半两）　甘草（半两，炙微赤，锉）

右件药，捣粗罗为散。每服四钱，以水一中盏，入生姜半分，煎至六分，去滓，不计时候温服。

治妇人客热，心胸壅闷，肢节烦疼，少思饮食，黄芪散方。

黄芪（一两，锉）　麦门冬（一两半，去心，焙）　生干地黄（一两）　犀角屑（半两）　人参（三分，去芦头）　茯神（三分）　栝楼子仁（半两）　黄芩（半两）　甘草（半两）

右件药，捣细罗为散。每服不计时候，以竹叶汤调下二钱。

治妇人客热，心神烦躁，口干舌涩，食少无味，丹砂散方。

丹砂（一两，细研，水飞过）　犀角屑（半两）　天竹黄（半两）　胡黄连（二两）　寒水石（一两，细研）　麦门冬（一两，去心，焙）　马牙消（一分，细研）　铅霜（半两，细研）

右件药，捣细罗为散，入研了药令匀。每服不计时候，以竹叶汤调下一钱。

治妇人客热，面赤头疼，口舌生疮，心胸烦壅，饮食无味，生干地黄圆方。

生干地黄（一两）　羚羊角屑（半两）　葳蕤（半两）　白鲜皮（半两）　黄连（三分，去须）　黄芪（半两，锉）　麦门冬（一两，去心，焙）　玄参（半两）　地骨皮（半两）　川大黄（一两）　甘草（半两，炙微赤，锉）

右件药，捣细罗为末，炼蜜和捣三二百杵，圆如梧桐子大。每服不计时候，以温水下三[27]十圆。

治妇人客热，烦渴头疼方。

石膏（一两，细研，水飞过）　寒水石（一两，细锉）

右件药，同研令匀。每服不计时候，以生地黄汁调下一钱。

治妇人寒热诸方

夫阳虚则外寒，阴虚则内热，阳盛则外热，阴盛则内寒，故妇人劳伤，气血虚[28]，则令阴阳二气虚实不调，故令寒热也。

治妇人血风，气体虚，发歇寒热，地骨皮散方。

地骨皮（一两）　柴胡（一两，去苗）　白茯苓（半两）　桑根白皮（三分，锉）　五加皮（半两）　人参（半两，去芦头）　黄芪（三分，锉）　甘草（半两，炙微赤，锉）　桂心（半两）　白芍药（半两）　前胡（三分，去芦头）　枳壳（三分，麸炒微黄，去瓤）

右件药，捣粗罗为散。每服三钱，以水一中盏，入生姜半分，煎至六分，去滓，不计时候温服。

治妇人风血气，或时寒热，体痛，不思饮食，生干地黄散方。

生干地黄（一两）　酸枣仁（三分，微炒）　羚羊角屑（三分）　白芍药（三分）　柴胡（一两，去苗）　羌活（半两）　防风（半两，去芦头）　桂心（半两）　牛膝（三[29]分，去苗）　黄芪（三分，锉）　白茯苓（三分）　当归（三分，锉碎，微炒）　白术（三分）　木香（半两）　枳壳（三分，麸炒微黄，去瓤）

右件药，捣粗罗为散。每服三钱，以水一中盏，入生姜半分，煎至六分，去滓，每于食前温服。

治妇人寒热，体瘦烦疼，鳖甲散方。

鳖甲（二两，涂醋炙令黄，去裙襕）　白茯苓（一两）　枳壳（一两，麸炒微黄，去瓤）　白芍药（一两）　当归（一两）　五加皮（一两）　羌活（一两）　菴蕳子（一两）　桃仁（一两，汤浸去皮尖双仁，麸炒微黄）　白术（一两）　柴胡（一两，去苗）　甘草（半两，炙微赤，锉）

右件药，捣筛为散。每服四钱，以水一中盏，入生姜半分，煎至六分，去滓，不计时候温服。

治妇人寒热体瘦，肢节疼痛，口干心烦，不欲饮食，柴胡散方。

柴胡（一两，去苗）　人参（三分，去芦头）　黄芪（一两，锉）　赤茯苓（一两）　地骨皮（三分）　鳖甲（二两，涂醋炙令黄，去裙襕）　麦门冬（三两，去心）　白术（一两）　枳壳（三分，麸炒微黄，去瓤）　生干地黄（三分）　桔梗（三分，去芦头）　桑根白皮（三分，锉）　赤芍药（三分）　甘草（半两，炙微赤，锉）

右件药，捣筛为散。每服四钱，以水一中盏，入生姜半分，煎至六分，去滓，不计时候温服。

治妇人气血不调，发歇寒热，胸膈烦躁，不思饮食，四肢疼痛，黄芪散方。

黄芪（一两，锉）　人参（半两，去芦头）　赤芍药（半两）　麦门冬（三分，去心）　白术（三分）　赤茯苓（三分）　羚羊角屑（半两）　半夏（半两，汤洗七遍，去滑）　前胡（三分，去芦头）　当归（半两）　枳壳（一两，麸炒微黄，去瓤）　甘草（半两，炙微赤，锉）

右件药，捣筛为散。每服三钱，以水一中盏，入生姜半分，煎至六分，去滓，不计时候温服。

治妇人风虚劳气，时发寒热，四肢羸瘦疼痛，不欲饮食，鳖甲圆方。

鳖甲（一两，涂醋炙令黄，去裙襕）　生干地黄（一两）　当归（三分）　人参（三分，去芦头）　甘草（半两，炙微赤，锉）　木香（半两）　白术（一两）　牛膝（二[30]分，去苗）　桂心（三分）　桃仁（一两，汤浸去皮尖双仁，麸炒微黄）　乌梅肉（三分，炒干）

右件药，捣罗为末，炼蜜和捣三五百杵，圆如梧桐子大。每于食前，以温酒下三十圆。

治妇人头目昏重，心神烦乱，或时寒热，肢节疼痛，不欲饮食，桃仁圆方。

桃仁（一两，汤浸去皮尖双仁，麸炒微黄） 芎䓖（半两） 白术（半两） 赤茯苓（三分） 枳壳（半两，麸炒微黄，去瓤） 赤芍药（半两） 诃黎勒皮（三分） 槟榔（半两） 鳖甲（一两半，涂醋炙令黄，去裙襕） 羚羊角屑（一两） 柴胡（一两，去苗） 人参（一两，去芦头） 酸枣仁（一两，微炒） 生干地黄（一两）

右件药，捣罗为末，炼蜜和捣三二百杵，圆如梧桐子大。每服，不计时候，以生姜荆芥薄荷汤下三十圆。

治妇人骨蒸劳诸方

夫骨蒸劳者，由热毒气附骨，故谓之骨蒸也，亦曰传尸，亦谓殗殜，亦称复连，亦名无辜。丈夫以痃癖为根，妇人以血气为本，无问少长，多染此疾，内既伤于脏腑，外则损于肌肤，日久不痊，遂致羸瘦，因服冷药过度，则伤于脾胃，脾气既衰，而传五脏，脾初受病，或胀或妨，遂加泄痢，肌肉瘦瘠，转增萎黄，四肢无力，食饮少味，脾既受已，次传于肾，肾既受病，时时盗汗，腰膝冷疼，梦鬼交侵，小便黄赤，肾既受已，次传于心，心既受病，往往忪悸，或喜或嗔，两颊常赤，唇色如朱，乍热乍寒，神气不守，心既受已，次传于肺，肺既受病，胸满短气，咳嗽多唾，皮肤甲错，状如麸片，肺既受已，次传于肝，肝既受病，两目昏暗，胁下妨痛，不欲见人，常怀忿怒，五脏既病，渐加羸瘦，即难疗也。

治妇人骨蒸劳，身体壮热，手臂疼痛，月水不通，日渐瘦瘁，两胁气刺，四肢羸弱，腹内块生，时有咳嗽，不欲饮食，人参散方。

人参（三两，去芦头） 鳖甲（三两，涂醋炙令黄，去裙襕） 羚羊角屑（二两） 赤茯苓（二两） 知母（一两半） 柴胡（三两，去苗） 地骨皮（二两） 枳壳（二两，麸炒微黄，去瓤） 牛膝（二两，去苗） 赤芍药（一两） 生干地黄（一两半） 牡丹（二两半） 川大黄（一两，锉碎，微炒） 百部（一两） 贝母（二两，煨令微黄） 黄芩（三分）　栝楼根（一两）　当归（三分）　桃仁（一两，汤浸去皮尖双仁，麸炒微黄）　草豆蔻（一两，去皮）　安息香（半两）　川朴硝（三分）　甘草（三分，炙微赤，锉）　紫菀（一两，洗去苗土）　麦门冬（一两，去心）　天门冬（一两半，去心[31]）　天灵盖（一两半，涂酥，炙令黄）

右件药，捣粗罗为散。每服四钱，以水一中盏，入生姜半分、枣三枚，煎至六分，去滓，食前温服。

治妇人骨蒸气劳，四肢无力，每至晚间即热，两颊红色，食饮不下，心神烦躁，天灵盖散方。

天灵盖（一两，涂酥，炙令微黄）　鳖甲（二两，涂醋炙令黄，去裙襕）　柴胡（一两半，去苗）　安息香（一两）　当归（一两）　地骨皮（一两半）　栀子仁（一两）　人参（一两，去芦头）　赤茯苓（一两半）　贝母（一两，煨令微黄）　桃仁（一两，汤浸去皮尖双仁，麸炒微黄）　麦门冬（一两半，去心）　阿魏（一钱，面裹，煨以面熟为度）　黄连（一两，去须）　生干地黄（一两半）　槟榔（一两）

右件药，捣粗罗为散。每服四钱，以童子小便一大盏，入桃枝柳枝各七寸，生姜半分、葱白五寸，煎至五分，去滓，不计时候温服。

治妇人骨蒸劳热，四体昏沉，皆[32]膞疼痛，面色萎黄，渐渐无力，黄连散方。

黄连（一两，去须）　知母（一两）　鳖甲（二两，涂醋炙令黄，去裙襕）　麦门冬（三分，去心）　龙胆（半两，去芦头）　甘草（半两，炙微赤，锉）　柴胡（一两，去苗）　白术（三分）　地骨皮（三分）　木通（一两，锉）　黄芩（三分）　犀角屑（三分）

右件药，捣粗罗为散。每服四钱，以水一中盏，入生姜半分、淡竹叶二[33]七片，煎至六分，去滓，不计时候温服。

治妇人骨蒸劳热，四肢烦疼，日渐羸瘦，青蒿散方。

青蒿（二两）　龙胆（三分半，去芦头）　栀子仁（三分）　知母（三分）　黄连（一两，去须）　鳖甲（二两，涂酥炙令黄，去裙襕）　黄芪（一两，锉）　桑根白皮（一两，锉）　地骨皮（半两）　白术（一两）　甘草（半两，炙微赤，锉）　柴胡（一两半，去苗）

右件药，捣罗为散。每服四钱，以水一中盏，入生姜半分，煎至六分，去滓，不计时候温服。

治妇人骨蒸劳热，咳嗽，胸膈痰壅，腹胁妨闷，不欲饮食，柴胡散方。

柴胡（一两，去苗） 半夏（半两，汤洗七遍，去滑） 川大黄（三分，锉碎，微炒） 枳壳（三分，麸炒微黄，去瓤） 百合（三分） 桑根白皮（一两，锉） 麦门冬（一两，去心） 赤茯苓（一两） 秦艽（三分，去苗） 紫菀（三分，洗去苗土） 黄芩（三分） 赤芍药（三分） 甘草（半两，炙微赤，锉） 鳖甲（二两，涂酥炙令黄，去裙襕） 知母（三分） 木通（三分，锉）

右件药，捣粗罗为散。每服三钱，以水一中盏，入生姜半分，煎至六分，去滓，不计时候温服。

治妇人骨蒸及血劳等疾，面色黄瘦，四肢无力，烦疼，痰壅涕唾稠黏，不思饮食，赤茯苓圆方。

赤茯苓（一两） 鳖甲（二两，涂醋炙令黄，去裙襕） 柴胡（一两，去苗） 麦门冬（一两，去心） 人参（三分，去芦头） 桃仁（三分，汤浸去皮尖双仁，麸炒微黄） 木香（三分） 白术（三分） 桂心（半两） 川大黄（一两，锉碎，微炒） 蘧麦（三分） 赤芍药（三分） 当归（三分） 半夏（三分，汤洗七遍，去滑） 甘草（半两，炙微赤，锉）

右件药，捣粗罗为散。每服四钱，以水一中盏，入生姜半分，煎至六分，去滓，不计时候温服。

治妇人骨蒸劳瘦，月候不通，心神烦热，四肢疼痛，不能饮食，益母草煎圆[34]。

益母草（二斤） 青蒿（二斤） 桃枝（一握，长一尺） 柳枝（一握，长一尺）

以上四味细锉，用童子小便一斗，于银锅中，煎至三升，绞去滓，煎成膏。

柴胡（三[35]两，去心） 朱砂（一两，细研，水飞过） 天灵盖（一两，涂酥，炙令微黄） 鳖甲（二两，涂醋炙令黄，去裙襕） 木香（一两） 赤芍药（二两） 犀牛角屑（二两） 甘草（一两，炙微赤，锉） 麝香（半两，细研） 桃仁（五两，汤浸去皮尖双仁，生研如膏）

右件药，捣罗为末，用益母草煎，都和捣五七百杵，圆如梧桐子大。

每服不计时候，用乌梅甘草煎汤下三十圆。

治妇人骨蒸劳热，体瘦烦疼，不欲饮食，獭肝圆方。

獭肝（一具，微炙） 柴胡（一两半，去苗） 知母（一两） 地骨皮（一两） 栀子仁（一两） 犀角屑（一两） 天灵盖（一两，涂酥，炙令微黄） 黄芪（三分，锉） 鳖甲（一两半，涂醋炙令黄，去裙襕） 川升麻（一两） 桃仁（一两，汤浸去皮尖双仁，麸炒微黄） 甘草（半两，炙微赤，锉） 朱砂（一两，细研，水飞过） 麝香（一分，细研）

右件药，捣罗为末，炼蜜和捣三二百杵，圆如梧桐子大。每服不计时候，以温水下三十圆。

治妇人骨蒸烦热，四肢羸瘦疼痛，口干心躁，不得眠卧，黄芪圆方。

黄芪（一两[36]，锉） 麦门冬（一两，去心，焙） 人参（三分，去芦头） 黄芩（三分） 枸杞子（三分） 茯神（一两） 百合（半两） 枳壳（半两，麸炒微黄，去瓤） 秦艽（半两，去苗） 酸枣仁（三分，微炒） 柴胡（一两，去苗） 赤芍药（半两） 知母（半两） 鳖甲（二两，涂酥炙令黄，去裙襕） 杏仁（三分，汤浸去皮尖双仁，麸炒微黄） 甘草（半两，炙微赤，锉） 生干地黄（一两） 郁李仁（三分，汤浸去皮，微炒）

右件药，捣罗为末，炼蜜和捣三二百杵，圆如梧桐子大。每服不计时候，以清粥饮下三十圆。

治妇人骨蒸，传尸劳瘦，鬼气伏连，煞鬼圆方。

麝香（三分，细研） 犀角屑（一两） 木香（一两） 白术（一两） 虎头骨（一两半，涂醋，炙微黄） 光明砂（一两半，细研） 雄黄（一两半，细研） 天灵盖（一两半，涂醋，炙微黄） 鬼箭羽（一两） 桃仁（一两半，汤浸去皮尖双仁，麸炒微黄）

右件药，捣罗为末，入研了药令匀，炼蜜和捣三五百杵，圆如梧桐子大。食前，以温水下二十圆。此药辟温疫，亦可带之。

治妇人骨蒸劳，月水不通，胁下痃癖，往往[37]腹痛，鳖甲圆方。

鳖甲（二[38]两，涂醋[39]炙令黄，去裙襕） 土瓜根（一两） 桂心（一两） 京三棱（一两[40]） 牡丹（一两） 牛膝（一两，去苗） 川大黄（一两，锉碎，微炒） 诃藜勒皮（一两） 琥珀（一两，细研） 桃仁

（一两，汤浸去皮尖双仁，麸炒微黄）

右件药，捣罗为末，炼蜜和捣三二百杵，圆如梧桐子大。不计时候，以桃仁汤下三十圆。

治妇人冷劳诸方

夫妇人冷劳者，由气血不足，表里俱虚，脏腑久挟宿冷，致饮食不消，腹内积聚，脐下冷痛，月候不调，骨节酸痛，手足无力，肌肤羸瘦，面色萎黄，故曰冷劳也。

治妇人冷劳，气攻脾胃，腹胁妨闷，四肢不和，吃食减少，渐至虚羸，诃黎勒散方。

诃黎勒皮（一两） 厚朴（一两，去粗皮，涂生姜汁，炙令香熟） 柴胡（一两，去苗） 木香（半两） 当归（半两） 桂心（半两） 芎䓖（三分） 陈橘皮（三分，汤浸去白瓤，焙） 熟干地黄（三分） 人参（三分，去芦头） 牛膝（一两，去苗） 白芍药（三分） 白术（三分） 甘草（一分，炙微赤，锉）

右件药，捣粗罗为散。每服四钱，以水一中盏，入生姜半分，枣三[41]枚，煎至六分，去滓，不计时候温服。

治妇人冷劳气，面色萎黄，四肢羸瘦，多卧少起，不欲饮食，身体虚困，厚朴散方。

厚朴（一两，去粗皮，涂生姜汁，炙令香熟） 木香（半两） 当归（三分，锉碎，微炒） 熟干地黄（一两） 半夏（半两，汤洗七遍，去滑） 人参（三分，去芦头） 白茯苓（三分） 白芍药（半两） 干姜（半两，炮裂，锉） 桂心（半两） 牛膝（三分，去苗） 陈橘皮（三分，汤浸去白瓤，焙） 白术（三分） 附子（三分，炮裂，去皮脐） 甘草（半两，炙微赤，锉）

右件药，捣粗罗为散。每服四钱，以水一中盏，入生姜半分、枣三枚，煎至六分，去滓，不计时候温服。

治妇人冷劳气滞，经脉不通，腹胁妨闷，四肢羸瘦，不思饮食，桃仁散方。

桃仁（半两，汤浸去皮尖双仁，麸炒微黄）　鳖甲（二两，涂醋炙令黄，去裙襴）　琥珀（一两，细研）　肉桂（一两，去粗皮）　赤芍药（三分）　当归（三分，锉碎，微炒）　白术（二分）　木香（半两）　诃黎勒皮（半两）　干姜（半两，炮裂，锉）　人参（半两，去芦头）　延胡索（三分）　赤茯苓（三分）　陈橘皮（一两半，汤浸去白瓤，焙）　牛膝（三分，去苗）

右件药，捣粗罗为散。每服四钱，以水一中盏，入生姜半分，煎至六分，去滓，每于食前温服。

治妇人冷劳气，经脉不调，腑脏气滞，四肢疼痛，饮食无味，渐加羸瘦，木香圆方。

木香（三分）　鳖甲（一两，涂醋炙令黄，去裙）　琥珀（三分）　柴胡（一两，去苗）　白术（一两）　干姜（半两，炮裂，锉）　陈橘皮（一两半，汤浸去白瓤，焙）　人参（半两，去芦头）　桂心（半两）　吴茱萸（三分，汤浸七遍，焙干，微炒）　厚朴（三分，去粗皮，涂生姜汁，炙令香熟）　当归（三分，锉碎，微炒）　赤芍药（三分）　京三棱（三分，微煨，锉）　延胡索（三分）　附子（三分，炮裂，去皮脐）　芎䓖（三分）　牡丹（三分）　熟干地黄（一两）

右件药，捣罗为末，炼蜜和捣五七百杵，圆如梧桐子大。空心及晚食前，以温酒下三十圆。

治妇人冷劳，血海气虚，经络不利，四肢疼痛，不欲饮食，渐加羸瘦，牡丹圆方。

牡丹（三分）　牛膝（一两，去苗）　桂心（三分）　桃仁（一两，汤浸去皮尖双仁，麸炒微黄）　附子（一两，炮裂，去皮脐）　熟干地黄（一两）　干漆（三分，捣碎，炒令烟出）　木香（三分）　芎䓖（三分）　菴蕳子（三分）　延胡索（半两）　当归（三分，锉碎，微炒）　虻虫（三分，去翅足，微炒）　水蛭（三分，炒令黄）

右件药，捣罗为末，炼蜜和捣三二百杵，圆如梧桐子大。空心及晚食前，以暖酒下三十圆。

治妇人冷劳气，腹胁疼痛，不思饮食，四肢少力，渐加羸瘦，柏子仁圆方。

柏子仁（三分[42]） 干漆（三分，捣碎，炒令烟出） 鳖甲（一两半，涂醋炙令黄，去裙襕） 当归（三分，锉碎，微炒） 紫石英（三分，细研，水飞过） 白术（三分） 肉苁蓉（三分，酒浸一宿，刮去皴皮，炙干） 干姜（三分，炮裂，锉） 桂心（三分） 牛膝（三分，去苗） 赤芍药（三分） 附子（三分，炮裂，去皮脐） 芎䓖（三分） 木香（三分） 熟干地黄（三分） 桃仁（三分，汤浸去皮尖双仁，麸炒微黄） 琥珀（三分） 麝香（半两，细研）

右件药，捣罗为末，入麝香令匀，炼蜜和捣三二百杵，圆如梧桐子大。空心及晚食前，以温酒下三十圆。

治妇人冷劳虚损，肌体消瘦，颜色萎黄，四肢无力，月候不调，少思饮食，熟干地黄圆方。

熟干地黄（一两） 当归（半两，锉碎，微炒） 芎䓖（半两） 鳖甲（一两，涂醋炙令黄，去裙襕） 人参（三分，去芦头） 白芍药（三分） 白术（三分） 桂心（半两） 五味子（半两） 黄芪（三分，锉） 牛膝（三分，去苗） 附子（三分，炮裂，去皮脐） 陈橘皮（一两半，汤浸去白瓤，焙） 白茯苓（三分） 甘草（一分，炙微赤，锉）

右件药，捣罗为末，炼蜜和捣三二百杵，圆如梧桐子大。空心及晚食前，以温酒下三十圆。

治妇人久冷，血气凝滞，面色萎黄，四肢羸瘦，不思饮食，腹中多痛，牛膝圆方。

牛膝（一两，去苗） 川椒（一两，去目及闭口者，微炒出汗） 芎䓖（三分） 附子（一两，炮裂，去皮脐） 木香（半两） 当归（三分，锉碎，微炒） 干姜（三分，炮裂，锉） 白术（三分） 熟干地黄（一两） 桂心（一两） 泽兰（三分） 蓬莪茂（一两） 肉豆蔻（一两，去壳） 硇砂（一两半，研入） 青橘皮（三分，汤浸去白瓤，焙）

右件药，捣粗罗为末，炼蜜和捣三二百杵，圆如梧桐子大。空心及晚食前，以暖酒下三十圆。

治妇人冷劳气，心腹积聚，攻腹胁疼痛，四肢羸瘦，不欲饮食，硇砂煎圆方，

硇砂（二两，以醋一升熬成膏） 鳖甲（一两，涂醋炙令黄，去裙襕） 桃仁（一两，汤浸去皮尖双仁，麸炒微黄） 木香（一两） 当归（一两，锉碎，微炒） 五灵脂（一两）

右件药，捣罗为末，用硇砂膏和捣百余杵，圆如梧桐子大。空心及晚食前，以暖酒下二十圆。

治妇人冷劳气，脾胃虚乏，大肠转泄，水谷不化，四肢羸瘦，口内生疮，不思饮食，渐加无力，宜服此煮肝散方。

缩砂（三分，去皮） 莳萝（三分） 荜茇（三分） 柴胡（三分，去苗） 白术（半两） 白芷（半两） 胡椒（半两） 干姜（半两，炮裂，锉） 芜荑（半两） 陈橘皮（半两，汤浸去白瓤，焙） 茵陈（半两） 细辛（半两） 人参（半两，去芦头） 木香（半两） 桂心（半两） 紫菀（半两，洗去苗土） 白芍药（半两）

右件药，捣细罗为散，以猪肝一具，去脂膜，柳叶片切，以新汲水洗过，入葱白三茎细切，入药末半两于铛锅内，以新汲水二大盏，入盐醋少许，以瓷碗合，煮令水尽[43]，空心以意食之，吃粥饮下，食后良久，饮暖酒一盏为妙，晚食前再服亦佳。

治妇人冷劳，面色萎黄，不多思食，或时下痛，四肢少力，积渐羸瘦，煮肝散方。

白芍药（一两） 芎䓖（三分） 桔梗（三分，去芦头） 陈橘皮（一两半，汤浸去白瓤，焙） 厚朴（三分，去粗皮，涂生姜汁，炙令香熟） 桂心（三分） 干姜（炮裂，锉） 当归（锉碎，微炒） 柴胡（去芦头） 荆芥 莳萝 胡椒 芜荑 藁本 紫菀（去苗土，以上各半两）

右件药，捣细罗为散。每服，以豮猪肝一具，入药末半两，用盐醋并葱白各少许相和，如寻常煮熟，空腹以意服之后吃暖酒一盏。

治妇人热劳诸方

夫妇人热劳者，由[44]心肺壅热，伤于气血，气血不调，脏腑壅滞，热毒积蓄在内，不得宣通之所致也。其候，心神烦躁，颊赤头疼，眼涩唇干，四肢壮热，烦渴不止，口舌生疮，神思昏沉，多卧少起，饮食无味，举体酸疼，或则心忪，或时盗汗，肌肤日渐消瘦，故名热劳也。

治妇人热劳，羸瘦，四肢烦疼，口干心烦，不欲饮食，黄芪圆方。

黄芪（一两，锉） 地骨皮（一两） 赤茯苓（一两） 麦门冬（一两，去心） 人参（三分，去芦头） 赤芍药（一两） 生干地黄（一两） 柴胡（一两半，去苗） 黄芩（三分） 当归（三分） 甘草（一分，炙微赤，锉）

右件药，捣粗罗为散。每服四钱，用水一中盏，入生姜半分，煎至六分，去滓，不计时候温服。

治妇人热劳，体瘦壮热，四肢烦疼，咽喉不利，少思饮食，知母散方。

知母（三分） 黄芩（三分） 柴胡（一两，去苗） 生干地黄（一两） 赤芍药（三分） 麦门冬（三分，去心） 射干（三分） 川升麻（三[45]分） 甘草（半两，炙微赤，锉）

右件药，捣粗罗为散。每服四钱，以水一中盏，入生姜半分、淡竹叶二七片，同煎至六分，去滓，不计时候温服。

治妇人热劳，心胸烦热，不思饮食，四肢多疼，经脉滞涩，犀角散方。

犀角屑（半两） 柴胡（一两，去苗） 赤芍药（三分） 虎杖（三分） 红蓝花（一两） 黄芩（半两） 鳖甲（一两，涂醋炙令黄，去裙襕） 甘草（半两，炙微赤，锉） 茯神（三分） 地骨皮（二分） 麦门冬（三分，去心） 当归（三分） 枳壳（三分，麸炒微黄，去瓤）

右件药，捣粗罗为散。每服三钱，以水一中盏，入生姜半分，煎至六分，去滓，不计时候温服。

治妇人热劳，体瘦，经脉不通，四肢疼痛，口干烦渴，不得眠卧，饮食全少，胡黄连散方。

胡黄连（三分） 天灵盖（一两，涂醋，炙令黄） 鳖甲（一两半，涂醋炙令黄，去裙襕） 柴胡（一两，去苗） 赤芍药（三分） 生干地黄（一两） 当归（三分） 地骨皮（一两） 黄芪（一两，锉） 麝香（一分，细研入） 川大黄（一两，锉碎，微炒） 木香（半两） 青蒿（三分） 黄芩（三分） 犀角屑（一两）

右件药，捣粗罗为散。每服四钱，以水一中盏，入生姜半分、桃柳心各七茎，煎至六分，去滓，不计时候温服。

治妇人热劳，发歇壮热，四肢烦疼，渐渐黄瘦，胸躁闷，鳖甲散方。

鳖甲（一两半，涂醋炙令黄，去裙襕） 知母（三分） 川大黄（三分，锉碎，微炒） 地骨皮（三分） 赤芍药（三[46]分） 甘草（半两，炙微赤，锉） 人参（三分，去芦头） 麦门冬（一两，去心） 黄芩（三分） 黄芪（三分，锉） 柴胡（一两半，去芦头） 桑根白皮（三分，锉）

右件药，捣粗罗为散。每服四钱，以水一中盏，入生姜半分、葱白五寸、豉五十粒，煎至六分，去滓，不计时候温服。

治妇人热劳，烦渴口干，体瘦无力，四肢疼痛，或时寒热，痰逆不欲饮食，半夏散方。

半夏（半两，汤洗七遍，去滑） 知母（半两） 桔梗（半两，去芦头） 黄芪（一两，锉） 柴胡（一[47]两，去苗） 鳖甲（一两半，涂醋炙令黄，去裙襕） 人参（半两，去芦头） 赤茯苓（半两） 秦艽（半两，去苗） 麦门冬（半两，去心） 赤芍药（半两） 甘草（一分，炙微赤，锉） 乌梅肉（半两） 大腹皮（三分，锉）

右件药，捣粗罗为散。每服四钱，以水一中盏，入生姜半分，煎至六分，去滓，不计时候温服。

治妇人热劳羸瘦，四肢少力，经脉不通，红蓝花散方。

红蓝花（一两） 柴胡（一两半，去苗） 当归（一两） 生干地黄（一两） 赤芍药（一两） 鬼箭羽（一两） 虎杖（一两） 大腹皮（一两，锉） 麦门冬（一两，去心） 土瓜根（一两） 地骨皮（一两） 枳壳（一两，麸炒微黄，去瓤） 甘草（半两，炙微赤，锉）

右件药，捣粗罗为散。每服四钱，以水一中盏，入生姜半分，煎至六分，去滓，不计时候温服。

治妇人热劳羸瘦，黄连猪肚圆方。

黄连（三两，去须） 人参（一两，去芦头） 赤茯苓（一两） 黄芪（一两，锉） 木香（半两） 鳖甲（一两半，涂醋炙令黄，去裙襕） 柴胡（一两，去苗） 地骨皮（半两） 桃仁（一两半，汤浸去皮尖双

仁，麸炒微黄）

右件药，捣细罗为散。用好嫩猪肚一枚，净洗后，将前药末安猪肚内，以线子缝合，蒸令烂熟，砂盆内研令如膏，为圆如梧桐子大。食前，以粥饮下三十圆。

治妇人热劳烦闷，四肢黄瘦疼痛，时有咳嗽，不欲饮食，胡黄连圆方。

胡黄连（半两） 柴胡（一两，去苗） 赤芍药（三分） 鳖甲（二两，涂醋炙令黄，去裙襕） 知母（半两） 犀角屑（三分） 川升麻（半两） 玄参（半两） 人参（半两，去芦头） 地骨皮（三分） 当归（半两） 杏仁（三分，汤浸去皮尖双仁，麸炒微黄） 茯神（三分） 枳壳（三分，麸炒微黄，去瓤） 麦门冬（一两半，去心，焙） 紫菀（三分，洗去苗土） 川大黄（三分，锉碎，微炒） 甘草（半两，炙微赤，锉） 秦艽（三分，去苗） 槟榔（半两） 桔梗（半两，去芦头）

右件药，捣罗为末，炼蜜和捣三二百杵，圆如梧桐子大。不计时候，以粥饮下三十圆。

治妇人热劳烦闷，四肢疼痛，经脉滞涩，腹胁妨闷，不欲饮食，益母草煎圆方。

益母草汁（一升） 青蒿汁（一升） 无灰酒（一升） 生姜汁（三合） 童子小便（一升） 蜜（五合）

以上同于银器中，以慢火熬成膏。

柴胡（一两，去苗） 人参（三分，去芦头） 麦门冬（一两半，去心，焙） 琥珀（三分，细研） 桃仁（一两，汤浸去皮尖双仁，麸炒微黄） 地骨皮（三分） 白术（三分） 枳壳（三分，麸炒微黄，去瓤） 鳖甲（一两半，涂醋炙令黄，去裙襕） 桔梗（三分，去芦头） 当归（三[48]分） 赤芍药（一两） 生干地黄（一两） 鬼箭羽（一两） 麝香（一分，细研）

右件药，捣罗为末，用熬成膏，和捣三二百杵，圆如梧桐子大。食前，以温水下三十圆。

治妇人热劳，咳嗽，肌体消瘦，心膈烦热，夜多盗汗，四肢酸痛，食少无力，青蒿圆方。

青蒿（一两半） 天门冬（一两，去心，焙） 柴胡（一两，去心）

地骨皮（一两） 旋复花（一两） 紫菀（一两，洗去苗土） 贝母（一两） 人参（一两，去芦头） 杏仁（一两半，汤浸去皮尖双仁，麸炒微黄） 秦艽（一两，去芦头） 龙胆（半两） 天灵盖（一两半，涂酥，炙令黄[49]） 鳖甲（一两半，涂醋炙令黄，去裙襕） 葳蕤（一两） 黄芪（一两，锉） 川大黄（一两，锉碎，微炒） 枳壳（一两，麸炒微黄，去瓤） 甘草（三分，炙微赤，锉） 朱砂（一两，细研，水飞过） 麝香（半两，细研）

右件药，捣细罗为末，入研了药令匀，炼蜜和捣三五百杵，圆如梧桐子大。每服不计时候，以麦门冬汤下二十圆。

治妇人血风攻脾胃不能食诸方

夫脾象于土，脾为中州，意智之脏也，其脾心肺肾，皆受脾之精气以荣养焉，脾与胃为表里，脾主化谷纳食，胃为水谷之海，故经言，四时皆以胃气为本也。妇人气血不调，脏腑劳损，风邪冷气，蕴蓄在内，攻于脾胃，脾胃既虚，为邪所乘，则不能摧伏五谷，故令不能食也。

治妇人血风攻脾胃，心腹气壅闷，痰逆不下饮食，四肢少力，芎䓖散方。

芎䓖（三分） 枳实（三分，麸炒微黄） 藿香（三分） 赤箭（三分） 赤茯苓（三分） 白术（半两） 人参（半两，去芦头） 半夏（半两，汤洗七遍，去滑） 桂心（半两） 前胡（半两，去芦头） 诃黎勒皮（三分） 甘草（半两，炙微赤，锉）

右件药，捣粗罗为散。每服三钱，以水一中盏，入生姜半分，煎至六分，去滓，不计时候温服。

治妇人血风，冷气攻脾胃，呕逆不纳饮食，草豆蔻散方。

草豆蔻（三分，去皮） 高良姜（半两，锉） 人参（一两，去芦头） 白茯苓（三分） 白术（半两） 枇杷叶（二[50]分，拭去毛，炙微黄） 缩砂（半两，去皮） 桂心（半两） 木香（半两） 半夏（三分，汤浸七遍去滑） 青橘皮（半两，汤浸去白瓤，焙） 甘草（半两，炙微赤，锉）

右件药，捣筛为散。每服三钱，以水一中盏，入生姜半分，煎至六分，去滓，不计时候温服。

治妇人血风，攻脾胃，腹胁妨闷，四肢烦疼，或时痰逆，不下饮食，诃黎勒散方。

诃黎勒皮（一两） 陈橘皮（一两，汤浸去白瓤，焙） 半夏（半两，汤洗七遍，去滑） 人参（半两，去芦头） 藿香（三分） 赤茯苓（三分） 芎䓖（三分） 桂心（半两） 白术（半两） 细辛（半两） 当归（半两，锉碎，微炒） 甘草（半两，炙微赤，锉）

右件药，捣粗罗为散。每服三钱，以水一中盏，入生姜半分，煎至六分，去滓，不计时候温服。

治妇人血风，气攻脾胃，不思饮食，若食即腹胀，藿香散方。

藿香（一两） 桂心（一两） 厚朴（一两半，去粗皮，涂生姜汁，炙令香熟） 白术（一两） 丁香（半汤） 白豆蔻（一两，去皮） 人参（一两，去芦头） 神曲（半两，微炒） 陈橘皮（一两，汤浸去白瓤，焙） 诃黎勒皮（半两） 香附子（半两）

右件药，捣细罗为散。每服一钱，不计时候，以温酒调下。

治妇人血风，气攻脾胃，腹胁气满，不思饮食，神曲圆方。

神曲（二两） 白术（一两） 附子（一两，炮裂，去皮脐） 枳实（一两，麸炒微黄） 诃黎勒皮（一两） 桂心（一两） 食茱萸（一两） 木香（一两） 人参（一两，去芦头） 陈橘皮（一两，汤浸去白瓤，焙） 桔梗（半两，去芦头） 干姜（半两，炮裂，锉）

右件药，捣细罗为末，以酒煮曲糊和圆，如梧桐子大。每服食前，生姜汤下二十圆。

治妇人血风，气攻脾胃，腹胁疼痛，不能下食，紫桂圆方。

桂心（一两半） 当归（一两，锉，微炒） 白术（一两） 诃黎勒皮（一两） 木香（一两） 食茱萸（一两） 芎䓖（一两） 枳实（一两，麸炒微黄） 椒红（一两，微炒）

右件药，捣细罗为末，以酒煮面糊和圆，如梧桐子大。每服食前，以生姜汤下二十圆。

治妇人血风，气攻脾胃，脏腑虚冷，全不思食，脐腹多痛，体瘦无力，椒红

圆方。

椒红（一两，微炒）　沉香（一两）　附子（一两，炮裂，去皮脐）　蓬莪茂（一两）　诃黎勒皮（一两）　当归（一两，锉碎，微炒）　高良姜（半两，锉）　肉豆蔻（半两，去壳）　丁香（半两）　白术（一两）　麝香（一分，研入）

右件药，捣细罗为末，以酒煮面糊和圆，如梧桐子大。每服食前，以温酒下二十圆。

治妇人咳嗽诸方

夫妇人咳嗽者，由肌体虚，外受于寒所得也。肺为四脏之华盖，内主诸脏之精气，外合于皮毛，若为风寒所伤，邪气客于皮毛，而入于肺，中外皆伤，两寒相感，故令咳嗽也。

治妇人体虚，感于寒气，时有咳嗽，宜服厚朴散方。

厚朴（一两，去粗皮，涂生姜汁，炙令香熟）　白茯苓（一两）　桂心（三[51]分）　白术（一两）　诃黎勒皮（三[52]分）　陈橘皮（三分，汤浸去白瓤，焙）　人参（一两，去芦头）　细辛（半两）　甘草（一分，炙微赤，锉）

右件药，捣粗罗为散。每服四钱，以水一中盏，入生姜半分、枣子三枚，煎至六分，去滓，不计时候温服。

治妇人肺脏虚冷，时有咳嗽，不思饮食，人参散方。

人参（一两，去芦头）　细辛（半两）　白术（三分）　陈橘皮（一两，汤浸去白瓤，焙）　肉桂（三分，去皴皮）　厚朴（一[53]两，去粗皮，涂生姜汁，炙令香熟）　紫菀（三分，洗去苗土）　五味子（半两）　白茯苓（三分）　干姜（三分，炮裂，锉）　桔梗（半两，去芦头）　甘草（半两，炙微赤，锉）

右件药，捣筛为散。每服三钱，以水一中盏，入生姜半分、枣三枚，煎至六分，去滓，不计时候温服。

治妇人心胸痰壅，时有喘促，咳嗽，不欲饮食，五味子散方。

五味子（三分） 半夏（半两，汤洗七遍，去滑） 紫菀（半两，洗去苗土） 枇杷叶（半两，拭去毛，炙微黄） 前胡（三分，去芦头） 陈橘皮（三分，汤浸去白瓤，焙） 桔梗（半两，去芦头） 杏仁（半两，汤浸去皮尖双仁，麸炒微黄） 诃黎勒皮（三分） 赤茯苓（三分） 枳壳（半两，麸炒微黄，去瓤） 甘草（半两，炙微赤，锉）

右件药，捣筛为散。每服三钱，以水一中盏，入生姜半分，煎至六分，去滓，不计时候温服。

治妇人肺脏虚寒，胸中痰滞，不欲饮食，时复咳嗽，细辛散方。

细辛（半两，洗去苗土） 诃黎勒皮（半两） 附子（一两，炮裂，去皮脐） 桂心（半两） 甘草（半两，炙微赤，锉） 紫菀（三分，洗去苗土） 人参（半两） 陈橘皮（一两，汤浸去白瓤，焙） 干姜（半两，炮裂碎锉） 半夏（半两，汤洗七遍，去滑）

右件药，捣粗罗为散。每服三钱，以水一中盏，入生姜半分、枣三枚，煎至六分，去滓，不计时候温服。

治妇人咳嗽不止，痰毒壅滞，心胸不利，咽喉噎塞，诃黎勒圆方。

诃黎勒皮（一两） 贝母（二[54]分） 射干（三分） 紫菀（三分，洗去苗土） 桂心（三分） 紫苏子（三分，微炒） 前胡（三分，去芦头） 桔梗（三分，去芦头） 木通（三分，锉） 皂荚子仁（一两，微炒） 郁李仁（一两半，汤浸，去皮，微炒，别研入）

右件药，捣细罗为末，研入郁李仁令匀，炼蜜和捣三五百杵，圆如梧桐子大。每服不计时候，以生姜汤下二十圆。

治妇人肺虚，上气咳嗽，胸膈痰滞，含化萝卜子圆方。

萝卜子（一两，微炒） 冬瓜子仁（半两，微炒） 栝楼子仁（半两） 诃黎勒皮（半两） 麦门冬（一两，去心，焙） 五味子（半两） 皂荚子仁（半两，微炒） 桂心（半两） 甘草（半两，炙微赤，锉）

右件药，捣细罗为末，炼蜜和圆，如弹子大。不计时候，常含一圆咽津。

治妇人咳嗽不止，含化贝母圆方。

贝母（一两，酥炒[55]微黄） 款冬花（二两） 桂心（一两） 百合

（一两） 紫菀（一两，洗去苗土） 杏仁（二两，汤浸去皮尖双仁，麸炒微黄） 木乳（二两，去粗皮，涂酥，炙令黄） 甘草（半两，炙微赤，锉）

右件药，捣细罗为末，研入杏仁令匀，炼蜜和捣如弹子大。不计时候，常含一圆咽津。

治妇人咳嗽久不止，皂荚圆方。

皂荚（一两，去皮子，涂酥，炙令焦黄） 五灵脂（一两） 蜀桑根（一两）

以上并细捣罗为末。

甜葶苈（一两半，隔纸炒令紫色，别捣如膏） 杏仁（一两半，汤浸去皮尖双仁，麸炒微黄，别研如膏）

右件药相和，以枣肉及炼了蜜和圆，如梧桐子大。每服食后，以紫苏子汤下十圆。

治妇人咳嗽不止，渐成劳气，宜服蛤蚧圆方。

蛤蚧（一对，涂酥，炙令黄） 紫菀（一两，洗去苗土） 款冬花（一两） 鳖甲（一两半，涂醋炙令黄，去裙襴） 贝母（一两） 皂荚子仁（一两，微炒） 杏仁（一两半，汤浸去皮尖双仁，麸炒微黄）

右件药，捣细罗为末，炼蜜和圆，如梧桐子大。每服，以生姜汤下二十圆。

治妇人咳嗽不止方。

露蜂房（一两，微炙） 贝母（半两） 桂心（半两） 黄明胶（一两，捣碎，炒微黄燥） 甘草（一分，炙微赤，锉）

右件药，捣细罗为散。每服食后，以糯米粥饮调下一钱。

治妇人咳嗽久不止，木乳散方。

木乳（三分，去粗皮，涂酥，炙令黄） 贝母（二两，酥炒微黄） 甘草（一两，涂酥，炙微赤，锉） 杏仁（二两，汤浸去皮尖双仁，酥炒令黄）

右件药，捣细罗为散。每服食后，以生姜橘皮汤调下一钱。

治妇人呕吐诸方

夫妇人呕吐者，由脾胃有邪冷，谷气不理所为也。胃为水谷之海，其气不调，而有风冷乘之，冷搏于胃，胃气逆则令呕吐也。

治妇人脾胃气逆，胸中痰滞，时欲呕吐，不思饮食，诃黎勒散[56]。

诃黎勒皮（一两） 草豆蔻（一两，去皮） 陈橘皮（一两，汤浸去白瓤，焙） 白术（三分） 厚朴（一两，去粗皮，涂生姜汁，炙令香熟） 高良姜（三分，锉） 白茯苓（三分） 桂心（半两） 人参（三分，去芦头） 半夏（半两，汤浸七遍去滑） 附子（三分，炮裂，去皮脐） 甘草（半两，炙微赤，锉）

右件药，捣粗罗为散。每服三钱，以水一中盏，入生姜半分、枣三枚，煎至六分，去滓，不计时候热服。

治妇人脾胃气虚弱，时欲呕吐，白豆蔻散方。

白豆蔻（三分，去皮） 芎䓖（半两） 丁香（半两） 藿香（半两） 人参（半两，去芦头） 白术（一两） 厚朴（一两，去粗皮，涂生姜汁，炙令香熟） 白茯苓（半两） 木香（半两） 陈橘皮（三分，汤浸去白瓤，焙） 桂心（半两） 附子（半两，炮裂，去皮脐） 半夏（半两，汤浸七遍去滑） 诃黎勒皮（半两） 高良姜（半两，锉） 甘草（半两，炙微赤，锉）

右件药，捣粗罗为散。每服四钱，以水一中盏，入生姜半分、枣三枚，煎至六分，去滓，不计时候温服。

治妇人脾胃气逆，或时呕吐，不思饮食，四肢乏力，茅香花散方。

茅香花（一两） 厚朴（一两，去粗皮，涂生姜汁，炙令香熟） 丁[57]香（半两） 高良姜（半两，锉） 藿香（三分） 陈橘皮（一两，汤浸去白瓤，焙） 诃黎勒皮（半两） 附子（半两，炮裂，去皮脐） 当归（半两） 人参（半两，去芦头） 白术（一两） 桂心（半两） 甘草（半两，炙微赤，锉）

右件药，捣粗罗为散。每服三钱，以水一中盏，入生姜半分、枣三枚，煎至六分，去滓，不计时候稍热服。

治妇人脾胃久虚，气弱多欲呕吐，全不下食，四肢无力，益智子散方。

益智子（一两，去皮） 附子（三分，炮裂，去皮脐） 缩砂（三分，去皮） 白豆蔻（半两，去皮） 丁香（一分） 黄芪（三分，锉） 白术（三分） 厚朴（二分，去粗皮，涂生姜汁，炙令香熟） 人参（半两，去芦头） 桂心（半两） 白茯苓（三分） 陈橘皮（三分，汤浸去白瓤，焙） 芎䓖（三分） 高良姜（三分，锉） 藿香（三分） 当归（三分，锉碎，微炒） 甘草（半两，炙微赤，锉）

右件药，捣粗罗为散。每服三钱，以水一中盏，入生姜半分、枣三枚，煎至六分，去滓，不计时候稍热服。

治妇人脏腑虚冷，脾胃气弱，食即呕吐，水谷不消，丁香散方。

丁香（三分） 白术（三分） 人参（一两，去芦头） 当归（半两，锉，微炒） 肉豆蔻（半两，去壳） 缩砂（三分，去皮） 藿香（半两） 诃黎勒皮（半两） 草豆蔻（半两，去皮） 陈橘皮（三分，汤浸去白瓤，焙） 神曲（半两，微炒） 甘草（半两，炙微赤，锉）

右件药，捣细罗为散。每服不计时候，以生姜枣汤调下一钱。

治妇人脾胃虚，冷气，胸膈不利，食即呕吐，草豆蔻散方。

草豆蔻（一两，去皮） 沉香（半两） 白豆蔻（半两，去皮） 诃黎勒皮（半两） 白术（半两） 桂心（半两） 丁香母（半两） 甘草（三[58]分，炙微赤，锉）

右件药，捣细罗为散。每服不计时候，以生姜汤调下一钱。

治妇人脾胃虚弱，胸膈气滞，吐逆不止，龙脑散方。

白龙脑（一分，研入） 诃黎勒皮（半两） 人参（一两，去芦头） 丁香（半两） 肉豆蔻（半两，去壳） 藿香（半两） 茅香花（半两） 沉香（三分） 甘草（一分，炙微赤，锉）

右件药，捣细罗为散，研入龙脑令匀。每服不计时候，以温酒调下一钱，生姜粥饮下亦得。

治妇人脾胃气[59]，腹胀呕吐，不纳饮食，七香圆方。

沉香（三分） 麝香（三[60]分，细研入） 白檀香（三分） 木香（三分） 藿香（三分） 丁香（三分） 零陵香（三分） 槟榔（半两）

白芷（半两）　诃黎勒皮（三分）　肉豆蔻（一两，去壳）　芎䓖（三分）　桂心（三分）　香附子（半两）　当归（三分，锉碎，微炒）　细辛（三分）

右件药，捣罗为末，炼蜜和捣五七百杵，圆如梧桐子大。每服不计时候，以姜汤嚼下二十圆。

治妇人脾胃气虚弱，腹中冷痛，时复呕吐，不能下食，四肢少力，白术圆方。

白术（一两）　木香（半两）　诃黎勒皮（半两）　当归（半两，锉碎，微炒）　桂心（半两）　芎䓖（半两）　青橘皮（三分，汤浸去白瓤，焙）　附子（一两，炮裂，去皮脐）　干姜（半两，炮裂，锉）　蓬莪茂（半两）　人参（半两，去芦头）　厚朴（三分，去粗皮，涂生姜汁，炙令香熟）　吴茱萸（半两，汤浸七遍，焙干，微炒）　甘草（一分，炙微赤，锉）

右件药，捣细罗为末，以酒煮面糊，和捣三五百杵，圆如梧桐子大。每服不计时候，以姜枣汤下二[61]十圆。

治妇人呕吐不止，开胃圆方。

半夏（三两，汤洗七遍，去滑，以生姜三两，去皮同捣令烂，焙干）　白豆蔻（一两，去皮）　白术（一两）　人参（一两半，去芦头）　陈橘皮（一两，汤浸去白瓤，焙）

右件药，捣细罗为末，以生姜汁煮枣肉，和溲为圆，如梧桐子大。每服不计时候，以粥饮下二十圆。

治妇人脾胃虚冷，呕吐不下食，厚朴圆方。

厚朴（三两，去粗皮，锉如豆大）　附子（三两，去皮脐，锉如豆大）　生姜汁（三[62]升，合水五合）

右件药，以生姜汁煮前二味令汁尽，焙干，捣细罗为末，以酒煮神曲末，和溲为圆，如梧桐子大。每服不计时候，以温酒下二十圆。

治妇人吐血诸方

夫妇人吐血者，皆由伤损脏腑所致。夫血者，外行于经络，内荣于腑脏，若伤损气血，经络则虚，血行失其常理。气逆者，吐血又怒则气逆，甚则吐[63]血，然忧思惊恐，内伤气逆上者皆吐血也。

治妇人吐血，心烦昏闷，鸡苏散方。

鸡苏叶（一两） 黄芪（半两，锉） 羚羊角屑（半两） 阿胶（一两，捣碎，炒令黄燥） 刺蓟（一两） 茜根（一两） 生干地黄（一两） 麦门冬（三分，去心） 黄芩（三分） 当归（三分） 伏龙肝（三分） 甘草（半两，炙微赤，锉）

右件药，捣粗罗为散。每服三钱，以水一中盏，入生姜半分、淡竹茹一分，煎至六分，去滓，不计时候服。

治妇人劳热至甚，吐血不止，心神烦躁，少思饮食，生地黄煎[64]方。

生地黄汁（一升） 生藕汁（三合） 青蒿汁（三合） 生姜（二两，取汁） 蜜（四两） 酥（一两） 柴胡（一两，去苗） 知母（一两） 鸡苏叶（一两） 黄芩（一两） 川升麻（一两） 鹿角胶（二两，捣碎，炒令黄燥） 杏仁（一两，汤浸去皮尖双仁，麸炒微黄） 桑根白皮（一两，锉）

右件药，捣细罗为散。与前药汁同[65]于银器中，搅令匀，慢火煎成膏，收瓷盒中，每服不计时候，以清[66]粥饮调下半匙。

治妇人心热壅闷，吐血，生干地黄散方。

生干地黄（一两半） 麦门冬（一两，去心） 甘草（半两，炙微赤，锉） 荠苨（三分） 白茅根（一两） 蓝叶（一两）

右件药，捣筛为散。每服四钱，以水一中盏，入生姜半分、豆豉一百粒，煎至六分，去滓，不计时候温服。

治妇人头疼壮热，心中烦闷，吐血，宜服刺蓟散方。

刺蓟（二[67]两） 鸡苏叶（二两） 赤芍药（一两） 麦门冬（二两，去心） 赤茯苓（一两） 石膏（三两） 黄芩（一两） 茜根（一两，锉） 甘草（一两，炙微赤，锉） 生干地黄（二两）

右件药，捣粗罗为散。每服四钱，以水一中盏，入生姜半分、青竹茹一分，煎至六分，去滓，不计时候温服。

治妇人心中壅毒，吐血烦闷，麦门冬散方。

麦门冬（二两，去心） 生干地黄（二两） 荠苨（一两半） 犀角

屑（一两）　黄芩（一两）　川升麻[68]（一两）　白茅根（二两半，锉）　蓝叶（二两）　甘草（一两，炙微赤，锉）

右件药，捣粗罗为散。每服四钱，以水一中盏，入香豉一百粒、淡竹茹一分、生姜半分，煎至六分，去滓，不计时候温服。

治妇人虚损，气逆，吐血不止，鸡苏散方。

鸡苏叶（一两）　当归（半两）　赤芍药（半两）　黄芩（一两）　阿胶（二两，捣碎，炒令黄燥）　伏龙肝（二两）

右件药，捣筛为散。每服四钱，以水一中盏，煎至六分，去滓，不计时候温服。

治妇人吐血，心神烦热，阿胶散方。

阿胶（二两，捣碎，炒令黄燥[69]）　当归（三分）　犀角屑（三分）　黄芩（三分）　鸡苏叶（二分）　羚羊角屑（三分）　桂心（三分）　麦门冬（三分，去心）　生干地黄（二两）　甘草（半两，炙微赤，锉）

右件药，捣粗罗为散。每服四钱，以水一中盏，入淡竹茹一分、生姜半分，煎至六分，去滓，不计时候温服。

治妇人卒吐血不定，胸心闷痛，紫参散方。

紫参（一两）　鹿角胶（一两，捣碎[70]，炒令黄燥）　青竹茹（一两）　羚羊角屑（一两，炒令黄燥）　生干地黄（二两）

右件药，捣细罗为散。不计时候，以新汲水磨生姜，调下二钱。

治妇人热毒上冲，吐血不止方。

生藕汁（三合）　生地黄汁（三合）　白蜜（一合）　刺蓟汁（三合）　生姜汁（半合）

右件药相如[71]，煎三两沸，放温，不计时候，取一小盏，调下炒面尘一钱。

治妇人吐血，百治不差，宜服此方。

生地黄汁（一大盏）　川大黄（半两，锉碎，微炒，捣末）

右件药，煎地黄汁三两沸，下大黄末调和令匀，分为三服。

又方。

龙骨（半两）　当归（二[72]分，锉，微炒）　生干地黄（一两）

右件药，捣细罗为散。不计时候，以生地黄汁调下二钱。

又方。

青竹茹（一两）　生地黄（二两，切[73]）　羚羊角屑（半两）

右件药，以水一大盏半，煎至一盏，去滓，不计时候，分为三服。

又方。

桂心（一两）　阿胶（半两，捣碎，炒令黄燥）　生干地黄（半两）

右件药，捣细罗为散。每服一钱，煎竹茹汤调下，不计时候温服。

又方。

右取伏龙肝细研，每服，以新汲水调下二钱，频服效。

又方。

右取白茅根新者，长五六寸一握，锉，以水一大盏，煎至七分，去滓，分温三服。

治妇人鼻衄诸方

夫妇人鼻衄者，由伤动血气所致也。凡血气和调，则循环表里，经络涩则不散，若劳伤损动，因而生热，气逆流溢，入于鼻者，则成鼻衄也。

治妇人鼻衄，流血不止，刺蓟散方。

刺蓟（二两）　桑耳（一两）　艾叶（一两，微炒）　生干地黄（二两）　蒲黄（一两半）　乱发灰（一两）

右件药，捣粗罗为散。每服三钱，以水一中盏，入淡竹茹一分，煎至六分，去滓，不计时候温服。

治妇人鼻衄不止，心神烦躁，黄连散方。

黄连（一两，去须）　犀角屑（一两）　刺蓟（二两）　鸡苏叶（二两）　生干地黄（一两）

右件药，捣粗罗为散。每服四钱，以水一中盏，煎至六分，去滓，不计时候温服。

治妇人鼻衄，出血数升，不知人事，阿胶散方。

阿胶（一两，捣碎，炒令黄燥）　桂心（半两）　龙骨（半两）　细辛（半两）　当归（半两，锉，微炒黄）　乱发灰（一两）　蒲黄（一

两）

右件药，捣细罗为散。每服不计时候，以温酒调下二钱。

又方。

鹿角胶（二两，捣碎，炒令黄燥） 艾叶（一两，微炒） 续断（一两） 蒲黄（一两）

右件药，捣细罗为散。每服不计时候，煮竹茹粥饮调下二钱。

又方。

生干地黄（二两） 黄芩（一两） 阿胶（二两，捣碎，炒令黄燥） 柏叶（一两） 甘草（一两，炙微赤，锉）

右件药，捣粗罗为散。每服三钱，以水一中盏，煎至六分，去滓，不计时候温服。

又方。

生干地黄（三两） 阿胶（二两，炙黄燥） 蒲黄（二两）

右件药，捣细罗为散。每服不计时候，以粥调下一[74]钱。

又方。

人中白（一分） 石榴花（一两） 故绵[75]灰（一钱[76]） 麝香（半两）

右件药，细研为散。每取少许吹鼻中。

又方。

生地黄（十两） 生姜（一[77]两） 阿胶（一两，捣碎，炒令黄燥，别捣为末）

右件药，先研地黄生姜取汁，入阿胶末，于银器内，暖过，每服一合。

又方。

生藕汁（三合） 生地黄汁（三合） 刺蓟汁（三合） 牛蒡汁（二合） 白蜜（二合）

右件药，相和令匀，不计时候，每服一合。

又方。

生地黄汁（六合） 刺蓟汁（六合） 生麦门冬汁（六合） 伏龙肝（末）

右件药，暖三味汁，调下伏龙肝末一钱。

又方。

锦灰（一分）　人中白（一钱）

右件药相和，研令匀，分为二服，以温水调下立效。

又方。

石膏　牡蛎

右件药等分，捣罗为末，更研，以新汲水调和煎饼面，滴于鼻中，立止[78]。

又方。

右用白米粉，以新汲水调下一钱。

又方。

莲子心（末）　刺蓟汁

右件药研令匀，每用滴鼻中。

又方。

右取生葱心塞鼻中，即定，若因刺着，并刀斧所伤，血不止，并用之即定。

又方。

右取釜底墨细研，吹鼻中。

又方。

右以烧蝟皮灰细研，如大豆许，绵裹内鼻中塞之。

又方。

右取乱发烧灰细研，以竹管吹鼻中立止。

又方。

右以龙骨末内鼻中立止。

又方。

右饮白马尿一合即止。

又方。

右饮赤马通汁一合，并沥入鼻中立止。

又方。

右捣生茅根汁一合，饮之立止。

又方。

右捣楮叶汁，饮一中盏[79]。

又方。

右用艾灰吹鼻中。

又方。

右研紫檀木令细，吹鼻中。

又方。

右以梁上尘塞鼻中。

又方。

右以青箱草汁，灌入鼻中。

又方。

右以人中白，细研吹鼻中。

又方。

右以石榴花柏叶等分，细研吹鼻中。

治妇人与鬼交通诸方

夫人禀五行秀气而生，承五脏神气而养，若阴阳调和，则脏腑强盛，风邪鬼魅，不能伤之，若摄理失节，而血气虚衰，则风邪乘其虚，鬼干其正，然妇人与鬼交通者，由脏腑虚神不守，故鬼气得为病也，其状，不欲见人，如有[80]对误时独言笑，或时悲泣是也，脉来迟伏，如鸟啄，皆邪物病也，又脉来绵绵，不知度数，而颜色不变，此亦皆候也。

治妇人风虚，与鬼交通，妄有所见闻[81]，言语杂乱，茯神散方。

茯神（一两半）　茯苓（一两）　人参（一两，去芦头）　菖蒲（一两）　赤小豆（半两）

右件药，捣筛为散。每服三钱，以水一中盏，煎至六分，去滓，食前温服。

治妇人风虚，共鬼交通，悲思喜怒，心神不定，别离散方。

杨柳树上寄生（一两） 白术（一两） 桂心（半两）[82] 茵芋（半两） 天雄（半两，炮裂，去皮脐） 蓟根（半两） 菖蒲（半两，九节者） 细辛（半两） 附子（半两，炮裂，去皮脐） 干姜（半两，炮裂，锉）

右件药，捣细罗为散。每服食前，以温酒调下一钱。

治妇人风虚，与鬼交通，悲笑无恒，言语错乱，心神恍惚，睡卧不安，朱砂散方。

朱砂（一两，细研，水飞过） 铁粉（一两） 牛黄（一分） 虎睛（一对，炙微黄） 雄黄（半两） 龙角（半两，为末） 蛇蜕皮（一尺，烧灰[83]） 麝香（一分）

右件药，同研令极细。每服不计时候，以桃符煎汤调下一钱。

治妇人与鬼气交通，桃仁圆方。

桃仁（三分，汤浸去皮尖双仁，麸炒微黄） 麝香（半两，细研） 朱砂（二[84]分，细研） 水银（一分，用枣肉研令星尽） 槟榔（三分） 阿魏（半两，面裹煨，以面熟为度） 沉香（半两） 当归（三分）

右件药，捣罗为末，入研了药令匀，炼蜜和圆，如梧桐子大。每日空心，桃仁汤下十圆。

治妇人与鬼交通，杀鬼雄黄圆方。

雄黄（一两，细研） 丹砂（一两，细研） 雌黄（一两，细研） 羚羊角屑 芜荑 虎头骨 菖蒲 鬼臼 鬼箭 白头翁 石长生 苍术 马悬蹄 猪粪（以上各半两）

右件药，生用，捣细罗为末，以羊脂蜜蜡和捣为圆，如弹子大。每服一圆，当患人户前烧之。

又方。

虎骨头（二两） 朱砂（一两，细研） 雄黄（一两，细研） 雌黄（一两，细研） 鬼臼（一两） 皂荚（一两） 鬼箭（一两） 芜荑（一两） 藜芦（一两）

右件药，生用，捣细罗为末，炼蜜和捣为圆，如弹子大。以绛囊盛一圆，系臂上，男左女右，及取一圆，当患人户前烧之。

又方。

松脂（二两）　雄黄（一两，细研）

右件药，先熔松脂，乃内雄黄末，以虎爪搅令相得，圆如鸡头实大。夜卧烧一圆。

【校注】

① 疟：日本抄本作“疮”字。

② 倅：日本抄本作“淬”，义长可从。

③ 二：日本抄本作“一”。

④ 倅：日本抄本作“淬”。

⑤ 二：日本抄本作“三”。

⑥ 疼：其下日本抄本有“痛”字。

⑦ 闷：日本抄本作“痛”字。

⑧ 欲：其下日本抄本有“饮”字。

⑨ 三：日本抄本作“一”。

⑩ 一：日本抄本作“二”。

⑪ 衝：日本抄本作“衡”字。义长可从。

⑫ 三：日本抄本作“二”。

⑬ 二：日本抄本作“一”。

⑭ 一：日本抄本作“二”。

⑮ 盪：同“荡”。

⑯ 煮：据文义疑为“浸”。

⑰ 治：日本抄本作“右”，义长可从。

⑱ 内虚门：日本抄本作“内产门”字。

⑲ 脐：日本抄本作“腑”。

⑳ 三：日本抄本作“二”。

㉑ 半：日本抄本作“一”。

㉒ 一：日本抄本作“二”。

㉓ 三分：此二字底本无，据人卫本补。

㉔ 二：日本抄本作“三”。

㉕ 三：日本抄本作“二”。

㉖ 分：日本抄本作“两”字。

㉗ 三：日本抄本作“二”。

㉘ 虚：其下日本抄本有“弱”字。

㉙ 三：日本抄本作“二”。

㉚ 二：日本抄本作“三”。

㉛ 心：其下日本抄本有“焙”字。

㉜ 皆：日本抄本作“背”，义长可从。

㉝ 二：日本抄本作“三”。

㉞ 圆：其下日本抄本有“方”字。

㉟ 三：日本抄本作“二”。

㊱ 两：日本抄本作“分”字。

㊲ 往往：日本抄本作“继之”二字。

㊳ 二：日本抄本作“一”。

㊴ 醋：日本抄本作“酥”字。

㊵ 一两：此二字底本无，据日本抄本补。

㊶ 三：日本抄本作“二”。

㊷ 分：日本抄本作“合”字。

㊸ 尽：日本抄本作“浓”字。

㊹ 由：日本抄本作“有由”二字。

㊺ 三：日本抄本作“一”。

㊻ 三：日本抄本作“半”字。

㊼ 一：日本抄本作“二”。

㊽ 三：日本抄本作“半”字。

㊾ 黄：日本抄本作“赤”字。

㊿ 二：日本抄本作“三”。

51 三：日本抄本作“一”。

52 三：日本抄本作“二”。

53 一：日本抄本作“二”。

54 二：日本抄本作“三”。

55 炒：日本抄本作“炙”字。

56 诃黎勒散：其下日本抄本有“方”字。

57 丁：日本抄本作“木”字。

58 三：日本抄本作“一”。

59 气：据文义其下应有“虚”字。

60 三：日本抄本作“一”。

61 二：日本抄本作“三”。

62 三：日本抄本作“一”。

63 吐：日本抄本作“呕”字。

64 煎：日本抄本作“散”字。

65 同：日本抄本作“内”字。

66 清：日本抄本作“温”字。

67 二：日本抄本作“三”。

68 升麻：日本抄本作“椒”字。

69 二两捣碎炒令黄燥：此八字底本脱文，据日本抄本补。

70 碎：日本抄本作“研”字。

71 如：日本抄本作“和”，义长可从。

72 二：日本抄本作“三”。

73 二两切：日本抄本作“一两锉”三字。

74 一：日本抄本作“二”。

75 绵：日本抄本作“锦”字。

76 钱：日本抄本作“两”字。

77 一：日本抄本作“二”。

78 止：日本抄本作“效”字。

79 盏：其下日本抄本有“效”字。

80 有：日本抄本作“在”字。

81 间：日本抄本作“闻”，义长可从。

82 桂心（半两）：此四字底本脱文，据日本抄本补。

83 一尺烧灰：此四字底本脱文，据日本抄本补。

84 二：日本抄本作“一”。